Altmeyer Hoffmann Stücker · Kutane Mikrozirkulation

Springer
*Berlin
Heidelberg
New York
Barcelona
Budapest
Hongkong
London
Mailand
Paris
Santa Clara
Singapur
Tokio*

P. Altmeyer · K. Hoffmann · M. Stücker

Kutane Mikrozirkulation

Mit 37, teilweise farbigen Abbildungen
und 26 Tabellen

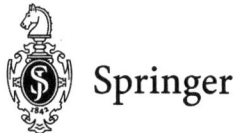

Springer

Prof. Dr. med. Peter Altmeyer
Dr. med. Klaus Hoffmann
Dr. med. Markus Stücker
Dermatologische Klinik der Ruhr-Universität
im St. Josef-Hospital
Gudrunstraße 56
44791 Bochum

ISBN-13: 978-3-642-64530-3

Die Deutsche Bibliothek – CIP-Einheitsaufnahme
Altmeyer, Peter: Kutane Mikrozirkulation / Peter Altmeyer ; Klaus Hoffmann ; Markus Stücker. - Berlin ; Heidelberg ; New York ; Barcelona ; Budapest ; Hongkong ; London ; Mailand ; Paris ; Santa Clara ; Singapur ; Tokio : Springer, 1997
ISBN-13: 978-3-642-64530-3   e-ISBN-13: 978-3-642-60728-8
DOI: 10.1007/978-3-642-60728-8

Dieses Werk ist urheberrechtlich geschützt. Die dadurch begründeten Rechte, insbesondere die der Übersetzung, des Nachdrucks, des Vortrags, der Entnahme von Abbildungen und Tabellen, der Funksendung, der Mikroverfilmung oder der Vervielfältigung auf anderen Wegen und der Speicherung in Datenverarbeitungsanlagen, bleiben, auch bei nur auszugsweiser Verwertung, vorbehalten. Eine Vervielfältigung dieses Werkes oder von Teilen dieses Werkes ist auch im Einzelfall nur in den Grenzen der gesetzlichen Bestimmungen des Urheberrechtsgesetzes der Bundesrepublik Deutschland vom 9. September 1965 in der jeweils gültigen Fassung zulässig. Sie ist grundsätzlich vergütungspflichtig. Zuwiderhandlungen unterliegen den Strafbestimmungen des Urheberrechtsgesetzes.

© Springer-Verlag Berlin Heidelberg 1997
Softcover reprint of the hardcover 1st edition 1997

Die Wiedergabe von Gebrauchsnamen, Handelsnamen, Warenbezeichnungen usw. in diesem Werk berechtigt auch ohne besondere Kennzeichnung nicht zu der Annahme, daß solche Namen im Sinne der Warenzeichen- und Markenschutz-Gesetzgebung als frei zu betrachten wären und daher von jedermann benutzt werden dürfen.

Produkthaftung: Für Angaben über Dosierungsanweisungen und Applikationsformen kann vom Verlag keine Gewähr übernommen werden. Derartige Angaben müssen vom jeweiligen Anwender im Einzelfall anhand anderer Literaturstellen auf ihre Richtigkeit überprüft werden.

Herstellung: W. Bischoff, Heidelberg
Satz und Reproduktion der Abbildungen: Renner Typografie & Satz, Wiesenbach
SPIN: 10569535   23/3134 – 5 4 3 2 1 0 – Gedruckt auf säurefreiem Papier

Vorwort

Die Zahl nicht-invasiver Methoden zur Quantifizierung der kutanen Mikrozirkulation hat in den letzten zwanzig Jahren stetig zugenommen. Während früher Methoden wie die Kapillarmikroskopie und die transkutane Sauerstoffpartialdruckmessung die vorherrschende Rolle spielten, sind heute auch andere Methoden wie die Laser Doppler Technik sehr verbreitet. Weitere Techniken, wie die spektroskopische Bestimmung der Sauerstoffsättigung des Hämoglobins, thermographische Verfahren sowie die sich in der Entwicklungsphase befindliche Sauerstoff-Fluxmetrie sind ebenfalls im Einsatz. Alle diese Methoden, besonders die etablierten Techniken wie die Kapillarmikroskopie und die transkutane Sauerstoffpartialdruckmessung werden zur Evaluierung von Mikrozirkulationsstörungen sowohl in der internistisch geprägten Angiologie, der dermatologisch orientierten Angiologie, der klinischen und experimentellen Dermatologie als auch in der Chirurgie, hier insbesondere in der Gefäßchirurgie und der Plastischen Chirurgie eingesetzt.

In der Klinik wird der Begriff Mikrozirkulation der Haut im weiteren Sinne gebraucht, d.h. man versteht unter Mikrozirkulation sowohl das thermoregulative Strombett als auch das nutritive Strombett der Haut und nicht wie im engeren Sinne ausschließlich das nutritive Strombett. Dies erscheint sinnvoll, da pathologische Prozesse der Haut nur selten ausschließlich entweder das nutritive Strombett oder das thermoregulative Strombett befallen. Daraus ergibt sich aber in der Regel die Notwendigkeit, mehrere Methoden gleichzeitig einzusetzen.

Die Bedeutung der nicht-invasiven Meßmethoden zur Quantifizierung des Blutflusses der Haut in der Klinik reicht von der diagnostischen Relevanz der Kapillarmikroskopie bei progressiver systemischer Sklerodermie bis hin zu rein experimentellen Untersuchungen im Mikrozirkulationslabor. In dem vorliegenden Buch haben wir uns um einen interdisziplinären Ansatz bemüht und sowohl klinische als auch experimentelle Anwendungen aufgeführt.

Nicht versäumen möchten wir, den Mitarbeitern und Doktoranden unserer Klinik, allen voran Herrn T. Reuther für die engagierte Aufarbeitung der wissenschaftlichen Literatur und Vorbereitung des Manuskriptes sowie Frau Dr. Ch. Ihrig für die Mitarbeit am Kapitel über die spektrophotometrische Oxymetrie, Herrn L. Schulze für die Mitarbeit am Kapitel über die Sauerstoff-Fluxmetrie und Herrn A. Heese für Beiträge zur Laser Doppler Fluxmetrie sowie Frau S. Simiantkowski für die Durchsicht der Manuskripte und die Hilfe bei der Literaturrecherche zu danken.

Peter Altmeyer
Klaus Hoffmann
Markus Stücker

Inhaltsverzeichnis

1	Anatomie und Physiologie des Hautgefäßsystems	1
1.1	Anatomie des Hautgefäßsystems 1	
1.2	Physiologie des Hautgefäßsystems 8	
1.3	Artifizielle Beeinflussung der Haut - Provokationsmanöver	18

1 Anatomie und Physiologie des Hautgefäßsystems 1
1.1 Anatomie des Hautgefäßsystems 1
1.2 Physiologie des Hautgefäßsystems 8
1.3 Artifizielle Beeinflussung der Haut - Provokationsmanöver 18

2 Kapillarmikroskopie 25
2.1 Lichtoptische Kapillarmikroskopie 26
2.2 Quantitative Kapillarmikroskopie 55
2.3 Invasive Videofluoreszenzkapillarmikroskopie 65

3 Transkutane P_{O_2}- und P_{CO_2}-Messung 73
3.1 Transkutane Sauerstoffpartialdruckmessung 73
3.2 Transkutane Kohlendioxidpartialdruckmessung 112

4 Laser Doppler 121
4.1 Eindimensionale Laser Doppler Fluxmetrie 122
4.2 Laser Doppler Scanning 162
4.3 Laser Doppler Anemometrie 188

5 Thermographische Verfahren 201
5.1 Infrarotthermographie 202
5.2 Kristall-Kontakt-Thermographie 213

6 Spektroskopische Oximetrie 217
6.1 Quantitative Sauerstoffreflexionspektroskopie 218

7 Sauerstoff-Fluxmetrie 227

Schlußwort 237

Sachverzeichnis 239

KAPITEL 1 **Anatomie und Physiologie des Hautgefäßsystems**

1.1	Anatomie des Hautgefäßsystems	1
1.1.1	Einteilung des Gefäßsystems nach der schichtenartigen Architektur des Hautgefäßsystems	2
1.1.2	Einteilung nach Abschnitten bzw. Segmenten des Gefäßsystems in Arterien, Arteriolen, Kapillaren, Venolen, Venen	3
1.1.3	Einteilung des Gefäßsystems in funktionelle Einheiten	5
1.2	Physiologie des Hautgefäßsystems	8
1.2.1	Steuerung und Regulation der Hautdurchblutung	8
1.2.2	Axonreflex	9
1.2.3	Rhythmik und Vasomotion	10
1.2.4	Tagesrhythmus und langsame Schwankungen	12
1.2.5	Thermoregulation	12
1.2.6	Nutrition der Epidermis	16
1.2.7	Sauerstoffhaushalt der Haut	16
1.2.8	Blutdruck und Orthostase	17
1.2.9	Blutdepot	17
1.2.10	Emotionale Einflüsse	17
1.3	Artifizielle Beeinflussung der Haut – Provokationsmanöver	18
1.3.1	Arterielle Okklusion	18
1.3.2	Thermische Provokation	19
	Literatur	22

Zur Interpretation der Meßergebnisse der in diesem Buch vorgestellten Techniken ist die Kenntnis von Aufbau und Funktionsweise des Hautgefäßsystems unabdingbar. Daher sei an den Anfang dieses Buches eine Übersicht über Anatomie und Physiologie des Hautgefäßsystems gestellt.

1.1
Anatomie des Hautgefäßsystems

Bereits 1897 untersuchte Spalteholz das Gefäßsystem der Haut mit Hilfe von Kunststoffausgußpräparaten. Heute kann man drei verschiedene Klassifikationen vornehmen, die zum Teil mehr morphologische und zum Teil mehr funktionelle Charakteristika berücksichtigen. Trotzdem finden sich Überschneidungen zwischen den einzelnen Klassifikationen.

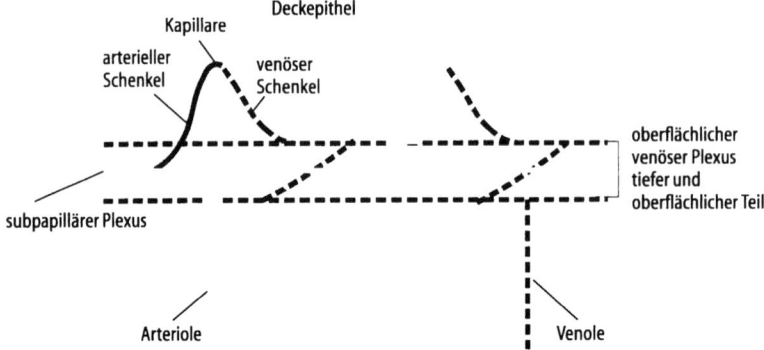

Abb. 1. Architektur des kutanen Gefäßsystems: Das kutane Gefäßsystem zeigt einen etagenartigen Aufbau. Direkt subepidermal finden sich die Kapillarschleifen, bestehend aus einem arteriellen und einem venösen Schenkel, die sich wiederum jeweils aus einem intra- und einem extrapapillären Anteil zusammensetzen. Darunter befindet sich der subpapilläre Plexus (arterieller Plexus und venöser Plexus mit oberem und unterem Anteil). An der Grenze zur Subkutis finden sich die tiefen arteriellen und venösen Plexus. Die einzelnen Etagen des Hautgefäßsystems stehen jeweils miteinander in Verbindung

1.1.1
Einteilung des Gefäßsystems nach der schichtenartigen Architektur des Hautgefäßsystems

Das Gefäßsystem der menschlichen Haut (Abb.1) ist ein dreidimensionales Netzwerk mit etagenartigem Aufbau, wobei man wechselweise senkrecht zur Hautoberfläche orientierte und horizontal zur Hautoberfläche ausgerichtete Abschnitte unterscheiden kann. Die Gefäße, welche das kutane Gefäßnetz bilden, entspringen aus den tiefen Muskellogen, ziehen durch die Subkutis und gelangen schließlich als etwa 100 μm Durchmesser messende Gefäße an die Kutis-Subkutisgrenze. An der Kutis-Subkutis Grenze verzweigen sich diese Gefäße in den waagerecht in der Haut orientierten, tiefen dermalen Plexus. Aus diesem Gefäßplexus entspringen Gefäße, welche senkrecht zur Haut orientiert sind. Sie ziehen an die Grenze zwischen Stratum reticulare und Stratum papillare in der oberen Dermis, wo sich die Gefäße kandelaberartig (Spalteholz 1897, Ryan 1973) verzweigen und den oberen dermalen Plexus, auch subpapillärer oder superfizieller Plexus genannt, bilden. Aus beiden Plexus entspringen Kapillargefäßsysteme. Aus dem tiefen dermalen Plexus entspringen Kapillarnetze, welche zu den

Adnexen, vornehmlich den Haaren ziehen. Sie haben nutritive Funktion. Aus dem oberen dermalen Plexus entspringen die afferenten Schenkel der Kapillarschlingen, die sich in die Papillen der Haut legen, wo sie einen haarnadelförmigen Verlauf haben. Innerhalb der Kapillarschleife der Bindegewebspapillen unterscheidet man einen extrapapillären und einen intrapapillären Teil. Der absteigende efferente Schenkel der Kapillarschleife mündet dann in den oberflächlichen venösen Plexus, der aus einem oberen und einem unteren Abschnitt besteht. Aus diesen gelangt das Blut in die tiefen venösen Gefäße.

1.1.2
Einteilung nach Abschnitten bzw. Segmenten des Gefäßsystems in Arterien, Arteriolen, Kapillaren, Venolen und Venen

Den Segmenten des Gefäßsystems werden typische licht- (Higgins und Eady 1981a, Higgins und Eady 1981b) oder elektronenmikroskopische Strukturen zugesprochen (Braverman und Yen 1977; Braverman und Yen 1981; Yen und Braverman 1976, Rhodin 1967, Rhodin 1968). Ein grundlegendes Merkmal zur Unterscheidung arterieller und venöser Gefäße findet sich in der Basalmembran, die bei arteriellen Gefäßen ultrastrukturell homogen erscheint, bei venösen Gefäßen hingegen einen multilamellären, wesentlich inhomogeneren Aufbau zeigt (Braverman und Yen 1981, Higgins 1981). Ingesamt ist eine sichere Unterscheidung der einzelnen Gefäßabschnitte etwa zu wissenschaftlichen Untersuchungen nur elektronenmikroskopisch möglich (Braverman 1989). Gleiches gilt für die Unterscheidung zwischen physiologischer und pathologischer Morphologie. Neben den morphologischen Merkmalen werden den einzelnen Segmenten auch funktionelle Charakteristika zugeordnet.

Arteriolen
Arteriolen sind Gefäßabschnitte, welche den Kapillaren vorgeschaltet sind. Sie bestehen histologisch aus einer Tunica intima sowie einer Tunica media, welche glatte Muskelzellen enthält. Man unterscheidet Arteriolen vom elastischen Typ, welche eine Membrana elastica interna enthalten, vom nichtelastischen Typ, welche keine Membrana elastica interna, sondern nur wesentlich diffuser angeordnete elastische Fasern enthalten. In der Haut kommen Arteriolen unterschiedlicher Größe vor. Die größten Arteriolen der Haut befinden sich mit einem äußeren Durchmesser von 50 μm in der tiefen Dermis und der Subkutis. Ein elektronenmikroskopisches Charakteristikum dieser Gefäße sind starke intrazelluläre Aktinfilamente in den

Endothelzellen, die mit extrazellulären Filamenten verbunden zu sein scheinen. Die Arteriolen des oberen subpapillären Plexus haben einen mittleren äußeren Durchmesser von 16-27 µm. Sie werden auch als terminale Arteriolen bezeichnet. Ultrastrukturell zeigen sie eine homogene Basalmembran, umgeben von Schichten glatter Muskulatur. Die Membrana elastica interna ist nur unregelmäßig ausgeprägt. Sie verlagert sich mit abnehmendem Durchmesser mehr und mehr nach außen, in die Gefäßperipherie. Gleichzeitig nimmt das elastische Material deutlich ab. Arteriolen mit einem Durchmesser von 10 µm zeigen kein elastisches Material mehr und gehen schließlich in das kapilläre Strombett über. Man kann daher Arteriolen durch das Vorliegen einer Membrana elastica interna sicher von einem Kapillargefäß unterscheiden (Braverman 1989).

Kapillaren
Das kapilläre Strombett ist gekennzeichnet durch Gefäße, die keine glatten Muskelzellen mehr aufweisen. Sie bestehen aus einem Endothel, den das Endothel umgebenden Perizyten und der Basalmembran. Man kann ultrastrukturell Kapillargefäße, welche wie Arterien eine homogene Basalmembran aufweisen, von Kapillaren unterscheiden, welche wie Venolen ultrastrukturell eine multilamelläre Basalmembran zeigen. In der Haut zeigen der extrapapilläre und der intrapapilläre aszendierende Schenkel, die Kapillarschleife und der intrapapilläre, deszendierende Schenkel eine homogene Basalmembran, ähnlich einem arteriellen Gefäß. Der deszendierende, extrapapilläre Teil zeigt dagegen eine multilamellär aufgebaute Basalmembran, wie man sie bei venösen Gefäßen findet.

Die Adventitia der Kapillaren entspricht im wesentlichen dem Interstitium.

Im Hautgefäßsystem kommen Kapillaren mit kontinuierlichem Endothel und Kapillaren mit fenestriertem Endothel vor. Kapillaren mit diaphragmal abgedecktem Endothel, wie sie zum Beispiel in der Niere zu finden sind, sind in der Haut nicht bekannt.

Die Dichte der Kapillaren schwankt regional und interindividuell erheblich. Auch sind in der Literatur sehr unterschiedliche Daten publiziert. Sie beträgt im Gesicht z. B. 150 Schlingen pro mm^2, an der Schulter lediglich 28 Schlingen pro mm^2 (Moretti 1959) (Tab. 1).

Im Vergleich zu anderen Organen wie der Niere, Leber und der Muskulatur ist das Hautorgan relativ dünn mit Kapillaren besetzt. Während beim Menschen im Gesicht mit 150 Kapillaren pro mm^2 die höchste Kapillardichte erreicht ist, liegt sie in der Muskulatur bei etwa 2000 Kapillaren pro mm^2 (Stüttgen und Schäfer 1973).

Tabelle 1. Topographie der Kapillardichte/mm² in der menschlichen Haut (nach Moretti 1959)

Kopf	Kapillitium	128
	Temporalregion	127
	Nase	16
	Oberlippe	130
	Unterlippe	88
	Kinn	158
	Ohr	38
Hals	Lateralregion	113
obere Extremität	Schulter	27
	Unterarm	35–51
	Handrücken	15–70
	Ringfinger/dorsal	20–70
	Mittelfinger/Spitze	20
untere Extremität	Oberschenkel	29
	Unterschenkel	41
	Fußrücken	41

Venolen

Die postkapillären Venolen nehmen das Blut aus den Kapillargefäßen auf. Sie haben einen mittleren Durchmesser von 12-35 µm und sind in der Regel von 2–3 Schichten glatter Muskulatur umgeben. Die postkapillären Venolen machen den größten Teil der Gefäße in der papillären Dermis aus. Die postkapillären Venolen zeigen bei entzündlichen Veränderungen wie zum Beispiel der leukozytoklastischen Vaskulitis zuerst morphologische Veränderungen.

Neben diesen morphologischen Charakteristika wurde verschiedentlich versucht, jedem Segment bestimmte Durchmesser zuzuordnen. Dies ist jedoch aufgrund von Überlappungen nur bedingt möglich (Tab. 2).

1.1.3
Einteilung des Gefäßsystems in funktionelle Einheiten

Neben den morphologischen Einteilungen gibt es die funktionelle Einteilung nach dem Konzept der arterio-kapillär-venösen Einheit sowie der arterio-venösen Anastomosen (AVA) (Abb. 2).

Tabelle 2. Gefäßdurchmesser (μm), (nach Braverman 1989)

	Äußerer Durchmesser [μm]	Innerer Durchmesser [μm]	Wanddicke [μm]
terminale Arteriole mit Elastin	17–26	7,5–12	1–3,5
terminale Arteriole ohne Elastin	10–15	7,5–12	1–3,5
arterielle Kapillare	10–12	4–6	2–3
venöse Kapillare	10–12	4–6	2–3
postkapilläre Venole	18–35	10–15	3,5–5
Kapillarschleife			
afferenter Schenkel (extrapapillär)	8–12	5–7,5	1–2
intrapapilläre Schleife	7,5–10	3,5–6	1–2
efferenter Schenkel (extrapapillär)	10–17	6–10	1,5–3,5

Arterio-kapillär-venöse Einheiten

Arterio-kapillär-venöse Einheiten - auch ACV-Einheiten genannt - sind die kleinsten funktionellen Einheiten der terminalen Strombahn. Sie sind auch an der Haut zu finden und bestehen aus den drei Segmenten einer afferenten Arteriole (A), der kapillären Strombahn (C) und einer efferenten Venole (V). Hierbei wird jedem Segment eine charakteristische Differenzierung der Interzellularverbindungen zugesprochen (Simionescu 1975). Sie haben in erster Linie nutritive Funktionen, sind aber auch in die Thermoregulation einbezogen. Morphologisch kann man ACV-Einheiten vom verästelten Typ, vom verästelten Typ mit präkapillärem Sphinkter, Zentralkanal und Mikro-AV-Anastomose und einem Parallelnetzwerk-Typ mit präkapillärem Sphinkter unterscheiden (Stüttgen und Forssmann 1981). Nach der Lokalisation unterscheidet man vier verschiedene ACV-Einheiten an der Haut (Hiller und Hornstein 1990).

Die subepidermale, papilläre ACV- Einheit

Sie besteht im wesentlichen aus den arteriellen und venösen Schenkeln der Kapillaren und hat die Aufgaben, Blut an die Epidermis heranzuführen und den Wärmeaustausch über die Epidermis zu gewährleisten.

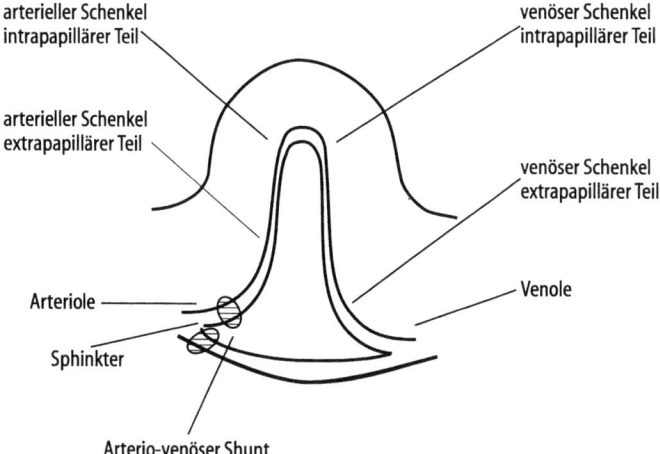

Abb. 2. Beispiel einer arterio-venösen Anastomose an einer Hautkapillare: An den Kapillaren findet sich in der Regel eine direkte Querverbindung zwischen dem arteriellen und venösen Schenkel der Kapillare, die als arteriovenöser Shunt bezeichnet wird

Die dermale ACV-Einheit
Sie hat nutritive Aufgaben im Interstitium der Dermis wahrzunehmen.

Die perifollikuläre ACV-Einheit
Diese ACV-Einheit versorgt die Haarwurzel mit Nährstoffen.

Die periglanduläre ACV-Einheit
Sie hat ähnlich der perifollikulären ACV-Einheit die Aufgabe, die anderen Hautanhangsgebilde wie die Schweißdrüsen mit Nährstoffen zu versorgen.

Arterio-venöse Anastomosen (AV-Anastomosen) – auch kutane Glomi genannt - sind Kurzschlußverbindungen zwischen Arteriolen und Venolen unter Umgehung der kapillären Strombahn (Abb. 2) und dienen der Thermoregulation. Sie sind besonders zahlreich an den Fingerspitzen, subungual, an den Ohren, den Nasenspitzen, der Thenar- und Hypothenarwölbung sowie in den Achselhöhlen, den Ellenbogen und der Glutealregion. Morphologisch ist für sie der Gehalt an myoepithelialen Zellen statt glatter Muskelzellen typisch. Die AV-Anastomosen unterstehen dem Sympathikus.

Im Ruhezustand sind sie durch den Einfluß des Sympathikus fast vollständig verschlossen. Wärme vermindert den sympathischen Einfluß. Es kommt zur Eröffnung der Gefäße (Hiller und Hornstein 1990).

1.2
Physiologie des Hautgefäßsystems

Die Hautdurchblutung weist erhebliche regionale Unterschiede auf. Daher ist es sehr schwierig, das Blutflußvolumen für die Haut abzuschätzen. Es beträgt wahrscheinlich unter thermoindifferenten Bedingungen um 3×10^{-2} bis 0,1 ml/g x min, so daß bei einem Hautgewicht von 5000 g eine Durchblutung von 200 bis 500 ml/min angenommen werden kann. Das entspricht etwa 5 % des Herzzeitvolumens (Sejrsen 1969). Bei adäquatem Reiz kann die Durchblutungsmenge auf 2000 ml/min m² bis 4000ml/min m² (Rowell 1974, Rowell 1977) gesteigert werden. Die höchsten Werte und die größte Variabiltät in der Durchblutung weisen die akralen Regionen auf. Die Durchblutung an den Fingern beträgt bis zu 200 ml/min x 100 ml Gewebe (Golenhofen 1971).

1.2.1
Steuerung und Regulation der Hautdurchblutung

Die Durchblutung des Hautgefäßsystems wird geregelt, indem die Blutzufuhr in bestimmte Gefäßgebiete des Systems durch Vasokonstriktion vermindert oder durch Vasodilatation verstärkt wird. Sowohl die Vasokonstriktion als auch die Vasodilatation der Gefäße wird durch Tonusveränderung der glatten Muskelfasern in den Gefäßwänden bewirkt. Der Gefäßtonus wiederum unterliegt neuronaler, humoraler und myogener Kontrolle, wobei in Ruhe die neuronalen Einflüsse überwiegen. In der Regel dominiert im Ruhezustand ein leicht vasokonstriktorischer Gefäßtonus. Aus dem mittleren Ruhezustand heraus kann je nach Bedürfnis die Vasokonstriktion verstärkt oder aber eine Vasodilatation hervorgerufen werden.

Die Steuerung der Hautdurchblutung erfolgt durch regional unterschiedlich stark wirksame Mechanismen. In den akralen und distalen Partien der Extremitäten, wie den Händen, den Füßen und den Ohren wird die Hautdurchblutung führend durch sympathische adrenerge vasokonstriktorische Fasern gesteuert, die ihre vasoaktive Wirkung an den α-Rezeptoren in den Gefäßen entfalten (Golenhofen 1971). Diese haben unter thermoindifferenten Bedingungen einen relativ stark vasokonstriktorischen Tonus. Dilatatorische Reaktionen erfolgen über eine Hemmung des Sympathikus (Golenhofen 1971). Wie stark der sympathische konstriktorische Einfluß auf die Gefäße ist, zeigen Versuche mit Sympathektomie. So steigert sich bei Unterbrechung der sympathischen Zuleitung die Durchblutung der Haut von 5,2 auf 22,7 bis 59,2 ml/min x 100 cm^3 Gewebe (Stüttgen und Schaefer 1973). In den weiter proximalen Partien der Extremitäten und dem Rumpf tritt dieser sympathische Einfluß zurück, der vasokonstriktorische Einfluß ist auch unter thermoindifferenten Bedingungen geringer. Die stärksten vasodilatatorischen Reaktionen werden in der Regel durch sudomotorische cholinerge Fasern und Bradykininausschüttung erzeugt. Außerdem spielen hier autonom-myogene Mechanismen eine größere Rolle. In allen Gefäßgebieten der Haut werden Vasokonstriktionen durch das sympathische Nervensystem verursacht.

1.2.2
Axonreflex

Ein in dieser Form nur an der Haut vorkommender Reflex, in den die Gefäße der Haut einbezogen sind, ist der Axonreflex (Lewis 1923). Mit dem Begriff Axonreflex wird das Phänomen beschrieben, daß die Hautgefäße bei Reizung von afferenten C-Fasern, die ihren Ursprung in der Haut haben, am Ort der Einwirkung und in einem Areal darum mit Erythem und Hyperämie reagieren. Beim Axonreflex handelt es sich wahrscheinlich nicht um einen Reflex im strengen Sinne, zu dem per definitionem eine rein nervale afferente wie efferente Bahn gehören. Man nimmt an, daß nach Reizung einer afferenten Faser über einen bisher nicht endgültig geklärten efferenten Mechanismus von freien Nervenendigungen mehrere verschiedene vasoaktive, vasodilatatorische Substanzen wie die Substanz P, das „calcitonin gene related peptide" CGRP, das Somatostatin, das vasoaktive intestinale Polypeptid (VIP) und Neurokinine ausgeschüttet werden, die dann für die typische Reaktion verantwortlich sind. Hierbei scheint die Substanz P der wichtigste vasodilatatorische Transmitter zu sein (Chal 1988).

Neben diesem Axonreflex sind noch andere neurovaskuläre Mechanismen an der Regulation der Hautdurchblutung beteiligt. Neben den schon genannten Transmittern dürften auch ATP, Histamin und Prostaglandine eine vermittelnde Rolle bei der Regulation der Hautdurchblutung zukommen (Burnstock 1977).

Neben den Veränderungen des Gefäßlumens durch Vasodilatation und Vasokonstriktion kann in manchen Bereichen der Haut der Blutfluß durch arteriovenöse Kurzschlüsse oder Shunts fast vollständig unterbunden werden, so daß das Blut an den kurz geschlossenen Arealen vorbeifließt. Diese Shunts sind besonders häufig an den akralen Körperstellen zu finden, also Händen, Füßen, Ohren und Nase.

1.2.3
Rhythmik und Vasomotion

Die Durchblutung der Haut zeigt eine unterschiedlich geartete Rhythmik. Unter Vasomotion im engeren Sinne - auch „echte Vasomotion" genannt - versteht man die autonome Aktion der Gefäßwand selber. Man kann frequenzabhängig verschiedene Formen der Rhythmik in der Durchblutung der Gefäße unterscheiden.

Blutdruck- und atemsynchrone Aktionen
Eine Form der periodischen Schwingungen sind die Blutdruckwellen. Man unterscheidet Wellen erster, zweiter und dritter Ordnung (Wetterer et al. 1985). Wellen erster Ordnung führt man auf die kardiale Pulsation zurück. Sie haben eine hohe Frequenz und werden daher peripher stark gedämpft. Folglich sind sie im kapillären Strombett fast nicht mehr zu registrieren. Die Wellen zweiter Ordnung werden auf die Atmung zurückgeführt. Auch diese atemsynchronen Wellen haben eine hohe Frequenz und sind in der peripheren Blutbahn nur schwach zu registrieren. Die Wellen dritter Ordnung sind deutlich langsamer (10-Sekunden-Rhythmus) und daher für die periphere Durchblutung am ehesten relevant (Wetterer et al. 1985).

Diesen Rhythmen gegenüber steht eine sogenannte Minutenrhythmik, die passager ist und in der Regel eine Periodendauer von 0,5 bis 2 min hat. Diese rhythmischen Aktionen sind zum Teil zentral-nervös, zum Teil myogen-autonom gesteuert (Golenhofen 1970, 1978). Die myogen-autonom gesteuerten Rhythmen werden auch Vasomotion genannt und im nächsten Abschnitt besprochen. Man erklärt sich das gleichzeitige Vorhandensein von zentral und myogen gesteuerten Rhythmen phylogenetisch. Wahrscheinlich ist die spontane autonom - myogene Kontraktion der Gefäßwand das ursprüngliche Bewegungsmuster. Im Laufe der Phylogenese wurde dann ein Teil der Gefäße zur besseren Gesamtkoordination der zentralen Regulation unterstellt.

Vasomotion

Unter Vasomotion versteht man einen periodischen Wechsel des Durchmessers von Gefäßen durch spontane und autonome Kontraktion der glatten Gefäßmuskulatur. Sie wird in Arterien und Arteriolen mit einem Durchmesser von 5–10 bis 100 µm registriert. In der Regel kommt es zu 1–10 Zyklen rhythmischer Gefäßkaliberänderungen pro Minute, die über Minuten bis Stunden anhalten können (Funk und Intaglietta 1983). Vasomotionen sind sowohl in Ruhe als auch unter bestimmtem Provokationsmanövern zu registrieren (Funk und Intaglietta 1983). Experimentell reproduzierbare Vasomotionen treten während der reaktiven Hyperämie nach Okklusion, bei Exposition der Haut mit Hitze und bei pharmakologisch induzierten Hyperämien mit Aldehyden oder Nitroglycerin auf (Wilkin 1989). Gemeinsam ist diesen Situationen, daß sie alle mit einer kurzfristigen Durchblutungszunahme in den Gefäßen der Haut einhergehen. Hierbei ist das Auftreten der Vasomotion auf die dynamische Phase der Durchblutungsänderung begrenzt (Wilkin 1989).

Als Ursprung der Vasomotion werden rhythmische Schwankungen im ATP – Spiegel der Gefäße vermutet (Siegel et al. 1980), die konsekutiv zu einem verminderten Einstrom von Kalzium in die glatte Muskelzelle führen.

Lange ging man davon aus, daß die sympathische Innervation der Gefäße für die Koordination der Vasomotion keine Rolle zu spielen scheint (Golenhofen und Hildebrandt 1957). Neuere Studien weisen jedoch daraufhin, daß die Vasomotion zentral gesteuert wird, allerdings durch lokale Faktoren moduliert werden kann (Schechner und Braverman 1992). Die Fortleitung der Pulswelle scheint nichts mit der Vasomotion zu tun zu haben. Vasomotion muß abgegrenzt werden von periodischen und rhythmischen Phänomenen, welche durch Herz- und Lungenaktion entstehen.

Die Vasomotion läßt sich durch systemisch applizierte Anästhetika hemmen (Wilkin 1989). Diese Phänomene werden durch den Einfluß der Anästhetika auf die glatte Muskulatur erklärt (Wilkin 1986, Wilkin 1988).

Eine Erklärung für den Nutzen und Sinn der Vasomotion ist das Poiseuille´sche Gesetz (Wilkin 1989). Aus diesem Gesetz geht hervor, daß ein Gefäß einen höheren Widerstand hat, wenn der Durchmesser konstant ist, als wenn sich der Durchmesser periodisch ändert. Demzufolge ist das pro Zeit durchströmte Volumen in einem Gefäß mit wechselndem Durchmesser größer. Dies würde das vermehrte Auftreten von Vasomotionen bei Provokationsmanövern wie bei einer postokklusiven reaktiven Hyperämie erklären, bei denen die Gefäße auf den verstärkten Perfusionsbedarf mit rhythmischen Oszillationen reagieren.

1.2.4
Tagesrhythmus und langsame Schwankungen

Die Hautdurchblutung zeigt eine Tagesrhythmik, die am ehesten mit der Thermoregulation zusammenhängen dürfte. So zeigt sich, daß akral im Bereich der arterio – venösen Shunts nachts die Durchblutung zunimmt, während tagsüber die Durchblutung abnimmt. Im Bereich der Stirn hingegen ist der Verlauf gegensinnig (Damm et al. 1974).

1.2.5
Thermoregulation

Der Mensch ist ein homoiothermes Lebewesen, d. h. für die Funktion des Organismus ist eine in engen Grenzen konstant zu haltende Körpertemperatur erforderlich (Scheuplein 1993). Der Organismus erreicht einen annähernd isothermen Zustand, indem er entweder mangelnde Wärme endogen produziert oder überschüssige Wärme an die Umgebung abgibt. Die Produktion von Wärme ist eine biochemische Leistung des Zellstoffwechsels. Die Abgabe von Wärme erfolgt hauptsächlich über die äußere „Schale" des Menschen, die Haut. Daher spielt die Haut als das Kontaktorgan zur Umwelt zur Aufrechterhaltung einer konstanten Körpertemperatur eine essentielle Rolle. Dabei sorgt das Gefäßsystems der Haut für einen adäquaten Wärmetransfer zur Umwelt. Dieser Wärmetransfer ist einerseits notwendig, um den Körper vor Wärmeverlust zu schützen und andererseits bei Bedarf eine intensivierte Wärmeabgabe über das Hautorgan zu gewährleisten.

Thermoregulation und Thermorezeption
Die Körpertemperatur wird im wesentlichen durch einen kutan-hypothalamischen Regelkreis mit negativer Rückkopplung gesteuert (Abb. 3), in den maßgeblich auch das kutane Gefäßsystem involviert ist.

Zentrum des Regelkreises ist die Area praeoptica im vorderen Hypothalamus. Hier finden sich sowohl kältesensitive wie auch wärmesensitive Zellen (Boulant und Dean 1986). Wichtigstes zuführendes Element ist das Gefäßsystem. Bei erhöhtem Anfall von Wärme führt das Blut die Wärme an den Hypothalamus. Gleiches gilt beim Einwirken von Kälte auf den menschlichen Organismus. Hier wird analog kühles Blut zum Hypothalamus geführt. Ein weiterer Mechanismus führt auf direktem rein nervalen Weg von Wärme- und Kälterezeptoren in der Haut und den Organen

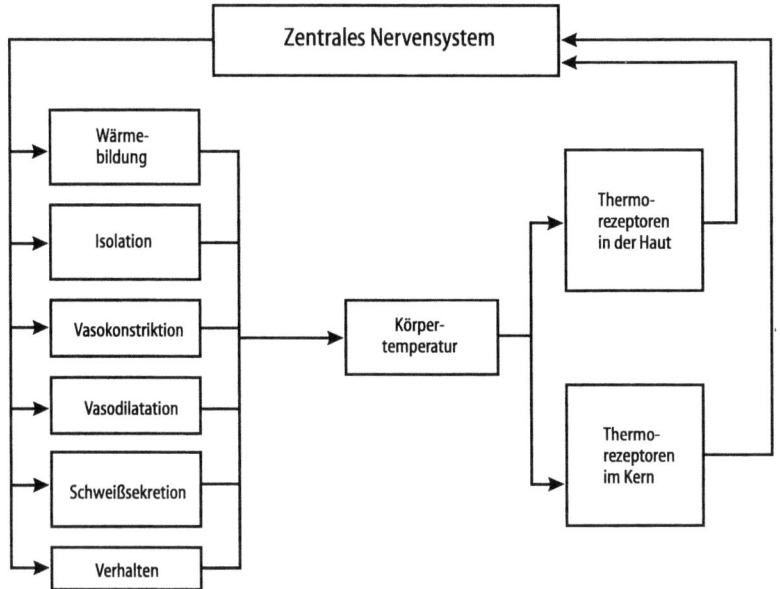

Abb. 3. Schema zur Temperaturregulation im menschlichen Körper. Wärme- oder Kälteeinflüsse können zu einer Veränderung der Temperaturhomöostase führen, die der menschliche Körper auf unterschiedlichen Wegen ausgleichen kann. Zentrale Stellgröße ist die Kerntemperatur im Hypothalamus

wahrscheinlich zu denselben thermoregulativen Zentren im Hypothalamus wie die Gefäße (Spray 1986). Diese Mechanismen scheinen jedoch in der Thermoregulation eine untergeordnete Rolle zu spielen.

Erfolgsorgane sind je nach Art und Intensität des thermischen Einflusses die Muskulatur (Kältezittern), die Hautgefäße und die Schweißdrüsen. Hierbei sind die alleinige Gefäßreaktion wie Vasokonstriktion oder Vasodilatation Ausdruck einer leichten bis mittleren thermischen Belastung, wohingegen Reaktionen wie Kältezittern und Schweißbildung Ausdruck stärkerer thermischer Belastung sind.

Wärmereiz
Kommt es zu einer lokalen Erwärmung der Haut, so werden reflektorisch am Ort der Wärmeeinwirkung über einen nicht näher bekannten Mechanismus die Hautgefäße weitgestellt. Gleichzeitig leitet das Blut die Wärme

mit dem Blutstrom via Gesamtkreislauf in die thermoregulatorischen Zentren des Hypothalamus, welche über nervale Mechanismen ebenfalls eine Vasodilatation mit Mehrperfusion speziell der arteriovenösen Shunts in den Akren induzieren (Hales et al. 1975, Hales und Iriki 1977).

Die Durchblutungssteigerung ist in den Akren besonders stark und nimmt nach proximal hin ab. Am Fuß ist der Durchblutungsanstieg niedriger als an der Hand. Für den Rest der Körperoberfläche wie den Stamm gelten in etwa Bedingungen, wie sie an den Unterarmen zu finden sind. Insgesamt geht die zentral gesteuerte Thermoregulation über den Ort der lokalen Wärmeeinwirkung hinaus. Am Ort der Wärmeeinwirkung überlagern sich die zentral und lokal induzierte Vasodilatation.

Bei allgemeiner Wärmeeinwirkung kommt es ebenfalls über zentrale hypothalamische Mechanismen zur Vasodilatation, die nicht so stark ist wie die Dilatation der Hautgefäße bei lokaler Wärmeeinwirkung (Hales et. al. 1975, Hales und Iriki 1977).

Ein weiterer Mechanismus zur Wärmeabgabe ist die verstärkte Schweißproduktion an der Hautoberfläche, die zu einer erhöhten Feuchtigkeit führt. Mit dem Schweiß wird wahrscheinlich Bradykinin sezerniert, was wiederum vasodilatatorische Eigenschaften hat.

Die zuletzt genannten Mechanismen spielen vor allem bei prolongiertem und starkem Wärmeeinfluß eine besonders große Rolle.

Kältereaktion
Auf einen Kältereiz reagiert die Haut mit Vasokonstriktion. Wie bei der Wärmereaktion kann man auch hier lokale von allgemeinen Effekten unterscheiden. Die Vasokonstriktion ist regional unterschiedlich intensiv, sie ist akral bzw. in den distalen Extremitäten in den AV-Shunts am stärksten und nimmt nach proximal hin ab. Durch lokale Kältewirkung kommt es wahrscheinlich zu einer Kälte-induzierten Kontraktion der Gefäßmuskulatur. Durch die Kälte vermindert sich ferner die Zellstoffaktivität und es kommt zu einer Abnahme vasodilatatorischer Substanzen. Desweiteren dürfte sich die Viskosität des Blutes bei Kälte erhöhen, was ebenfalls zu einer verminderten Perfusion des kutanen Gefäßsystems führt und somit vor verstärktem Wärmeverlust schützt.

Eine besondere Kältereaktion ist die akral vorkommende Kältevasodilatation (Lewis et al. 1930). Am Anfang steht bei ihr – wie auf jeden Kältereiz hin – die Vasokonstriktion, die nach einer Weile in eine Vasodilatation übergeht, um dann wieder in eine Vasokonstriktion überzugehen. Hierbei kann sich der Wechsel zwischen Vasokonstriktion und Vasodilatation beliebig häufig wiederholen (Lewis et al. 1930). Als Ursache für diese Reaktion werden vier Thesen diskutiert (Folkow et. al. 1963), (1) die Lähmung der Gefäßmuskulatur mit folgender Weitstellung der Gefäße bei starker prolongierter Kälteeinwirkung, (2) eine durch Kälteeinwirkung reduzierte Ansprechbarkeit auf nervale vasokonstriktorische Impulse, (3) Axonreflexe und (4) die Bildung vasodilatatorischer Stoffe bei beginnender Gewebsschädigung.

Wärmetransfermechanismen
Überschüssige Wärme gibt der Körper durch Infrarotstrahlung, Konvektion und Konduktion sowie Verdunstung an die Umwelt ab. Hierbei sind die einzelnen Fraktionen verschieden stark vertreten. Unter thermoindifferenten Bedingungen entfallen etwa zwei Drittel auf Wärmestrahlung, knapp ein weiteres Drittel auf Konvektion und Evaporation. Geringe Wärmemengen werden desweiteren über die Atemluft, Stuhl und Urin abgegeben.

Wärmestrahlung
Wie alle Stoffe kann auch die menschliche Haut beim Vorliegen eines Temperaturgefälles elektromagnetische Energie in Form von Infrarot-Strahlung abgeben. Diese Wärmestrahlung spielt quantitativ für die Temperaturregulation eine sehr große Rolle.

Konduktion und Konvektion
Unter Konduktion versteht man die Weitergabe von thermischer Energie über molekulare Kollisionen. Dieser Mechanismus spielt an der Haut eine geringe Rolle. Er ist wichtig bei der Abgabe der Wärmeenergie aus den Geweben an das Blut.
Unter Konvektion versteht man die Weiterleitung der Wärmeenergie über Strömungen, z. B. den Blutstrom oder die Luft. Dieser Mechanismus spielt bei der Thermoregulation quantitativ eine wesentliche Rolle. So wird durch Konvektion ein großer Teil der Wärmeenergie aus dem Körper via Blutkreislauf in die Peripherie gebracht. Wichtig für die Thermoregulation ist auch der konvektive Wärmetransport durch die Luft. Erwärmt sich die Luft über der Hautoberfläche, so steigt diese auf und nimmt die Wärme mit. Dadurch kann an der Hautoberfläche weiter Wärme abgegeben werden, so daß ein kontinuierlicher Wärmestrom entstehen kann.

Verdunstung
Durch Diffusion von Flüssigkeit und Schweißproduktion und deren Verdunstung an der Hautoberfläche können erhebliche Wärmemengen abge-

geben und gleichzeitig die Haut gekühlt werden. Dieser Mechanismus spielt bei starker Wärmebelastung eine besonders große Rolle. Bei der Verdunstung von Schweiß wird der Körperoberfläche Wärmeenergie entzogen, was einen kühlenden Effekt auf die Hautoberfläche hat (Verdunstungskälte).

1.2.6
Nutrition der Epidermis

Die Versorgung der gefäßlosen Epidermis mit Metaboliten erfolgt durch Kapillarfiltration und Venolenpermeabilität, insbesondere durch die Diffusion durch interendotheliale Spalten (Macher und Vogell 1962). Ein zweiter wichtiger Mechanismus ist die transendotheliale Diffusion. Die epidermale Sauerstoffversorgung erfolgt zu einem wesentlichen Anteil durch die Sauerstoffaufnahme aus der Atmosphäre (Baumgärtl et al. 1984).

1.2.7
Sauerstoffhaushalt der Haut

Die Sauerstoffversorgung der Epidermis erfolgt über zwei Wege. Zum einen wird hämoglobingebundener Sauerstoff in die papillären Kapillaren bis unmittelbar subepidermal transportiert. Dort geht er in Lösung und diffundiert zur Epidermis. Zum anderen diffundiert Sauerstoff direkt aus der Atmosphäre in die Epidermis. Er folgt dabei dem Sauerstoffkonzentrationsgefälle von der Hautoberfläche bis in 100 µm Hauttiefe (Baumgärtl et al. 1984). Diese transepidermale Bewegung des Sauerstoffs von außen nach innen wird auch als Hautatmung bezeichnet. Im Ruhezustand, das heißt bei normaler Durchblutung nimmt die Epidermis 1,3 bis 5 ml O_2 / min × 100 ml Gewebe aus der Atmosphäre auf. Dies entspricht 1 bis 2 % des kutanen Gesamtsauerstoffbedarfs (Baumgärtl et al. 1984).

Nach dem Kapillarschlingenmodell (Lübbers und Grossmann 1983) ist der Sauerstoffflux von der Durchblutung der Haut abhängig. Nimmt die Durchblutung zu, so verschiebt sich das subepidermale Minimum des Sauerstoffpartialdruckes weiter nach oben Richtung Deckepithel. Der Sauerstoffgradient wird kleiner. Nimmt die Durchblutung ab, so vergrößert sich der Sauerstoffgradient. Bei starker oder maximaler Durchblutungssteigerung etwa durch artifizielle Erwärmung der Haut kehrt sich die transkutane Sauerstoffpassage um. Der Sauerstoff diffundiert aus der Haut heraus. Mißt man jetzt mit einer zur Atmosphäre abgeschlossenen Membran den Sauerstoffpartialdruck an der Hautoberfläche, so können Werte bis zu 100 mmHg, ähnlich dem arteriellen Systemdruck gemessen werden.

Der Zusammenhang zwischen dem Sauerstoffpartialdruck und der Perfusion der Hautgefäße zeigt die Möglichkeit, mit Hilfe der Quantifizierung des Sauerstoffhaushaltes auch eine Aussage über die Hautdurchblutung, speziell die Durchblutung des nutritiven Strombettes zu machen. Für die Versorgung des Korium und der Subkutis spielt die Sauerstoffaufnahme aus der Atmosphäre keine Rolle, hier ist allein das Gefäßsystem relevant.

1.2.8
Blutdruck und Orthostase

Das Hautgefäßsystem kann durch passive und aktive Änderung des Gefäßtonus den peripheren Widerstand im Gesamtkreislauf maßgeblich verändern, wobei der Gesamtwiderstand durch Vasokonstriktion erhöht und durch Vasodilatation erniedrigt wird. Damit hat die Haut einen erheblichen Einfluß auf die Kreislaufstabilität.

1.2.9
Blutdepot

Durch entsprechende vasomotorische Vorgänge können bis zu 1500 ml Blut zusätzlich in den venösen Plexus aufgenommen werden (Schmidt und Thews 1987). Diese Depotfunktion spielt bei der Thermoregulation eine entscheidende Rolle. Bei Wärmebelastung wird das Blut verstärkt in diese peripheren Depots geführt, wo es zu keiner übermäßigen Wärmebelastung des Organismus kommt und zugleich durch die oberflächliche Lage günstige Bedingungen für die Wärmeabgabe nach außen gegeben sind.

1.2.10
Emotionale Einflüsse

Auch emotionale Einflüsse verändern die Durchblutung der Haut. So führen zum Beispiel emotionale Reaktionen beim Lesen eines Buches zu einer akral betonten Vasokonstriktion (Damm et al. 1974). Weiter proximal ist die Reaktion weniger stark ausgeprägt. Anhaltende emotionale Erregung führt zu Schweißbildung mit folgender Bradykininausschüttung und Vasodilatation.

1.3
Artifizielle Beeinflussung der Haut - Provokationsmanöver

Die künstliche Beeinflussung der kutanen Durchblutung ist ein wichtiges Hilfsmittel in der Mikrozirkulationsforschung. Mit den meisten Methoden ist es sehr schwierig, absolute quantitative Aussagen über den Durchblutungszustand der Haut zu machen, da zu viele nicht genau kontrollierbare Variablen eine Rolle spielen. Mit Provokationsmanövern kann man kurz- oder langfristige Durchblutungsveränderungen hervorrufen, deren Anstiegs- oder Abfallcharakteristik quantifiziert werden kann. In der Regel wird dabei entweder eine Vasodilatation oder eine Vasokonstriktion erzeugt. Auch wenn diese sogenannten Provokationsversuche nicht international einheitlich standardisiert sind, haben sich doch bestimmte Vorgehensweisen etabliert, die immer wieder in ähnlicher Weise genutzt werden.

1.3.1
Arterielle Okklusion

Bei diesem Provokationsversuch werden arterielle Gefäße suprasystolisch gestaut. Stauungszeiten von 15 Sekunden bis hin zu 6 min werden berichtet (Fagrell und Östergren 1981). Besonders gängig sind Stauungszeiten von einer Minute bei der Okklusion eines Fingers und drei Minuten am Oberarm. Während einer solchen Okklusion stagniert die Zirkulation bei den meisten Probanden nahezu vollständig. Nach Öffnen der Okklusion erfolgt in der Regel eine postokklusive reaktive Hyperämie mit überschießender, passagerer Mehrdurchblutung im zuvor normal perfundierten Gefäßareal (Abb. 4). Das Muster der postokklusiven Reaktion kann unterschiedlich aussehen und scheint außer von pathologischen Störungen des Gefäßsystems von der Länge der Stauung abzuhängen (Fagrell und Östergren 1981). So kommt es bei einer Stauung von nur wenigen Sekunden anschließend nicht zu einer Hyperämie, sondern nach kurzzeitiger Blutflußnormalisierung erneut zu einem Stopp der Durchblutung. Man geht hier von einer myogenen Reaktion der Gefäßmuskulatur aus. Vermutlich dehnen sich die Gefäßwände durch nach der Okklusion einschießendes Blut so stark, daß es zu einer reflektorischen Vasokonstriktion kommt (Johnson und Burton 1976, Östergren et al. 1983). Hält die Okklusion hingegen einige Minuten an, so zeigt sich nach Entfernen der Stauung eine kräftige überschießende Reaktion, die mit über den Ruhewert erhöhtem Blutfluß einhergeht. Für dieses Reaktionsmuster werden metabolische Faktoren verantwortlich ge-

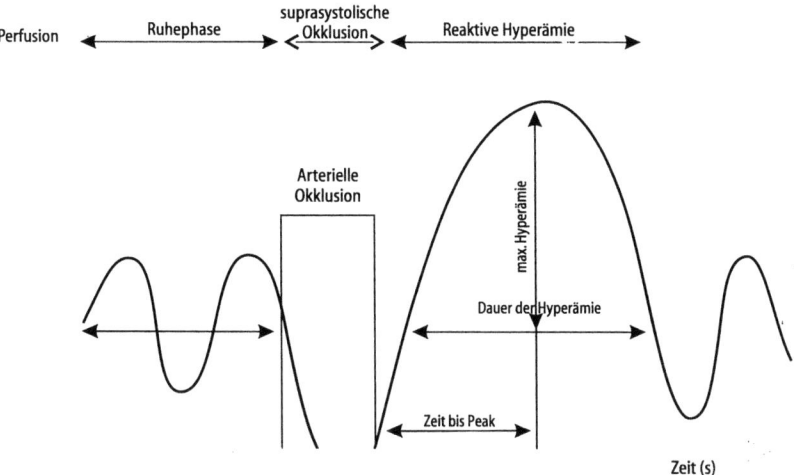

Abb. 4. Beispiel einer reaktiven Hyperämie nach suprasystolischer Stauung am Oberarm. Unter der suprasystolischen Okklusion des arteriellen Zuflusses kommt es zum Sistieren der Durchblutung, nach Öffnen der Okklusion zu einem reaktiven Anstieg der Durchblutung über die Normalruhewerte hinaus, der sich nach einer bestimmten Zeit wieder zurückbildet

macht, die nach einer mehrminütigen Okklusion im Gewebe entstehen und für eine kräftige Vasodilatation sorgen.

Hat die Okklusion mehrere Stunden Bestand, folgt nach Öffnen der Okklusion ein langsamer Anstieg der Durchblutung, mit prolongierter Hyperämie von bis zu 30 min Dauer (Romanus 1977).

Da eine suprasystolische Stauung meist mittels einer Blutdruckmanschette erzeugt wird, ist dieser Versuch für die Extremitäten am besten geeignet. Der Okklusionstest ist der Test mit der höchsten Reproduzierbarkeit und wird deshalb bei allen kontinuierlich eindimensional messenden Techniken angewandt.

1.3.2
Thermische Provokation

Wärmeprovokation
Wie unter dem Abschnitt Thermoregulation schon erwähnt, reagieren die Gefäße der Haut auf Erwärmung mit Dilatation und folgender Hyperämie.

Diesen Test macht man sich in der Regel bei Sondenmeßgeräten zu Nutze, indem man die Sonde auf der Haut bis zu einem bestimmen Wert heizt. Die maximale Vasodilatation wird bei 44°C angenommen (Huch et al. 1981). Eine Erwärmung der Haut an den Akren ist mit Hilfe eines Warmwasserbades möglich. Desweiteren kann mittels einer elektrischen Heizung die Hauttemperatur erhöht werden. Die Wärmeprovokation spielt gegenüber der suprasystolischen Stauung und der Kälteprovokation eine geringere Rolle.

Kälteprovokation
Eine weitere Möglichkeit, um die Funktion der Hautgefäße zu untersuchen, ist die Kälteprovokation. Kälteprovokationen spielen besonders bei der Diagnostik eines Raynaud-Syndroms eine wichtige Rolle und werden daher beim Vorliegen eines Raynaud-Syndroms häufig eingesetzt. In den letzten Jahrzehnten wurden verschiedene Verfahren zur Kälteprovokation entwickelt. Mittels Kälteprovokation wird bewußt eine Durchblutungsverminderung oder gar ein Durchblutungsstopp herbeigeführt. Die Dauer der verminderten oder unterbrochenen Durchblutung sowie die Zeit bis zur Normalisierung der Perfusion erlauben eine Aussage über die funktionelle Reserve der Gefäße. Bei der Kälteprovokation der Extremitäten kann man sowohl den Blutfluß in dem gekühlten Areal selbst als auch den reflektorisch veränderten Blutfluß auf der kontralateralen Seite quantifizieren. Jedoch ist die kontralaterale Blutflußverminderung durch die komplexe Natur der vasomotorischen Reflexe weniger aussagekräftig als die Verminderung des Blutflusses an der gekühlten Stelle. Als Kühlmedien dienen Wasserbäder, Eis, dekomprimierendes Kohlendioxid oder Peltier-Elemente. Wasser gehört zu den am längsten eingesetzten Kühlmedien. Die Angaben zur Durchführung schwanken erheblich. Die Temperaturbereiche erstrecken sich von der Eiswassertemperatur von 4°C bis zu 16°C. Allgemein werden Wassertemperaturen von weniger als 10°C als sehr unangenehm empfunden und sollten daher mit Vorsicht eingesetzt werden. Auch die Dauer der Kälteexposition schwankt in der Literatur erheblich. Eine Kühlungsdauer zwischen 5s und 15 min wird beschrieben. Eine Kühlung der Haut mit Wasser ist an jeder Körperstelle möglich. Die Kälteprovokation der Hände hat, nicht zuletzt aufgrund des recht häufigen Auftretens des Raynaud-Phänomens in dieser Lokalisation, eine besondere Bedeutung. Die Kälteprovokation mit Wasser hat jedoch zwei Nachteile. Zum einen ist sie sehr schwer zu standardisieren. Um interindividuell vergleichbare Resultate zu erhalten, ist es wichtig, sowohl das Kühlungsprozedere als auch

die Akklimatisationsphase sehr exakt zu vereinheitlichen. Zum anderen sind Messungen während der Kühlung im Wasser mit der hochempfindlichen Technik zur Messung der Mikrozirkulation oft nicht möglich. Ein Vorteil des Verfahrens ist zweifellos die einfache klinische Anwendbarkeit. Auch ist das Verfahren sehr preiswert (Klyscz et al. 1996). Eine Abwandlung des Wasserbades zur Kühlung der Finger ist die wasserperfundierte Kühlmanschette nach Allen (Allen et al. 1991). Hierbei wird um den zu untersuchenden Finger eine wasserperfundierte Manschette gelegt, die eine gleichmäßige Kühlung der Haut bewirken soll. Man kann sowohl simultan am selben Finger Messungen im nutritiven Strombett der Haut mittels quantitativer Kapillarmikroskopie als auch im gesamten Strombett der Haut mittels Laser Doppler durchführen. Ein weiterer sehr verbreiteter Kälteprovokationstest ist die Kühlung der Haut mit dekomprimierendem Kohlendioxid (Mahler et al. 1986). Unter kapillarmikroskopischer Kontrolle werden die Nagelfälze zweier Finger mit einem Kältegasstrom mit Temperaturen von -10°C bis -20°C gekühlt. Hierbei wird Kohlendioxid, welches in einer Druckflasche flüssig vorliegt, durch Ablassen des Druckes (Dekompression) in den gasförmigen Aggregatzustand überführt und auf die Haut gesprüht. Während der Kühlung kann so der Blutfluß kontinuierlich aufgezeichnet werden. Auch Laser Doppler Messungen können durchgeführt werden. Ein Nachteil dieses weltweit verbreiteten Verfahrens ist die Emmission von Kohlendioxid während des Kühlmanövers, so daß es bei mangelnder Belüftung des Meßlabors zur Überschreitung der am Arbeitsplatz zulässigen Höchstkonzentration von Kohlendioxid kommen kann. Desweiteren ist das Entweichen des Gases aus der Flasche mit einer erheblichen Geräuschsbelästigung des Patienten oder Probanden verbunden, so daß vasospastische Vorgänge alleine durch den Lärm konditioniert werden können. Die Patienten reagieren dann bereits durch das Geräusch mit einem Vasospasmus der akralen Gefäße, ohne daß eine Kühlung der Finger stattgefunden hat (Klycz et al. 1996). Ein Gehörschutz ist daher essentiell. Eine weitere Möglichkeit der Kälteprovokation ist die Anwendung thermoelektrischer Peltierelemente (Freedman und Ianni 1983). Hierbei kann durch einen elektrischen Strom ein Wärmestrom erzeugt werden, der an den Polen des elektrischen Systems zu einer Erwärmung und an der Verbindung der Pole zu einer Abkühlung führt. Mittels solcher zirkulär angeordneter Elemente kann eine fein dosierbare Kühlung des Fingers erreicht werden. In der Regel reicht ähnlich wie beim Wasserbad eine Kühlung auf Hauttemperaturwerte von 10-12°C aus. Diese Art der Kälteprovokation bietet einige Vorteile. So kann die Haut nicht nur kontrolliert gekühlt sondern auch kontrolliert erhitzt werden. Nicht-invasive Messungen an der umliegenden Haut mit Hilfe der Kapillarmikroskopie und der Laser Doppler Fluxmetrie sind möglich.

Literatur

Allen JA, Devlin MA, McGrann S, Doherty CC. An objective test for the diagnosis and grading of vasospasm in patients with Raynaud´s syndrome. Clin Science 1991; 82: 529-534.
Baumgärtl H, Ehrly AM, Saeger-Lorenz K, Lübbers DW. Initial results of intracutaneous measurement of PO_2 profiles. In: Clinical oxygen pressure measurement. Ehrly AM, Harss J, Huch R (Hrsg). Berlin: Springer 1984, 121-128.
Boulant JA, Dean JB. Temperature receptors in the central nervous system. Annu Rev Physiol 1986; 48: 639.
Braverman IM, Keh-Yen A. Ultrastructure of the human dermal microcirculation II. The capillary loops of the dermal papillae. J Invest Dermatol 1977; 8: 44-52.
Braverman IM, Keh-Yen A. Ultrastructure of the human dermal microcirculation. III. The vessels in the mid - and lower dermis and subcutaneous fat. J Invest Dermatol 1981; 77: 297-304.
Braverman IM. Ultrastructure and organization of the cutaneous microvasculature in normal and pathologic states. J Invest Dermatol 1989; 93: 2S-9S.
Burnstock G. Autonomic neuroeffector junctions - reflexvasodilatations of the skin. J Invest Dermatol 1977; 69: 47-57.
Chahl LA. Antidromic vasodilatation and neurogenic inflammation. Pharmacology and Therapeutics 1988; 37: 275-300.
Damm F, Döring G, Hildebrandt G. Untersuchungen über den Tagesgang von Hautdurchblutung und Hauttemperatur unter besonderer Berücksichtigung der physikalischen Temperaturregulation. Phys Med Reh 1974; 15: 1-5.
Fagrell B, Östergren J. Reactive hyperemia response in human skin capillaries after varying occlusion duration. Bibl Anat 1981; 20: 692-696.
Folkow B, Fox RH, Krog J, Odelram H, Thoren O. Studies on the reactions of the cutaneous vessels to cold exposure. Acta Physiol Scand 1963; 58: 342-354.
Funk W, Intaglietta M. Spontaneous arteriolar vasomotion. In: Prog Appl Microcirc Vol 3. Messmer K, Hammersen F (Hrsg). Basel: Karger 1983, 66-82.
Golenhofen K, Hildebrandt G. Psychische Einflüsse auf die Muskeldurchblutung. Pflügers Arch Ges Physiol 1957; 263: 637-646.
Golenhofen K. Die myogene Basis der glattmuskulären Motorik. Klin Wschr 1978; 56: 211-224.
Golenhofen K. Haut. In: Physiologie des Kreislaufs. Von Bauereisen E (Hrsg). Berlin: Springer 1971, 347-384.
Golenhofen K. Slow rhythems in smooth muscle (minute-rhythm). In: Smooth muscle. von Bülbring E, Brading AF, Jones AW, Tomita T (Hrsg). London: Arnold 1970, 316-342.

Hales JRS, Fawcett AA, Bennett JW. Differential influences of CNS and superficial body temperatures on the partition of cutaneous blood flow between capillaries and arteriovenous anastomoses (AVA´s). Pflügers Arch Ges Physiol 1975; 361: 105-106.

Hales JRS, Iriki M. Differential thermal influences on skin blood flow through capillaries and arteriovenous anastomoses and on sympathetic activity. Bibl Anat Basel 1977; 16: 189-191.

Higgins JC, Eady RA. Human dermal microvasculature: I. Its segmental differentiation. Light and electron microscopic study. Br J Dermatol 1981; 104: 117-129.

Higgins JC, Eady RA. Human dermal microvasculature: II. Enzyme histochemical and cytochemical study. Br J Dermatol 1981; 104: 521-529.

Hiller D, Hornstein OP. Moderne Methoden zur nicht-invasiven Untersuchung der Mikrozirkulation der Haut. Zbl Haut 1990; 58: 2-25.

Huch R, Huch A, Lübbers DW. Transcutaneous PO_2. New York: Thieme-Stratton 1981.

Johnson PC, Burton KS, Henrich H. Effect of occlusion duration on reactive hyperemia in sartorius muscle capillaries. Am J Physiol 1976; 230: 715-719.

Klyscz T, Bohnenberger G, Hahn M, Jünger M. Entwicklungsstand der lokalen Kältetestdiagnostik in der angiologischen Dermatologie. Phlebol 1996; 25: 53-59.

Lewia T, Haynal I, Kerr W, Stern E, Landis EM. Observations upon the reactions of the vessels of the human skin to cold. Heart 1930; 15: 177-208.

Lewis T. The vessels of the human skin and their responses. London: Shaw & Sons 1923.

Lübbers DW, Grossmann U. Gas exchange through the human epidermis as a basis of $tcpo_2$ measurements. In: Continous transcutaneous blood gas monitoring. New York, Basel: Marcel Dekker 1983, 1-34.

Macher E, Vogell W. Elektronenmikroskopische Untersuchungen an Hautkapillaren. Dermatologica 1962; 124: 110-128.

Mahler F, Saner H, Annaheim M, Lindner HR. Lokaler Kältetest zur kapillarmikroskopischen Untersuchung des Raynaud-Syndroms. In: Methoden der klinischen Kapillarmikroskopie. Mahler F, Meßmer K, Hammersen F (Hrsg). Basel: Karger 1986, 51-64.

Moretti G. The blood vessels of the skin. In: Handbuch der Haut- und Geschlechtskrankheiten. Normale und pathologische Anatomie der Haut. Gans O, Steigleder GK (Hrsg). Berlin: Springer 1968, 491-623.

Östergren J, Fagrell B, Svedman P. The influence of venous and arterial occlusion on skin capillary blood flow on transcutaneous oxygen tension in fingers. Int J Microcirc: Clin Exp 1983; 2: 315-324.

Rhodin JAG. Ultrastructure of mammilian arterioles and precapillary sphincters. J Ultrastruct Res 1967; 18: 181-223.

Rhodin JAG. Ultrastructure of mammilian venous capillaries, venules, and small collecting veins. J Ultrastruct Res 1968; 25: 452-500.

Romanus M. Microcirculatory reactions to local pressure induced ischemia. A vital microscopic study in hamster cheek pouch and a pilot study in man. Thesis. Acta Chir Scand Suppl 479, 1977

Rowell LB. Human cardiovascular adjustments to exercise and thermal stress. Physiol Rev 1974; 54: 75-159.

Rowell LB. Reflex control of the cutaneous vasculature. J Invest Dermatol 1977; 69: 154-166.

Ryan TJ. Structure, pattern and shape of the blood vessels of the skin. In: The physiology and pathophysiology of the skin, Vol 2. The nerves and blood vessels. Jarret A (Hrsg). London: Academic Press 1973.

Schechner JS, Braverman IM. Synchronous vasomotion in the human cutaneous microvasculature provides evidence for central modulation. Microvasc Res 1992; 44: 27-32.

Scheuplein RJ. Mechanism of temperature regulation in the skin. In: Dermatology in general medicine. Fitzpatrick TB, Eisen AZ, Wolff K, Freedberg IM, Austen KF (Hrsg). New York: Mc Graw and Hill 1993, 404-413.

Schmidt RF, Thews G. Physiologie des Menschen. Heidelberg: Springer 1987, 565-566 und 660-682.

Sejrsen P. Blood flow in cutaneous tissue in man studied by washout of radioactive xenon. Circ Res 1969; 25: 215-229.

Sergij G, Pober JS. Endothelium: Differentiation and activation. In: Dermatology in general medicine. Fitzpatrick F, Eisen AZ, Wolff K, Freedburg IM, Austen KF (Hrsg). New York: Mc Graw and Hill 1993, 375-390.

Siegel G, Ebeling BJ, Hofer HW. Foundations of vascular rhythm. Ber Bunsen Ges Phys Chem 1980; 84: 403-406.

Simionescu M, Simionescu N, Palade GE. Segmental differentiations of cell junctions in the vascular endothelium. The microvasculature. J Cell Biol 1975; 67: 863-885.

Spalteholz W. Die Verteilung der Blutgefäße in der Haut. Arch Anat Physiol Anat Abt 1897, 1-54.

Spray DC. Cutaneous temperature receptors. Annu Rev Physiol 1986; 48: 625-638.

Stüttgen G, Forssmann WG. Pharmacology of the microvasculature of the skin. In: Jadasohn´s Handbuch für Haut- und Geschlechtskrankheiten, Ergänzungswerk I/4B. Marchionini A (Hrsg). Berlin: Springer 1981, 379-446.

Stüttgen G, Schaefer H. Funktionelle Dermatologie. Berlin: Springer 1973, 191-214.

Wetterer E, Bauer RD, Busse R. Bau und Funktion des Gefäßsystems. In: Physiologie. Von Keidel WD (Hrsg). Stuttgart: Thieme 1985, 6.1-6.63.

Wilkin JK. Periodic cutaneous blood flow during aldehyde provoked hyperemia. Microvasc Res 1988; 35: 287-294.

Wilkin JK. Periodic cutaneous blood flow during postocclusive reactive hyperemia. Am J Physiol 1986; 250: H765-H768.

Wilkin JK. Poiseulle, periodicity and perfusion: rhythmic oscillatory vasomotion in the skin. J Invest Dermatol 1989; 93: 113S-118S.

Yen A, Braverman IM. Ultrastructure of the human dermal mircrocirculation: The horizontal plexus of the papillary dermis. J Invest Dermatol 1976; 66: 131-142.

KAPITEL 2 **Kapillarmikroskopie**

2.1 Lichtoptische Kapillarmikroskopie 26
2.1.1 Geschichte 26
2.1.2 Untersuchungsprinzip 26
2.1.3 Meßtechnik 27
2.1.4 Klinische Anwendung 27
2.1.5 Normalbefund 29
2.1.6 Periphere arterielle Verschlußkrankheit (pAVK) 32
2.1.7 Chronische venöse Insuffizienz (CVI) 35
2.1.8 Diabetes mellitus 39
2.1.9 Raynaud-Syndrom und Kollagenosen 42
2.1.10 Psoriasis vulgaris 53
2.1.11 Andere Krankheitsbilder 55
2.2 Quantitative Kapillarmikroskopie 55
2.2.1 Geschichte der quantitativen dynamischen Kapillarmikroskopie 55
2.2.2 Untersuchungsprinzip 56
2.2.3 Meßtechnik 56
2.2.4 Klinische Anwendung 59
2.2.5 Normalwerte 60
2.2.6 Periphere arterielle Verschlußkrankheit 61
2.2.7 Diabetes mellitus 62
2.2.8 Raynaud-Syndrom und Kollagenosen 63
2.3 Invasive Videofluoreszenzkapillarmikroskopie 65
2.3.1 Klinische Anwendung 66
2.3.2 Komplikationen 66
2.3.3 Ausblick 66
Literatur 67

Die Kapillarmikroskopie der Haut ist eine Methode zur direkten qualitativen und quantitativen Untersuchung des nutritiven Strombettes der Haut, d.h. den Kapillaren des Stratum papillare. Bei einer Reihe von Erkrankungen, wie den Kollagenosen, der arteriellen Verschlußkrankheit, dem Diabetes mellitus oder der chronischen Veneninsuffizienz spielt die Affektion der Mikrozirkulation pathogenetisch eine entscheidende Rolle für die Hautkomplikationen. In vielen Fällen manifestiert sich die Erkrankung sogar primär am nutritiven Strombett der Haut. Klinische kapillarmikroskopische Untersuchungen sind hier besonders hilfreich, bei der progressiven systemischen Sklerodermie etwa ist die Kapillamikroskopie ein wichtiges Hilfsmittel zur Diagnosefindung.

Heute kann man drei Formen der Kapillarmikroskopie unterscheiden: Die nicht-invasive, lichtoptische Kapillarmikroskopie zur morphologischen Untersuchung der Kapillaren, die nicht-invasive quantitative Kapillarmikroskopie zur Bestimmung der Fließgeschwindigkeit des Blutes sowie die invasive Videofluoreszenzkapillarmikroskopie mit dem Einsatz von fluoreszierenden Farbstoffen.

2.1
Lichtoptische Kapillarmikroskopie

2.1.1
Geschichte

Die lichtoptische Kapillarmikroskopie ist die älteste Methode zum Studium des kutanen Gefäßsystems. Mit ihrer Geschichte ist die Entdeckung der Hautgefäße eng verknüpft. Sie beginnt im 17. Jahrhundert, in dem erstmals mikroskopisch erblickte Gefäße in der Haut beschrieben wurden (Malpighi 1661). Fast zweihundert Jahre später gelang es, mikroskopisch den arteriellen Schenkel, die Kapillarscheitel und den venösen Schenkel einer Kapillare voneinander abzugrenzen (Hall 1831). In den zwanziger Jahren dieses Jahrhunderts erschienen erste systematische Arbeiten über die Physiologie der Hautgefäße (Krogh 1920). Zur gleichen Zeit wurde die erste umfassende in vivo Untersuchung von Kapillaren in gesunder und pathologisch veränderter Haut veröffentlicht und damit die Kapillarmikroskopie in die klinische Medizin eingeführt (Müller 1922). Die Methode erfuhr in den folgenden Jahrzehnten eine rasche Weiterentwicklung bis hin zu den modernen computerunterstützten Systemen.

2.1.2
Untersuchungsprinzip

Prinzip der lichtoptischen Kapillarmikroskopie ist es, mit Hilfe eines Lichtmikroskops nicht-invasiv und in-vivo die Kapillaren der Hautpapillen unter Auflicht sichtbar zu machen.

2.1.3
Meßtechnik

Zur Kapillarmikroskopie ist ein Lichtmikroskop notwendig, dessen Optik wenigstens Vergrößerungen zwischen 50 und 200fach ermöglicht. Als Lichtquelle sollte eine Kaltlichtquelle dienen. Desweiteren sollten Filter zur Erzeugung grünen oder blauen Lichtes zu Verfügung stehen. Neben starren Lampen werden auch Lichtquellen mit flexiblen Lichtleitern verwendet. Um eine gute Anstrahlung des Untersuchungsortes zu erreichen, sollte man die Lichtquelle in einem 45° Winkel zur optischen Achse des Mikroskopes montieren können.

Eine Alternative zur herkömmlichen Videokapillarmikroskopie sind Auflichtmikroskope mit Chip Kamera und flexiblen optischen Lichtleitern, wie sie auch zur Untersuchung von Hauttumoren in Frage kommen (Althoff et al. 1991). Diese Geräte sind nicht stativgebunden und daher sehr praktisch zu handhaben. Mit Hilfe dieser auflichtmikroskopischen Techniken können die Kapillaren an vielen Körperstellen sichtbar gemacht und die Morphologie beurteilt werden. Ein kontaktfreies Arbeiten ist jedoch kaum möglich.

2.1.4
Klinische Anwendung

2.1.4.1
Untersuchungsstelle

Die Wahl der Untersuchungsstelle hat sich nach der jeweiligen Fragestellung zu orientieren. Während man bei angiologischen Fragestellungen an der oberen Extremität wie zum Beispiel beim Raynaud-Syndrom die Kapillaren des Nagelfalz der Finger untersucht, wird man bei angiologischen Fragestellungen an den unteren Extremitäten wie zum Beispiel der peripheren arteriellen Verschlußkrankheit eher die Kapillaren des Unterschenkels, des Fußrückens oder des Nagelfalz der Zehen untersuchen. Bei der Untersuchung von Dermatosen wie der Psoriasis wird man ungeachtet der Körperstelle immer bemüht sein, die Kapillaren innerhalb der Hautveränderungen zu untersuchen und diese mit Kapillaren aus klinisch nicht befallener Haut zu vergleichen.

Nicht zuletzt aus technischen Gründen wird die Untersuchung der Kapillaren des Nagelfalzes am häufigsten durchgeführt. Hier liegen wie sonst nur noch an den Lippen, im Bereich von Narbenrändern und der Warzenhöfe, die Kapillaren horizontal zur Hautoberfläche, so daß eine Beurteilung der Kapillaren über die ganze Länge möglich ist. An allen anderen Körperstellen sind kapillarmikroskopische Untersuchungen nur eingeschränkt möglich, da hier die Kapillaren senkrecht zur Hautoberfläche orientiert sind (Braverman 1989, Bollinger und Fagrell 1990). Man blickt daher auf den Apex der Kapillarschleife, und eine Beurteilung des Gefäßes über die ganze Länge ist nicht möglich.

2.1.4.2
Untersuchungsprozedere

Position des Probanden
Der Patient oder Proband sollte sich während der Untersuchung in einer bequemen Position befinden. Die Untersuchung der Nagelfalzkapillaren des Fingers erfolgt in der Regel im Sitzen, wobei die Hand auf Herzhöhe gelagert werden sollte. Bei der Untersuchung der Nagelfalzkapillaren des Fußes empfiehlt es sich, die zu untersuchende Extremität unterhalb des Herzniveaus zu lagern, um eine gute Füllung der Gefäße zu gewährleisten. Es hat sich bewährt, den Patienten sitzend, den Fuß stabil auf einen Tisch gelagert, zu untersuchen.

Fixierung des Untersuchungsfeldes
Die gute Fixierung der Hautstelle, an der die Kapillaren untersucht werden sollen, muß erfolgen, ohne dabei die Durchblutung der zu untersuchenden Kapillaren zu beeinflussen. Für die Fixierung der Finger hat sich unter anderem herkömmliche Knete bewährt.

Ausrichtung von Mikroskop und Lichtquelle
Nach der Fixierung folgt die Ausrichtung des Mikroskops und der Lichtquelle. Die Beleuchtung des Untersuchungsfeldes erfolgt mit einer leistungsfähigen Lichtquelle in einem Winkel von etwa 45°. Um die Reflexion und Lichtbrechung der Hautoberfläche zu verringern, wird Immersionsöl auf die Haut aufgebracht. Zur Steigerung des Kontrastes verwendet man grünes oder blaues Licht. Für die klinische Routineuntersuchung haben sich 50 bis 200 fache Vergrößerungen bewährt. Es ist darauf zu achten, das Mikroskop möglichst stabil zu plazieren, da Vibrationen und Erschütterungen die Schärfe des Bildes beeinträchtigen.

2.1.5
Normalbefund

Im kapillarmikroskopischen Bild sieht man von den Gefäßen lediglich die Blutsäule. Da die Gefäßwände durchsichtig sind und sich optisch nicht vom umliegenden Bindegewebe abheben, sind sie selber nicht sichtbar. Der Plasmasaum zwischen Blutsäule und Gefäßwand sowie die Gefäßwand an sich ist in der Auflichtmikroskopie ohne den Einsatz von Fluoreszenzfarbstoffen nicht darstellbar. Das nicht-invasive kapillarmikroskopische Bild vermittelt daher lediglich einen indirekten Eindruck der Gefäßkonfiguration.

Die Morphologie der Kapillaren ist intraindividuell erstaunlich konstant und oft nach vielen Jahren unverändert (Houtman 1985). Zu unterscheiden sind die kapillarmikroskopischen Befunde von Hautstellen wie den Nagelfälzen von Füßen und Zehen sowie den Lippen, bei denen die Kapillaren horizontal zur Hautoberfläche liegen von den Befunden an den übrigen Körperstellen, wo die Kapillaren senkrecht zu Hautoberfläche stehen. Es werden hier exemplarisch der kapillarmikroskopische Normalbefund des Nagelfalz der Finger und Zehen, der Unterschenkel und des Fußrückens beschrieben. Der kapillarmikroskopische Gefäßbefund kann in einem entsprechenden Untersuchungsbogen festgehalten werden (Abb. 5).

Nagelfalzkapillaren
Die kapillarmikroskopische Übersichtsaufnahme des Nagelfalzes zeigt Kapillaren, welche proximal senkrecht zur Hautoberfläche orientiert sind und nach distal zum freien Rand des Nagelfalz hin parallel zur Hautoberfläche liegen. Letztere Kapillaren sind daher als haarnadelförmige Schleifen sichtbar. In der Regel findet man am Nagelfalz mehrere Reihen horizontal zur Hautoberfläche liegender Kapillaren.

Bei der qualitativen Untersuchung der Nagelfalzkapillaren sind die wichtigsten Kriterien die Morphologie der Kapillarschleife, das Vorliegen von Hämorrhagien, die Kapillarumgebung und die Sichtbarkeit der Venolen. Im folgenden wird auf diese Punkte im einzelnen eingegangen.

Die normale Konfiguration der Kapillare ist die haarnadelförmige Schleife. Ein Teil der Schleifen kann sich torquiert zeigen. Der Durchmesser des venösen Schenkels ist größer als der Durchmesser des arteriellen Schenkels. Man findet in der Regel mehrere Reihen regelmäßig angeordneter Kapillarschleifen, welche parallel zueinander liegen und alle mit dem Apex zur Fingerspitze ausgerichtet sind.

Dokumentationsbogen Kapillarmikroskopie

Patient:
Name:
Vorname:
Geburtsdatum:
versichert:

Station/Amb.:
Klinische Diagnose:
Anamnese/Fragestellung:

Untersucher:
Videokassette Nr. Zählwerk von:

Untersuchungsdatum:
bis:

Beurteilbarkeit: gut, mäßig/schlecht, nicht beurteilbar (wegen: Verhornung, kurze Nagelfalz/Trauma generalisiertes Ödem, Artefakt)

Fluß: normal, verlangsamt, beschleunigt, intermittierender Flußstillstand, Pendelfluß, Stase

	1L	2L	3L	4L	5L	1R	2R	3R	4R	5R
1. Kapillarverteilung										
1.1 regelmäßig										
1.2 unregelmäßig										
1.3 avaskuläre Bereiche										
2. Schlingenzahl pro mm Nagelfalz										
3. Hämorrhagien										
3.1 nicht vorhanden										
3.2 selten										
3.3 häufig										
4. Kapillarmorphologie										
4.1 büschelartige Verzweigungen										
4.2 Megakapillaren 2-4 x norm Kaliber										
4.3 Megakapillaren > 4x norm Kaliber										
4.4 Torquierungen										
4.5 Kapillarthrombosen										
4.6 fadenförmige Kapillaren										
4.7 sonstiges										
5. Kapillarumgebung										
5.1 Lichthöfe										
5.2 Schleier										
5.3 perlmuttartiger Schimmer										
6. Venolensichtbarkeit										
6.1 nicht sichtbar										
6.2 kaum sichtbar										
6.3 bruchstückhaft sichtbar										
6.4 insgesamt gut sichtbar										
6.5 am prox Perionychium sichtbar										

Beurteilung:

Abb. 5. Dokumentationsbogen Kapillarmikroskopie

Tabelle 3. Synopsis: Kapillardurchmeser, Durchmesser der Erythrozytensäule, des Plasmasaums und der perikapillären Halos (μm) an der Nagelfalz (nach Bollinger und Fagrell 1994 (a), Mahler et al. 1983 (b), Jacobs et al. 1987 (c)).

	Arteriolärer Schenkel [μm]	Apex [μm]	Venolärer Schenkel [μm]
Kapillardurchmesser inkl. Plasmasaum	17,7 ± 3,6[a] 15,0 ± 2,5[b]	29,4 ± 4,2[a]	20,4 ±3,7[a] 16,z ±3,0[b]
Durchmesser der Blutsäule	12,3 ± 2,9[a] 10,8 ± 3,0[b] 12,9 ± 1,0[c]	18,5 ± 5,4[a] 16,9 ± 2,1[c]	13,5 ± 3,5[a] 12,1 ± 2,7[b] 15,8 ± 1,8[c]
Plasmasaum	5,4 ± 2,4[a] 4,2 ± 0,7[b]	10,9 ± 5,8[a]	6,9 ± 2,9[a] 4,6 ± 0,8[b]
Perikapilläre Höfe	8,3 ± 4,5[a]	9,0 ± 5,8[a]	8,0 ± 4,1[a]

Hämorrhagien findet man beim Gefäßgesunden nur vereinzelt. Meist sind sie traumatischer Genese. Serienhämorrhagien, die als perlschnurartig hintereinander angeordnete Sicheln mit der konvexen Seite zum freien Rand der Nagelfalz imponieren, sprechen für pathologische Veränderungen und sind für vaskulitische Prozesse hinweisend.

Die Papille um die Kapillaren herum ist als halbmondförmiger Schleier mit recht scharfer Abgrenzung gegen die Umgebung zu erkennen.

Die Venolen des subpapillären Plexus sind beim Gesunden in 30% der Fälle zumindest teilweise sichtbar (Maricq 1981). Bei guter Sichtbarkeit können die Venolen über die ganze Länge des Perionychiums bis hin zum proximalen Rand, also dem Rand zum Fingerrücken hin sichtbar sein. Teilweise sind jedoch nur Teile des venolären Plexus zu sehen (Maricq et al. 1976). Die Sichtbarkeit der Venolen läßt sich mit Hilfe einer fünfstufigen Skala quantifizieren (Maricq et al. 1976). In der Stufe 0 sind keine Venolen zu sehen, in der Stufe 1 ist der Plexus vereinzelt sichtbar, in der Stufe 2 ist er bruchstückhaft sichtbar, in der Stufe 3 ist er über die ganze Länge des Perionychiums zu sehen, jedoch nicht bis zum proximalen Ende. In der Stufe 4 sind die subpapillären Venolen sowohl über die ganze Länge des Nagelfalz als auch bis hin zum proximalen Nagelrand sichtbar.

Kapillarmaße
Der Durchmesser der sichtbaren Blutsäule in den Kapillaren nimmt sukzessive von arteriell nach venös zu. Er beträgt für den arteriellen Schenkel im Durchschnitt 10,8 µm, wobei Werte zwischen 6,2 und 19,0 µm als physiologisch gelten. Für den venösen Schenkel gilt ein mittlerer Durchmesser von 12,1 µm, wobei die Werte physiologischerweise zwischen 8,0 und 20,1 µm streuen (Mahler et al.1983). Diese Werte liegen etwa 5 µm unter den eigentlichen Gefäßdurchmessern (Mahler et al. 1983) (Tab. 3).

Die Kapillardichte am Nagelfalz beträgt 9-13 Kapillaren pro Millimeter Nagelfalzlänge (Gibson et al. 1956) oder 10 bis 30 Kapillaren pro mm² (Bollinger und Fagrell 1990).

Kapillaren des Fußrücken sowie des Unterschenkels
Die Kapillaren des Fußrückens, welche sehr häufig in pathologische Prozesse involviert sind, liegen senkrecht zur Hautoberfläche. Sie erscheinen im Kapillarmikroskop punkt- oder kommaförmig. Die Papillen sind in der Regel als rundlich-ovaler perikapillärer Hof zu erkennen. Die Grenzen der perikapillären Höfe werden durch die epidermalen Reteleisten gebildet. Eine Papille trägt 1-3 Kapillarschleifen. Die Kapillardichte beträgt zwischen 70 Kapillaren pro mm² am Fußrücken und 30-50 Kapillaren pro mm² an der dorsalen Fläche der Zehen (Bollinger und Fagrell 1990).

Auch am Unterschenkel liegen die Kapillaren zum größten Teil senkrecht zur Hautoberfläche und haben im kapillarmikroskopischen Bild eine punkt- und kommaförmige Konfiguration. Teilweise sind aber auch waagerecht zur Hautoberfläche laufende Kapillaren zu sehen, deren Abgrenzung zu postkapillären Venolen auflichtmikroskopisch schwierig sein kann. Insbesondere bei älteren Patienten mit atrophischer Haut, aber normalem kutanem Gefäßbett, kann man häufiger langstreckige Gefäße des subpapillären Gefäßplexus sehen. Die Kapillardichte liegt am Unterschenkel bei 20-30 Kapillaren pro mm² (Bollinger und Fagrell 1990). Sie ist damit etwa halb so hoch wie am Hand- oder Fußrücken.

2.1.6
Periphere arterielle Verschlußkrankheit (pAVK)

Die periphere arterielle Verschlußkrankheit der unteren Extremität wird in der klinischen Praxis in die Stadien von Fontaine eingeteilt:

Stadium I:
Beschwerdefreiheit bei radiologisch nachweisbaren Stenosen und Verengungen in den Arterien des Beines

Stadium II:
Belastungsschmerz, d.h. bei Belastung durch Laufen tritt eine Claudicatio-Symptomatik auf

Stadium III:
Ruheschmerzen, d.h. die Patienten haben auch in Ruhe ischämische Schmerzen

Stadium IV:
Trophische Störungen. In diesem Stadium führt die starke Einschränkung der Durchblutung zum Untergang des Gewebes

2.1.6.1
Kapillarmikroskopische Morphologie der Gefäße bei pAVK

Vor allem in den mittleren und fortgeschrittenen Stadien geht die periphere arterielle Verschlußkrankheit nicht nur mit morphologischen Veränderungen in der Makrozirkulation, sondern auch mit Veränderungen in der Mikrozirkulation der Haut einher. Eine kapillarmikroskopische Untersuchung ist daher sinnvoll, wobei der Fußrücken die bevorzugte Untersuchungstelle ist. Desweiteren ist die Untersuchung der Kapillaren des Unterschenkels und der Nagelfalzkapillaren der Zehen sinnvoll.

Ähnlich der klinischen Symptomatik sind auch die morphologischen Veränderungen an den Kapillaren stadienhaft. Zur Erhebung eines kapillarmikroskopischen Status am Fußrücken und den Zehen stehen zwei Klassifikationsmöglichkeiten zu Verfügung (Bollinger und Fagrell 1990) (Tab. 4). Zum Stadium 0 bis 1 werden die Fälle gezählt, welche bei arterieller Verschlußkrankheit keine pathologischen Veränderungen zeigen. In den Stadien 2 bis 6 treten pathologische Veränderungen auf. Im Stadium 2 dominieren dilatierte Kapillaren. Das Stadium 3 ist bei zunehmenden ischämischen Gewebsschäden in der Papille mit Ödemen durch schlecht sichtbare Kapillaren gekennzeichnet. Im Stadium vier treten als Zeichen von manifesten Gewebsschäden gehäuft Hämorrhagien auf. Die Stadien 5 und 6 sind durch eine massive Rarefizierung der Kapillaren bis hin zu kapillarfreien Arealen gekennzeichnet. Zur Vereinfachung kann man die

Tabelle 4. Klassifikation von Kapillarveränderungen am Fußrücken und den Zehennägeln bei peripherer arterieller Verschlußkrankheit (nach Bollinger und Fagrell 1992). In der klinischen Routine werden die Stadien 0–2 auch in ein Stadium A, die Stadien 3–4 in ein Stadium B und die Stadien 5–6 in ein Stadium C eingeteilt.

Physiologische Stadien

Stadium 0	Punkt- und kommaförmige Kapillaren, gute Tonizität
Stadium 1	Punkt- und kommaförmige Kapillaren, schlechte Tonizität

Pathologische Stadien

Stadium 2	Kaum Tonizität, Dilatationen und Mikroaneurysmen mit bis zu 50 µm Durchmesser
Stadium 3	Kapillaren sind nur schwer vom umgebenden Gewebe zu unterscheiden
Stadium 4	Kapilläre Hämorrhagien, Zerstörungen der Kapillaren
Stadium 5	Deutlich reduzierte Zahl von blutgefüllten Kapillaren
Stadium 6	Kaum noch Kapillaren sichtbar, fast keine Blutfüllung

Stadien 0–2 auch in ein Stadium A, die Stadien 3–4 in ein Stadium B und die Stadien 5–6 in ein Stadium C einteilen.

Diese drei Stadien zeigen eine lockere Korrelation zu den systolischen Blutdrücken an den Zehen. Während man bei Knöchelarteriendrücken von 30 bis 89 mmHg nur Kapillaren der Stadien 0–2 findet, findet man bei arteriellen Drücken von 30 mmHg oder weniger morphologische Veränderungen aller Stadien (Bollinger und Fagrell 1990).

2.1.6.2
Prädiktiver Wert

Das Risiko für Nekrosen bei Patienten mit arteriellen Drücken von unter 30 mmHg kann mit Hilfe der Klassifikation weiter abgeschätzt werden. Bei 90 % der Patienten mit Kapillarveränderungen im Stadium C entwickeln sich in diesen Bereichen Nekrosen. Im Stadium C liegt der prädiktive Wert für das Auftreten von Nekrosen bei über 90 % (Fagrell und Lundberg 1984a); liegen Stadium A oder B vor, ergeben sich keine wesentlichen prognostischen Hinweise.

2.1.7
Chronische venöse Insuffizienz (CVI)

Durch Klappeninsuffizienz entweder der epi-, trans- und/oder intrafaszialen Venen kommt es bei chronischer venöser Insuffizienz zum Reflux des venösen Blutes mit ambulatorischer Hyperämie und Hypertension sowohl in den großen venösen Gefäßen als auch in den Venolen und Kapillaren der Endstrombahn. Der erhöhte hydrostatische Druck in den Kapillaren führt zur Dehiszenz der Endothelzellen, zur Permeabilitätssteigerung mit Austritt von Plasmaflüssigkeit mit Ödembildung sowie zur Erythrozytenextravasation in das interstitielle Gewebe. Diese lokalen Störungen der Mikrozirkulation sind eine Ursache für die unterschiedlichen dermatologischen Veränderungen, die mit einer chronischen venösen Insuffizienz einhergehen.

Klinisch-dermatologisch kann man die chronische venöse Insuffizienz in drei Stadien einteilen (Widmer 1978):

Stadium I
Chronische venöse Insuffizienz ohne Hautkomplikationen. Corona phlebectatica paraplantaris mit Ödem.

Stadium II
Trophische Hautveränderungen mit Änderung der Farbe und Konsistenz, wie Ödem, Ekzem, Hyperpigmentierung, Hypodermitis, Dermatosklerose, Atrophie blanche. Prädilektionstelle aller Hautkomplikationen bei chronischer venöser Insuffizienz ist die mediale Malleolarregion.

Stadium III
Florides oder abgeheiltes Ulcus cruris.

Hyperpigmentierung
Hyperpigmentierungen entstehen bei chronischer venöser Insuffizienz beim Abbau von Hämoglobin extravasierter Erythrozyten im Interstitium der Haut. Unmittelbar nach Extravasation kommt es zur roten Purpura. Wird das Hämoglobin abgebaut, entwickelt sich eine ockerfarbene Purpura, auch Purpura jaune d´ocre genannt. Damit einher geht häufig auch ein vermehrter Melaningehalt des Deckepithels als Ausdruck einer postinflammatorischen Hyperpigmentierung.

Dermatoliposklerose
Die Hypodermitis ist ein entzündlicher Zustand der Haut mit Rötung und Ödem in Kutis und Subkutis. Durch die Transsudation von Plasmaproteinen kommt es bei Persistenz der Störung zur Induktion einer fibrosierenden Entzündung mit Sklerose der Kutis und Subkutis. Im Rahmen der entzündlichen Reaktion wird auch die Epidermis mit einbezogen, so daß sich häufig Ekzembilder einstellen. Schließlich resultiert eine derbe Sklerose, die weit über das Korium hinaus das subkutane Fett und noch tiefere Areale erfassen kann.

Atrophie blanche
Bei der chronischen venösen Insuffizienz kann es zu vernarbenden Entzündungen kommen. Man unterscheidet klinisch zwei Phasen. Die entzündliche Phase als Folge eine Arteriolitis, welche als lividrote entzündliche Herde imponiert und die atrophische Phase, bei der es zu weißen, teilweise ulzerierenden und sehr schmerzhaften Vernarbungen kommen kann.

Ulcus cruris venosum
Das Ulkus ist die schwerste Hautkomplikation bei der chronischen venösen Insuffizienz mit einem tiefen Substanzdefekt, der allerdings in der Regel bei reiner CVI nicht über die Muskelfaszie hinausgeht. Prädilektionsstelle des venösen Ulcus cruris ist der mediale distale Unterschenkel und der mediale Knöchel. Bei schweren trophischen Störungen kann es zu einer Ausweitung der Ulzeration kommen bis hin zu einem gammaschenartigen Ulkus, welches die gesamte Zirkumferenz des Unterschenkel umfaßt.

2.1.7.1
Kapillarmikroskopische Befunde bei chronischer venöser Insuffizienz

Vor allem in den fortgeschrittenen Stadien der chronischen venösen Insuffizienz finden sich ausgeprägte Veränderungen im nutritiven Strombett der Haut. Die kapillarmikroskopische Untersuchung erfolgt in der Region des Malleolus medialis. Die entscheidenden Untersuchungskriterien sind die Kapillardichte, die Kapillardurchmesser, Morphologie der Kapillaren sowie die Größe der perikapillären Höfe, auch Halos genannt.

Stadium I nach Widmer
Die Kapillardichte ist genauso hoch wie beim Gesunden. Etwa 27 Kapillaren pro mm^2 sind zu erwarten (Neumann und Veraart 1994). Die Kapillar-

Tabelle 5. Durchmesser der perikapillären Höfe in Abhängigkeit von der Lokalisation und der Art der Hautläsion: signifikant größerer Durchmesser in den Gruppen mit chronischer Veneninsuffizienz als bei dem gesunden Vergleichskollektiv (p ≤ 0,05 außer die Atrophie blanche-Gruppe am Innenknöchel).

	Hofdurchmesser [µm]		
Patientengruppe	Wade	Innenknöchel	Fußrücken
gesund	83,7 ± 16,3	87,0 ± 20,5	84,8 ± 13,2
CVI ohne Hautkomplikation	114,9 ± 16,1	127,0 ± 22,9	112,2 ± 10,8
Pigmentierung	108,8 ± 7,2	137,8 ± 27,3	103,4 ± 16,6
Dermatosklerose	109,3 ± 10,7	124,6 ± 21,4	120,1 ± 25,9
Atrophie blanche	104,5 ± 15,4	169,3 ± 69,7	98,9 ± 14,2
Ulcus cruris	107,2 ± 7,8	131,3 ± 12,7	123,9 ± 27,1

Tabelle 6. Differenz zwischen minimalem und maximalem Durchmesser der perikapillären Höfe in Abhängigkeit von der Lokalisation und der Art der Hautläsion: signifikant größere Differenz am Innenknöchel der CVI Gruppen als in der gesunden Kontrollgruppe (p ≤ 0,05)

	Differenz der Hofdurchmesser [µm]		
Patientengruppe	Wade	Innenknöchel	Fußrücken
gesund	50,8 ± 14,8	51,3 ± 15,8	57,6 ± 15,3
CVI ohne Hautkomplikation	58,3 ± 15,2	85,7 ± 17,3	66,3 ± 15,9
Pigmentierung	64,2 ± 15,4	106,0 ± 26,0	71,8 ± 17,1
Dermatosklerose	66,7 ± 16,1	85,5 ± 26,5	72,2 ± 18,0
Atrophie blanche	57,3 ± 15,7	124,7 ± 32,3	67,0 ± 18,6
Ulcus cruris	63,3 ± 15,9	89,2 ± 37,9	68,3 ± 17,6

durchmesser sind mit 9,81 ± 0,49 µm gegenüber 8,56 ± 1,84 µm beim Gesunden nicht signifikant erhöht. Es finden sich torquierte neben normalen Kapillaren. Die Halos sind eindeutig abzugrenzen. Die Halodurchmesser sind gegenüber den Durchmessern bei Gesunden signifikant vergrößert (Tab. 5). Gleiches gilt für die Differenz zwischen maximalem und minimalem Halodurchmesser (Tab.6). In jedem Halo sind Kapillaren nachweisbar (Stücker et al. 1996).

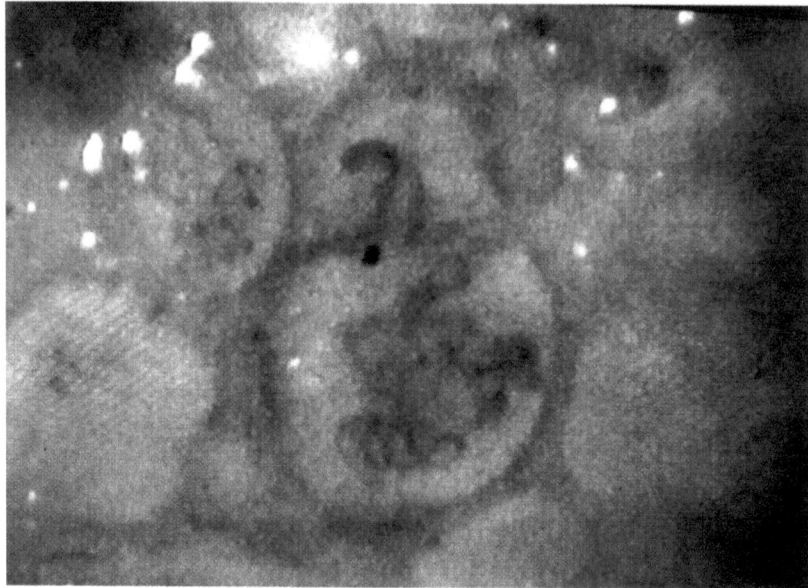

Abb. 6. Kapillarmikroskopie am medialen Knöchel: Bei schwerer chronischer Veneninsuffizienz zeigen sich glomerulumartige Kapillarkonvolute, die von einem erweiterten perikapillären Hof umgeben sind

Stadium II nach Widmer

Die Kapillardichte ist im Stadium II je nach Art der Hautkomplikation unterschiedlich stark vermindert. In hyperpigmentierten Arealen findet sich eine Kapillardichte von 16–20/mm². Bei Dermatoliposklerose beträgt die Kapillardichte 14/mm². Bei der Atrophie blanche kann im Randbereich der Läsion eine Kapillardichte von 5/mm² gemessen werden. Im Zentrum der Läsion findet man häufig keine Kapillare mehr (Neumann und Velaart 1994). Die Durchmesser der Kapillaren sind im Bereich der Hautläsionen signifikant erhöht. Innerhalb von Hyperpigmentierungen wurden Durchmesser von 11,54 ± 1,06 µm, innerhalb der Dermatosklerose Durchmesser von 11,26 ± 1,34 µm und innerhalb der Athrophie blanche Durchmesser von 15,76 ± 5,24 µm gemessen. Im Bereich von Dermatoliposklerose und Atrophie blanche finden sich torquierte Kapillaren bis hin zu glomerulumartigen Konvoluten (Abb. 6). Die Halos sind an ihren Grenzen stark pigmentiert. Im Bereich der Atrophie blanche bilden die Halos ein kopfsteinpflasterartiges Muster (cubblestone pattern). Im Bereich der Dermatoliposklerose und der Atrophie blanche finden sich Halos ohne zentrale

Kapillaren. Die Halodurchmesser sind in den Arealen mit Hyperpigmentierung und Dermatoliposklerose signifikant vergrößert (Tab. 5). Ebenso ist die Differenz zwischen maximalem und minimalem Durchmesser signifikant erhöht (Tab.6) (Stücker et al. 1996).

Stadium III nach Widmer
Im periulzerösen Gewebe findet sich eine mittlere Kapillardichte von 5 Kapillaren pro mm². Diese kann nach Abheilung auf 15-20 Kapillaren pro mm² ansteigen (Neumann und Veraart 1994). Mit 11,26 ± 1,34 µm finden sich signifikant erhöhte Kapillardurchmesser. Die Kapillaren sind glomerulumartig verknäult. Es finden sich Halos ohne Kapillaren. Der Durchmesser sowie die Differenz zwischen maximalem und minimalem Durchmesser der Halos ist signifikant vergrößert (Tab. 5) (Stücker et al. 1995).

Zusammenfassend ist das kapillarmikroskopische Bild beim Vorliegen einer Mikroangiopathie im Rahmen einer chronischen venösen Insuffizienz durch dilatierte, elongierte und zu glomerulmartigen Konvoluten verknäulte Kapillaren gekennzeichnet. Hinzu kommt die Vergrößerung und Pigmentierung der perikapillären Höfe. In der Regel findet man die pathologischen Befunde nur im Bereich der Hautläsionen. Eine wichtige Ausnahme stellen die Durchmesser der perikapillären Höfe dar. Sie sind auch in gesunden Arealen der Wade und des Fußrückens bei chronischer venöser Insuffizienz signifikant vergrößert.

2.1.8
Diabetes mellitus

Der Diabetes mellitus ist vor allem bei längerem Bestehen mit einer im Vergleich zum Gesunden deutlich erhöhten Prävalenz von makro- wie mikroangiopathischen Veränderungen assoziiert. Die häufige Affektion der kutanen Mikrozirkulation, insbesondere auch des nutritiven Strombettes hat zur breiten Anwendung von Methoden zur Mikrozirkulationsmessung bei Diabetes mellitus beigetragen (Chittenden und Shami 1993). Die Pathogenese der Gefäßveränderungen ist nicht restlos geklärt. Man vermutet, daß es vor allem während hyperglykämischen Zuständen zur Glykosylierung von Proteinen an den Zellen der Gefäßwände kommt. Diese Veränderungen sind zunächst reversibel und betreffen wahrscheinlich die Basalmembran und die kontraktilen Elemente der Gefäße besonders stark (Brownlee et al. 1988, Williamson und Kilo 1977). Durch anhaltende Veränderungen besonders im Bereich der kontraktilen Elemente mit konsekutiver Wandstarre kommt es zu Perfusionsstörungen in den Gefäßen. Bei fortschreitenden Gefäßveränderungen werden diese irreversibel, die Gefäße können durch Verlust der Elastizität nicht mehr zur sinnvollen Regulation der Perfusion in den Geweben beitragen. Die Basalmembran wird deutlich verdickt, nutritive Aufgaben können somit ebenfalls zunehmend schlechter wahrgenommen werden. Die Permeabilität der Gefäße steigt. Neben den Stoffwechselstörungen werden auch rheologische Ursachen für die Gefäßerkrankungen und Störungen der Mikrozirkulation diskutiert (Le Devehat und Khodabandehlou 1990).

Die Veränderungen an großen und kleinen Gefäßen des Organismus führen zu den unterschiedlichsten klinischen Symptomen. Im Gegensatz zur peripheren arteriellen Verschlußkrankheit kann beim Diabetes mellitus die Mikroangiopathie ganz im Vordergrund stehen. Nicht selten führt eine diabetische Angiopathie zu Hautkomplikationen. Hauterscheinungen auf dem Boden einer Makroangiopathie sind Nekrosen und Ulzerationen, die solitär oder multipel an den Akren, am Fuß oder dem Unterschenkel auftreten können. Hauterscheinungen bei diabetischer Mikroangiopathie können auf dem Boden einer eher funktionellen Mikrozirkulationsstörung die Rubeosis diabetica oder die Erythromelalgie sein. Häufiger sind jedoch Ulzerationen und Nekrosen an den Zehen, den Füßen und dem Unterschenkel als Folge einer fixiert organischen diabetischen Mikrozirkulationsstörung. Andere Hautveränderungen sind die Necrobiosis lipoidica und die diabetische Dermatopathie. In der Praxis ist es nicht immer möglich zu entscheiden, ob die Hauterscheinungen ursächlich auf eine diabetische Makro- oder eine Mikroangiopathie zurückzuführen sind. Dies gilt insbesondere für die Ulzerationen. Für eine makroangiopathische Genese sprechen ein akuter Krankheitsverlauf, nicht palpable Pulse, eine Claudicatio-Symptomatik, ein verminderter Knöchelarteriendruck, ein blasses Hautkolorit sowie schmerzhafte, akral gelegene Ulzera. Für mikroangiopathisch bedingte Hautveränderungen sprechen eine längere Krankheitsgeschichte, palpable Pulse, eine normale Hauttemperatur, ein eher rosiges Hautkolorit sowie multiple Ulzera, die nur zum Teil schmerzhaft sind (Schultz-Ehrenburg und Stücker 1995).

Kapillarmikroskopische Befunde bei Diabetes mellitus

Die kapillarmikroskopische Untersuchung bei Diabetes mellitus erfolgt in der Regel an den Kapillaren des Nagelfalz. Patienten mit Diabetes mellitus zeigen hier eine erhöhte Prävalenz von Torquierungen sowie von Dilatationen der Kapillaren, wobei regional erhebliche Unterschiede vorkommen

Tabelle 7. Morphologische Befunde bei 25 Patienten mit Typ I-Diabetes mellitus (nach Gasser und Berger 1992)

	n	Arteriole (µm)	Venole (µm)	Apex (µm)	Weite (µm)	Dichte K/mm
				Durchmesser (µm)		
Typ I-Diabetes	25	12,2 ± 2,6	14,1 ± 2,8	17,5 ± 3,0	37,6 ± 8,5	5,2 ± 1,3
Gesunde Kontrollen	25	11,1 ± 2,0	12,9 ± 2,2	16,4 ± 3,4	35,4 ± 5,8	7,0 ± 1,3
Signifikanz-Niveau		p = 0,01	p = 0,01	k. S.*	p = 0,02	p = 0,0001
Diabetiker mit Retinopathie	13	12,9 ± 3,2	14,6 ± 3,5	18,2 ± 3,2	38,9 ± 9,0	
Signifikanz versus Kontrollgruppe		p = 0,008	p = 0,04	k. S.*	p = 0,03	
Diabetiker ohne Retinopathie	12	11,4 ± 1,6	13,6	18,2 ± 3,2	36,6 ± 8,0	
Signifikanz versus Kontrollgruppe		k. S.*	k. S.*	k. S.*	k. S.*	

* Keine Signifikanz

können (Rouen et al. 1972, Chazan et al. 1970, Fagrell et al. 1984 c). Die Dilatationen werden mit zunehmender Krankheitsdauer häufiger und ausgeprägter (Fagrell et al. 1984 c). In neueren Untersuchungen konnten die Ergebnisse bestätigt werden. So zeigten sich bei einem Kollektiv von 25 Patienten mit einem Typ I-Diabetes mellitus signifikant vergrößerte Kapillardurchmesser und Kapillarweiten (Tab. 7). Die Kapillardichte war signifikant vermindert. Eine Korrelation zwischen Kapillardichte, Erkrankungsdauer, HbA_{1c}-Spiegel oder Ausprägung der Retinopathie konnte nicht gefunden werden (Gasser und Berger 1992). Die weitere Analyse zeigte allerdings nur bei den Patienten mit einer Retinopathie eine signifikante Alteration der Kapillarmaße (Tab. 7). Ähnliche charakteristische Veränderungen wie bei der diabetischen Retinopathie lassen sich jedoch in der Kapillarmikroskopie der Haut nicht finden.

2.1.9
Raynaud-Syndrom und Kollagenosen

2.1.9.1
Raynaud-Syndrom und Morbus Raynaud

Das Raynaud Phänomen ist unter den akralen Durchblutungsstörungen der oberen Extremität neben der Akrozyanose, Durchblutungsstörungen auf dem Boden von peripheren Embolien und der arteriellen Verschlußkrankheit am häufigsten. Man versteht unter Raynaud-Syndrom das anfallsweise Auftreten kälteinduzierter Gefäßspasmen. Klinisch zeigt sich ein phasenhafter Verlauf. Die Symptomatik beginnt aufgrund der Ischämie mit einer Weißfärbung der Haut, gefolgt von einer Blaufärbung mit venöser Hyperämie. Daraufhin folgt eine arterielle Hyperämie mit Rotfärbung der Finger. Es tritt besonders häufig an den Händen auf, seltener an anderen Lokalisationen wie Füßen, Ohren und Nase. Pathophysiologisch liegt der Symptomatik ein Gefäßspasmus zugrunde, der zur akuten Minderperfusion führt.

Von Morbus Raynaud oder primären Raynaud Syndrom spricht man, wenn die Raynaud-Symptomatik ohne erkennbare Grunderkrankung auftritt. Diese Form der Raynaud-Symptomatik ist am häufigsten. Sie zeigt mit einer Geschlechtsverteilung von 5:1 eine Bevorzugung des weiblichen Geschlechts, wobei junge Frauen im 3. Lebensjahrzehnt am häufigsten befallen sind. Die Ursache ist unbekannt. Diskutiert werden Veränderungen der sympathischen Innervation, übersteigerte Kälteempfindlichkeit der Gefäße, Veränderungen der Blutviskosität sowie Anomalien des hypothalamischen Temperaturregulationszentrums. Im anfallsfreien Intervall zeigen sich kapillarmikroskopisch keine wesentlichen Durchblutungsstörungen.

Von sekundärem Raynaud Syndrom spricht man, wenn die symptomatische Form eines Raynaud-Syndroms vorliegt. Die Ursachen eines sekundären Raynaud-Syndroms sind ausgesprochen vielfältig (Tab. 8). Dazu gehören autoimmunologische Erkrankungen wie Kollagenosen, Vaskulitiden und Erkrankungen, die mit der Erhöhung der Viskosität des Blutes einhergehen wie die Kryoglobulinämie. Da das Raynaud-Syndrom ein polyätiologisches Krankheitsbild ist, spielt die differentialdiagnostische Unterscheidung zwischen der symptomatischen und der primären Form eine große Rolle. Die Kapillarmikroskopie an dem Nagelfalz der Finger ist hierbei ein wichtiges Hilfsmittel. Insbesondere Kollagenosen und Vaskulitiden können mit einer recht hohen Treffsicherheit erkannt werden.

Tabelle 8. Ursachen für ein sekundäres Raynaud-Syndrom

Kollagenosen	Progressive systemische Sklerodermie Rheumatoide Arthritis systemischer Lupus erythematodes Sjörgen-Syndrom Dermatomyositis/Polymyositis Overlap-Syndrom Wegenersche Granulomatose
Arterielle Verschlußkrankheiten	Ateriosklerose, Thrombangiitis obliterans, Polyarteriitis nodosa, Embolien, Thrombosen
Schultergürtel-Arm-Syndrome	Halsrippensyndrom, Syndrom der ersten Rippe, Skalenussyndrom, Kostoklavikularsyndrom, Hyperabduktionssyndrom, Pectoralis-minor-Syndrom, Malpositionssyndrom, Syndrom der engen oberen Thoraxapertur, Korakopektoralsyndrom, Klippel-Feil-Syndrom, Kombinationsformen
Hämatogene Erkrankungen	Kälteagglutinine, Kältehämolysine, Kyroglobuline, Makroglobulinämie (Waldenström), Paroxymale Hämoglobinurie, Hyperviskositätssyndrom, Thrombozytose, Polyzythämie, thrombotische Mikroangiopathie
Neurologische Erkrankungen	Neuritis, Polymyelitis, multiple Sklerose, Syringomyelie, Nucleus-pulposus-Prolaps, spinale Tumoren, Postapoplexie
Intoxikationen	Mutterkornalkaloide (Ergotismus), Schwermetalle (Arsen, Blei), Zyanidverbindungen z.B. nach Alkoholabusus, Serotonin, Pilzgift (Faltentintling), Vinylchloridderivate (Vinylchloridkrankheit), Trichloräthylen
Chronische Beschäftigungstraumen	Vibrationssyndrome, Preßlufthämmern, Motorsägen, Anschlägern, Traktoren, Nähmaschinen, Schreibmaschinen, Gehen auf Krücken, Klavierspielen, etc. Traumata, lokale Gefäßverletzungen, posttraumatisch, Kälteschaden
Traumata	Lokale Gefäßverletzungen, posttraumatisch, Kälteschäden
Medikamentös	Clonidin, Sympathomimetika, ACE-Hemmer, Zytostatika, hormonelle Antikonzeptiva, Betarezeptorenblocker, Sekalalkaloide (Ergotismus)
Endokrine Störungen	Hypophyse (?), Schilddrüse (?)
Sonstige Ursachen	Operationen, Sudecksche Atrophie, hyperergische Reaktion. Nicolau-Syndrom (nach i.m. verabreichtem kristallinem Penicillin)

Kapillarmikroskopie bei primärem Raynaud-Syndrom
Verwendet man die Parameter Kapillardurchmesser, Kapillardichte und kapilläre Blutflußgeschwindigkeit vor und nach einminütiger Kühlung in einem 5-10°C kalten Wasserbad, so beträgt die Sensitivität der Kapillarmikroskopie für die Diagnose eines primären Raynaud-Syndrom 67% und die Spezifität 84%. Die Spezifität zur Diagnose eines sekundären Raynaud-Phänomen beträgt 100% (Ubbink et al. 1995). Dabei sind Megakapillaren und nicht traumatisch bedingte Hämorrhagien pathognomonisch für ein sekundäres Raynaud-Phänomen. Langzeituntersuchungen haben ergeben, daß beim Vorliegen eines Raynaud-Phänomens kombiniert mit avaskulären Zonen eine Wahrscheinlichkeit von 70% für die Entwicklung einer Kollagenose besteht. Beim Vorliegen von zwei Megakapillaren und mehr ist mit 88% die Wahrscheinlichkeit für das spätere Auftreten einer progressiven systemischen Sklerodermie, einer Dermatomyositis, eines Overlap-Syndroms oder einer Mischkollagenose noch größer (Zuffrey et al. 1992). Liegen morphologische Veränderungen der Kapillaren vor, sind weitere kapillarmikroskopische Kontrollen sinnvoll.

2.1.9.2
Progressive systemische Sklerodermie

Kollagenosen sind komplexe Systemerkrankungen mit morphologischen und funktionellen Störungen, welche vielfach mit Gefäßveränderungen und vaskulitischen Prozessen einhergehen, die sich als Mikro- und Makroangiopathie äußern. Insbesondere bei der progressiven systemischen Sklerodermie und der Dermatomyositis findet man recht charakteristische kapillarmikroskopische Befunde. Der Prototyp einer Kollagenose mit Raynaudattacken ist die progressive systemische Sklerodermie. Bei ihr sind sehr häufig die Arterien und besonders die Arteriolen und Kapillaren von Händen und Fingern in das Krankheitsbild involviert (Brown 1925, Norton und Nardo 1970, Jayson 1983).

Die progressive systemische Sklerodermie ist beim Auftreten eines Raynaud-Syndroms eine der wichtigsten Differentialdiagnosen, da bei ihr ein Raynaud-Phänomen anderen Haut- und Gefäßveränderungen oder immunologischen Indikatoren Jahre vorrausgehen kann (Priollet et al. 1987). Die kapillarmikroskopische Untersuchung erfolgt bei den systemischen Kollagenosen an den Nagelfalzkapillaren der Finger. Bei den zirkumskripten kutanen Formen kann zusätzlich die krankhaft veränderte Haut mituntersucht werden.

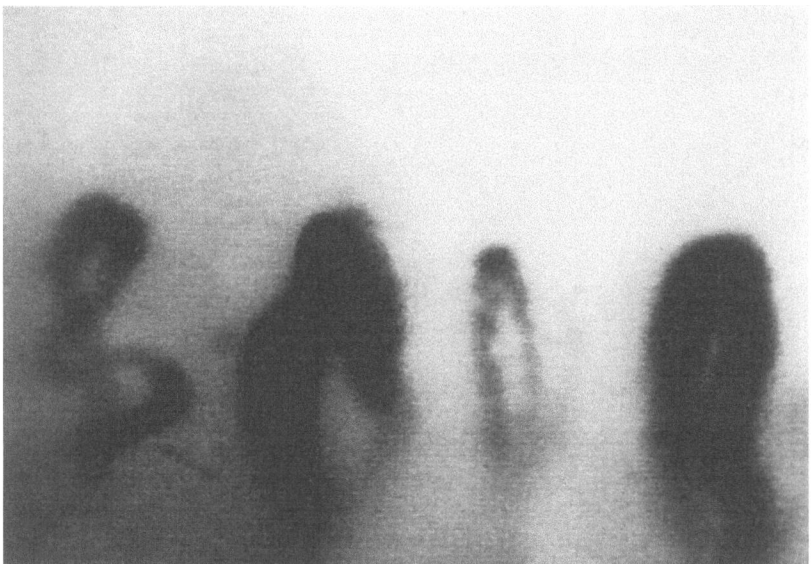

Abb. 7. Nagelfalzkapillarmikroskopie: Bei der progressiven systemischen Sklerodermie können zum Teil massiv erweiterte, als Megakapillaren bezeichnete Kapillaren gefunden werden

Schon die lokale klinische Inspektion des Nagelfalz bei Patienten mit Sklerodermie zeigt häufig dilatierte Kapillaren, die so stark vergrößert sein können, daß man sie bereits mit dem bloßen Auge erkennen kann. Sie sind vor allem im fortgeschrittenen Stadium von weißen derb-sklerotischen Herden umgeben.

Die Prävalenz morphologischer Veränderungen an den Nagelfalzen beträgt bei manifester Sklerodermie bis zu 86 % (Lovy et al. 1985). Die Kapillarmikroskopie ist daher ein wichtiges diagnostisches Mittel, um die Dignität einer Raynaud-Symptomatik abzuschätzen. Die Veränderungen der Nagelfalzkapillaren bei Sklerodermie sind zwar nicht pathognomonisch, aber doch hochcharakteristisch.

Kapillarmikroskopisch finden sich die folgenden Befunde der Mikroangiopathie am Nagelfalz, die auch in eine systematische Klassifikation einbezogen wurden (Maricq 1981) (Tab. 9).

Dilatation der Kapillaren/Megakapillaren (Abb. 7)
Die Vergrößerung der Kapillaren ist die auffälligste Veränderung an dem Nagelfalz bei der Sklerodermie. Dabei sind sowohl arterieller Schenkel als

Tabelle 9. Klassifikation der Kapillarveränderungen bei progressiver systemischer Sklerodermie (nach Maricq et al. 1980)

Typ I	Normale Kapillarschleifen
Typ II	Dilatierte Kapillaren
Typ III	Megakapillaren (> 50 µm Durchmesser)
Kapillardichte	
A	normale Kapillardichte
B	kleine avaskuläre Bezirke
C	mäßiger Verlust an Kapillaren
D	ausgeprägte avaskuläre Regionen vor allem am freien Rand des Nagelfalz
Gefäßveränderungen in anderen Hautarealen	
U	vergrößerte und verästelte Kapillaren um Ulzerationen und sklerotische Gefäßabschnitte
X	kapillare Teleangiektasien
Y	diffuses Verteilungsmuster von Kapillaren

auch Apex und venöser Schenkel dilatiert. Isolierte Dilatationen des venösen Schenkels sind beispielsweise auch bei Akrozyanose zu sehen und können nicht als Kapillarvergrößerung, die auf eine Kollagenose hinweist, gewertet werden. Man spricht von vergrößerten Kapillaren, wenn der Kapillardurchmesser größer als 20 µm ist, also 2 bis 4 mal größer als beim Normalbefund. Von Megakapillaren spricht man, wenn die Kapillaren einen Durchmesser größer als 50 µm besitzen, größer also als das Vierfache des normalen Durchmessers.

Rarefizierung der Kapillaren

Die Zahl der Nagelfalzkapillaren kann deutlich unter die normale Zahl von 9–13 Kapillaren pro mm Nagelfalzlänge vermindert sein. Die Befunde reichen von ausgedünnten Arealen bis hin zu komplett avaskulären Bereichen. Die zahlenmäßige Verminderung findet sich öfter in fortgeschrittenen Stadien der progressiven systemischen Sklerodermie. Nach langjähriger Bestandsdauer der Sklerodermie sind bisweilen kaum noch Megakapillaren, sondern nur noch schwach erkennbare, fadenförmige Kapillaren nachweisbar.

Lichtoptische Kapillarmikroskopie 47

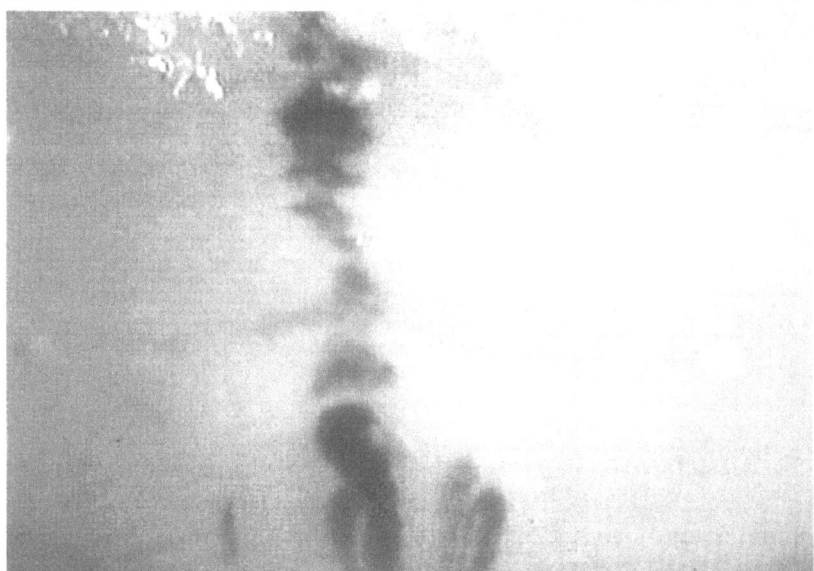

Abb. 8. Nagelfalzkapillarmikroskopie: Ein weiteres typisches Merkmal der Kapillarveränderungen bei der progressiven systemischen Sklerodermie sind Serienhämorrhagien. Es zeigen sich in der Nagelfalzkapillarmikroskopie halbmondförmige, übereinanderliegende Blutungen, welche sich zum freien Nagelfalzrand bewegen und Zeichen des Gefäßwandschadens im Rahmen des entzündlichen Prozesses sind.

Stark verzweigte, büschelartige Kapillaren können zwar auch bei progressiver systemischer Sklerodermie vorkommen, sind aber eher typisch für den Lupus erythematodes. Ein weiteres, allerdings bei der progressiven systemischen Sklerodermie selteneres Phänomen ist die starke Verzweigung, welche manche Kapillaren annehmen. Auch verlieren einige Kapillaren die Ausrichtung zum Rand des Nagelfalz hin. Sie erscheinen unregelmäßig angeordnet.

Als Zeichen einer vaskulitischen Komponente finden sich oft Serienhämorrhagien (Abb. 8). Dabei kommt es zu Einblutungen in die Nagelfalz, die dann nach distal hin auswachsen, so daß multiple hintereinanderliegende Kappen zu sehen sind. Auch in der nicht-invasiven Kapillarmikroskopie sind immer wieder Kapillarthrombosen nachweisbar, gekennzeichnet durch Abbrüche der Blutsäule oder fehlende Bewegung der Plasmalücken.

Neben dieser Einteilung, welche mehr morphologisch beschreibend ist, gibt es eine weitere kapillarmikroskopische Einteilung zur Sklerodermie,

Tabelle 10. Morphologische Gefäßveränderungen bei progressiver systemischer Sklerodermie (nach Carpentier und Franco 1981)

Stadium I	Kapillardystrophie, Aneurysmata der Schlingenscheitel, U-förmig geöffnete Schlingen, Stase in befallenen Kapillaren
Stadium II	Megakapillaren, Stase und granuläre Blutströmung, perlmuttartiger Hintergrund (Watteschleier)
Stadium III	Verminderte Kapillardichte, Megakapillaren, uniförmige und regressive Kapillaren, Pigmentdepots im Hintergrund
Stadium IV	Verminderung der Megakapillaren und regressiven Kapillaren, ausgedehnte gefäßfreie Zonen. Perlmuttartiger, blasser Hintergund mit Pigmentdepots

bei der der Verlauf der Veränderungen an der Nagelfalz in vier Stadien eingeteilt wird (Carpentier und Franco 1981). Sie ist zur Verlaufsbeobachtung geeignet (Tab.10). Zu beachten ist allerdings, daß die pathologischen Veränderungen durchaus nicht unbefristet bestehen, sondern stetigem Wandel unterworfen sind. Entsprechend der klinisch von Finger zu Finger unterschiedlichen Ausprägung der Raynaud-Symptomatik kann sich auch das kapillarmikroskopische Bild von Finger zu Finger stark unterscheiden, so daß im Einzelfall die Zuordnung eines Patienten zu einem Stadium problematisch sein kann.

Kapillarveränderungen an den Lippen

Eine interessante, wenn auch nicht häufig praktizierte Alternative zur Kapillarmikroskopie der Nagelfalz bei Patienten mit progressiver systemischer Sklerodermie ist die Kapillarmikroskopie der Lippen. Vor allem, wenn es starke sklerotische Veränderungen an der Haut der Nagelfalze nicht zulassen, eine Kapillarmikroskopie durchzuführen, sind die Lippen eine mögliche Alternativlokalisation. Bedenkt man die häufige Einbeziehung des Mundraumes in den sklerosierenden Prozeß, so erscheint es um so wichtiger, eine Kapillarmikroskopie auch an dieser Stelle durchzuführen und zu etablieren. Die augenfälligste Veränderung der Kapillaren an den Lippen bei Sklerodermie ist die Desorganisation ihrer sonst gleichmäßigen Ausrichtung und der Verlust ihrer haarnadelförmigen U-Konfiguration. Die sonst physiologische, einheitliche Ausrichtung der Kapillaren ist deutlich aufgelockert. Die mittlere Länge der Kapillarschleifen wird bei Erkrankten mit $133 \pm 32{,}2$ µm im Gegensatz zu $211 \pm 48{,}4$ µm beim Gesunden angegeben. Sie ist damit signifikant vermindert (Grassi et al. 1993). Signifikant erhöht ist die mittlere Weite der Lippenkapillaren bei Sklerodermie. Sie betrug bei den Patienten 41,7 ± 13,1 μm im Gegensatz zu 27,6 ± 5,5 μm bei gesunden Kontrollpersonen (Grassi et al. 1993). Nicht signifikant erniedrigt wurde bisher die Kapillardichte mit 10,5 ± 4,6 Kapillaren pro mm² bei Patienten und 9 ± 1,7 pro mm² bei gesunden Kontrollpersonen gefunden, obwohl ein Teil der Patienten an den Nagelfälzen avaskuläre Bereiche zeigte. Die venösen Plexus waren auch nicht signifikant seltener als bei Gesunden zu sehen. Im Gegensatz zur Nagelfalzkapillarmikroskopie wurden an den Lippen nur in 15 % der Patienten Megakapillaren gefunden (Grassi et al. 1993).

Für die Diskrepanz zwischen den kapillarmikroskopischen Befunden an den Lippen und dem Nagelfalz gibt es verschiedene Hypothesen. Das Fehlen von Megakapillaren an den Lippen wird damit begründet, daß regional sehr unterschiedliche Faktoren wie der kapilläre Blutdruck, die lokale Temperatur, lokale Unterschiede in der Durchblutungsregulation und mechanische Faktoren auf die Kapillaren einwirken. Die unveränderte Kapillardichte läßt sich aufgrund der geringen Zahl der bisher untersuchten Patienten und der großen Streuung der physiologischen Werte an den Lippen nicht weiter einordnen.

Sensitivität der Kapillarmikroskopie bei Sklerodermie

Die Sensitivität der Kapillarmikroskopie bei progressiver systemischer Sklerodermie ist aufgrund der verschiedenen klinischen Ausprägungsformen der Erkrankung nicht leicht festzulegen. Sicherlich ist kein in bestimmter Weise pathologisch verändertes Kapillarmuster typisch für eine bestimmte Form der Sklerodermie, jedoch zeigen bestimmte Formen häufiger als andere pathologische Veränderungen des Kapillarmusters. Unterteilt man das Kollektiv von Sklerodermiepatienten in eine Gruppe mit wenigstens zwei Major-Symptomen nach der American Rheumatism Association (ARA), in eine Gruppe mit wenigstens zwei Minor Kriterien und in eine dritte Gruppe mit wenigstens zwei Kriterien, welche zum CREST-Syndrom zu zählen sind, so ergibt sich beim Vorliegen mittlerer bis schwerer Kapillarveränderungen für Patienten der ersten und zweiten Gruppe eine Sensitivität von 93,6 %. Für die dritte Gruppe ergibt sich eine Sensitivität von 70 %. Über alle Gruppen insgesamt entspricht das einer Sensitivität von 83 %. Inwieweit der Kapillarbefund mit Krankheitsdauer und Organbeteiligung korreliert, ist noch nicht abschließend geklärt. Es gibt Hinweise darauf, daß zwischen der Schwere der Kapillarveränderungen und der Krankheitsdauer und dem Ausmaß der Organbeteiligung bei der Sklerodermie eine Korrelation besteht. Desweiteren soll die Schwere der vaskulären Veränderungen signifikant und positiv korrellieren mit der Schwere einer Beteiligung der Niere, des Gastrointestinaltraktes und der Lunge (Joyal et al. 1992). In anderen Studien wurden signifikante Korrelationen zwischen dem Auftreten von patholgischen Kapillarmaßen und Raynaud-Phänomen, Narben am Nagelfalz und der Hauttemperatur am Finger gefunden (Ohtsuka und Ishikawa 1994).

Trotz verschiedener Korrelationen zwischen dem kapillarmikroskopischen Befund und internistischen Befunden läßt sich die Aktivität der Sklerodermie mit Hilfe der Kapillarmikroskopie nur schwer beurteilen. Häufiges Auftreten von Ramifikationen, Dilatationen, Gefäßthrombosen, kurzfristige Veränderungen des gesamten Kapillarbildes und avaskuläre Areale werden mit einer erhöhten Aktivität der Sklerodermie in Zusammenhang gebracht und als aktives Muster bezeichnet. Liegen hingegen vorwiegend Megakapillaren ohne Rarefizierung der Kapillaren vor, wird dies als ruhiges Muster bezeichnet. Man geht von einer eher geringen Aktivität der Erkrankung aus (Carpentier und Maricq 1990).

2.1.9.3
Zirkumskripte Sklerodermie (Morphea)

Bei der zirkumskripten Sklerodermie konnte mit einer Kapillardichte von 9,32 Kapillaren pro mm Nagelfalz im Vergleich zu 8,51 Kapillaren pro mm bei einem gesunden Vergleichskollektiv eine signifikant höhere Kapillardichte gefunden werden. Die Zahl der Hämorrhagien war im Gegensatz zur progressiven systemischen Sklerodermie gegenüber dem gesunden Vergleichskollektiv nicht erhöht. Die Plexussichtbarkeit war im Vergleich zum gesunden Vergleichskollektiv ebenfalls nicht erhöht. Die Kapillarmaße, also der Durchmesser des afferenten und efferenten Schenkels, der Durchmesser des Apex und die Kapillarweite waren weder im Vergleich zu Gesunden noch im Vergleich zur progressiven systemischen Sklerodermie erhöht (Tab.11) (Studer et al. 1991).

2.1.9.4
Mixed-connective tissue disease/Sharp-Syndrom

Bei der gemischten Bindegewebserkrankung zeigen sich wie bei der progressiven systemischen Sklerodermie vergrößerte Kapillaren bis hin zu Megakapillaren sowie eine Rarefizierung von Nagelfalzkapillaren. Die Prä-

Tabelle 11. Quantitative Kapillarmikroskopie bei Patienten mit systemischen und rein kutanen Kollagenosen (nach Studer 1991)

Patienten	Kontrolle	CDLE	ZS	SLE	PSS
Hämorrhagien/cm	0,07	0,73	0,82	1,12	1,51
Plexussichtbarkeit	0,46	0,65	0,88	1,23	0,29
Kapillardichte/mm	8,51	8,87	9,32	8,22	5,49
Durchmesser, arterieller Schenkel [µm]	10,07	9,81	10,02	11,18	26,63
Durchmesser, venöser Schenkel [µm]	11,68	11,22	11,42	13,34	31,39
Kapillarweite [µm]	38,04	36,45	37,63	41,24	96,20
Dauer des Flußstopps nach Kälteprovokation [sec]	1,67	20,00	5,83	17,71	84,38

CDLE = chronisch diskoider Lupus erythematodes, ZS = zirkumskripte Sklerodermie, SLE = systemischer Lupus erythematodes, PSS = progressive systemische Sklerodermie

valenz eines Raynaud-Syndroms bei dieser Erkrankung wird mit 50 % (Maricq et al. 1980) bis 91% angegeben (Nimelstein et al. 1980). Häufig ist eine Unterscheidung zwischem Sharp-Syndrom und progressiver systemischer Sklerodermie anhand des kapillarmikroskopischen Bildes nicht möglich.

2.1.9.5
Systemischer Lupus erythematodes (SLE)

Der systemische Lupus erythematodes ist in etwa 40 % der Fälle mit einem Raynaud-Syndrom assoziiert (Dinart et al. 1979). Mikroangiopathische Veränderungen an den Kapillaren des Nagelfalz finden sich bei lediglich 2 % aller Patienten, die an einem systemischen Lupus erythematodes leiden. Im Gegensatz zur progressiven systemischen Sklerodermie und der Dermatomyositis sind also physiologische Kapillarbefunde eher die Regel (Ohtsuka und Ishikawa 1994). Im Vergleich zur Sklerodermie und dem Sharp-Syndrom findet man weniger vergrößerte Kapillaren oder Megakapillaren, sondern vielmehr stark verzweigte Kapillaren bis hin zu Kapillarbüscheln, Hämorrhagien und mäßige Dilatationen der Kapillaren bis zu 17 µm (Tab. 11) (Studer et al. 1991).

2.1.9.6
Chronisch diskoider Lupus erythematodes

Die morphometrischen Maße der Nagelfalzkapillaren, wie Kapillardurchmesser (afferenter Schenkel, efferenter Schenkel), Apex-Durchmesser und Kapillarweite scheinen beim chronisch diskoiden Lupus erythematodes nicht signifikant verändert zu sein. Das gleiche gilt für die Sichtbarkeit des venösen Plexus (Tab.11). Im Gegensatz zum systemischen Lupus erythematodes ist die Zahl der Hämorrhagien nicht vermehrt.

2.1.9.7
Dermatomyositis

Bei der Dermatomyositis liegt sehr häufig eine Mikroangiopathie vor. Man geht von einer Prävalenz von bis zu 90 % aus (Leu et al. 1991). Wahrscheinlich sind Kapillarveränderungen bei der Dermatomyositis noch häufiger als bei der progressiven systemischen Sklerodermie. Das Muster der Gefäßveränderungen ist dem der progressiven systemischen Sklerodermie sehr ähnlich, so daß eine Differenzierung anhand des kapillarmikroskopischen Befundes oft nicht möglich ist. Mit einem Durchmesser des Kapillarapex von $40,1 \pm 9,8$ µm, einer Kapillarweite (Abstand beider Kapillarschenkel) von $87,5 \pm 17,9$ µm und einer Länge der Kapillarschenkel von 550 ± 61 µm werden noch stärker vergrößerte Kapillaren als bei der progressiven systemischen Sklerodermie gefunden (Ohtsuka und Ishikawa 1994). Im kapillarmikroskopischen Bild zeigt sich oft zusätzlich eine starke Verästelung der Kapillaren – auch Ramifikation genannt – was das Bild von dem bei progressiver systemischer Sklerodermie unterscheiden helfen kann. Wie bei der progressiven systemischen Sklerodermie können die Kapillaren rarefiziert sein (Bollinger und Fagrell 1990). Im Gegensatz zur Dermatomyositis im Kindesalter scheint beim Erwachsenen keine Korrelation der Kapillarveränderungen mit der Aktivität der Erkrankung bzw. der Schwere der Myositis im histologischen Präparat vorzuliegen. Ebenfalls wurde kein Zusammenhang zwischen der Schwere der Kapillarveränderung und dem Auftreten von Neoplasien gefunden (Ganczarczyk et al. 1988).

2.1.9.8
Eosinophile Fasziitis

Unter den bisher untersuchten Patienten mit eosinophiler Fasziitis zeigten die wenigsten einen abnormen kapillarmikroskopischen Befund. Befunde wie bei der Sklerodermie mit Megakapillaren, Dilatationen und Rarefizierung der Gefäße scheinen die Ausnahmen zu sein. Es ist daher nicht zu erwarten, daß die Kapillarmikroskopie einen wesentlichen Beitrag zur Diagnosestellung der eosinophilen Fasziitis beitragen kann (Rozboril et al. 1983; Grassi et al. 1984, Herson et al. 1990).

Insgesamt ist die Kapillarmikroskopie ein wertvolles Instrument bei der Diagnostik von Kollagenosen. Sie sollte daher stets bei dem Verdacht auf eine Kollagenose durchgeführt werden. Besonders hilfreich ist sie bei der Diagnostik einer progressiven systemischen Sklerodermie und einer Dermatomyositis. Der kapillarmikroskopische Befund ist daher neben den immunologischen, klinisch-dermatologischen und internistischen Befunden ein wichtiger Baustein auf dem Weg zur individuellen Einordnung des Krankheitsbildes Sklerodermie in seiner Dignität. Trotzdem bleibt zu betonen, daß die Kapillarveränderungen auch bei Kollagenosen nicht pathognomonisch sind. Die Diagnose einer Kollagenose läßt sich nicht allein aufgrund des kapillarmikroskopischen Befundes stellen.

2.1.10
Psoriasis vulgaris

Die Pathogenese der Psoriasis ist bis heute nicht geklärt. In der Vergangenheit wurden sowohl immunologische, epidermale als auch vaskuläre Veränderungen als initiale Veränderungen bei der Entstehung der Hautveränderungen diskutiert. Die Untersuchung des Hautgefäßsystems trägt daher zum Verständnis der pathologischen Phänomene bei der Psoriasis bei. Mikroskopische Veränderungen an den Kapillaren der Haut bei Psoriasis sind schon längere Zeit bekannt (Ross 1964).

Kapillarmikroskopische Morphologie
In der Nativkapillarmikroskopie, die im Psoriasis Plaque durchgeführt wird, zeigen sich stark dilatierte und torquierte Gefäße (Abb. 9). Der subpapilläre Plexus kann in der Regel nicht gesehen werden. In gesunder Haut sind vereinzelt diskrete Veränderungen zu sehen (Braverman und Yen 1977).

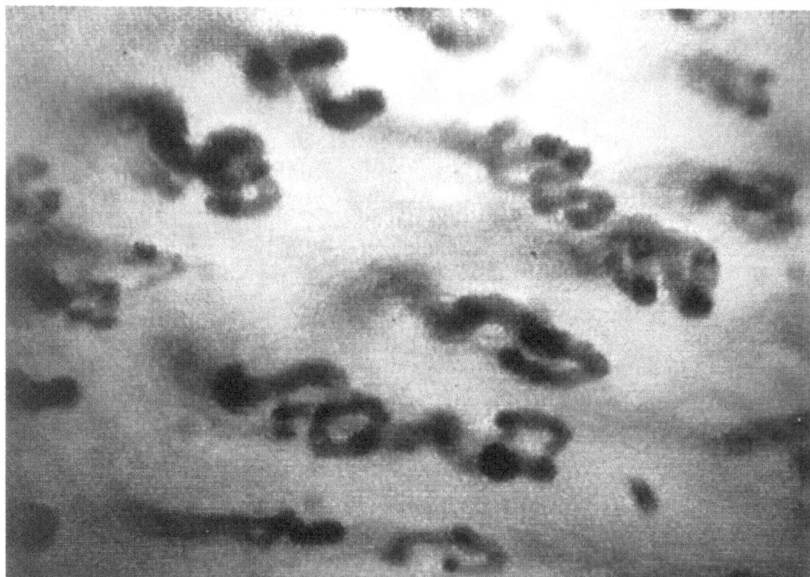

Abb. 9. Kapillarmikroskopisches Bild bei Psoriasis: Typisch für den Psoriasis-Plaque sind geknäuelte, elongierte Gefäße, die sich bei Abheilung der Psoriasis wieder zurückbilden

Kapillardichte

Im Vergleich zu den physiologischen auflichtmikroskopisch sichtbaren Kapillardichten, welche mit $28{,}4 \pm 2{,}7$ pro mm² und bei venöser Okklusion mit $53{,}3 \pm 2{,}7$ pro mm² angegeben werden, liegt die Kapillardichte beim Psoriasis-Patienten mit $38 \pm 2{,}5$ Kapillaren pro mm² in unbefallener Haut und mit $53{,}8 \pm 3{,}0$ Kapillaren pro mm² in befallener Haut signifikant höher. Die Kapillardichte in der Psoriasisläsion entspricht der Kapillardichte bei venöser Stauung beim Gesunden (Bull et al. 1992). Offenbar werden in psoriatisch alterierter Haut auch die Kapillaren, die sonst in der Kapillarmikroskopie unsichtbar sind, da nur von Plasma durchströmt, nun durch die Blutperfusion sichtbar. Eine echte zahlenmäßige Vermehrung der Kapillaren läßt sich anhand dieser Daten nicht nachweisen.

Durchmesser

Die Durchmesser der kapillären Blutsäule bei hautgesunden Probanden und in gesunder Haut bei Patienten mit Psoriasis am Unterarm unterscheiden sich nicht signifikant ($5{,}1 \pm 0{,}3$ µm bei Gesunden versus $4{,}6 \pm 0{,}14$ µm in unbefallener Haut bei Psoriasis). Der Durchmesser der Kapillaren am Unterarm in pathologisch veränderter Haut ist mit 9,1 ± 0,25 µm signifikant vergrößert (Bull et al. 1992).

Psoriasis Arthritis
Bei psoriatischer Arthropathie sind Veränderungen an klinisch nicht von Psoriasis befallenen Nagelfalzkapillaren beschrieben worden. Die Kapillarlänge war mit 290,1 ± 73,5 µm im Gegensatz zu 223,3 ± 51,9 µm bei Gesunden signifikant erhöht. Alle anderen Parameter wie Kapillarweite, Torquierung und Kapillardichte waren nicht signifikant verändert (Grassi et al. 1992).

2.1.11
Andere Krankheitsbilder

Neben den hier aufgeführten Erkrankungen wurde bei einer Vielzahl von anderen Krankheitsbildern wie zum Beispiel der atopischen Dermatitis, von Vaskulitiden der Haut, der Polyzythämia vera rubra und der rheumatoiden Arthritis bis hin zur Schizophrenie kapillarmikroskopische Untersuchungen durchgeführt, die allerdings zumindest bis zum jetzigen Zeitpunkt keine wesentliche klinische Bedeutung erlangen konnten.

2.2
Quantitative Kapillarmikroskopie

2.2.1
Geschichte der quantitativen dynamischen Kapillarmikroskopie

Die Geschichte der quantitativen, intravitalen, dynamischen Kapillarmikroskopie beginnt zu Anfang dieses Jahrhunderts mit mechanischen Auswertesystemen. Mit der Entwicklung der Video- und Fernsehtechnik sowie der Computertechnik gelang es, eine Reihe von videometrischen und digitalen Systemen zur Messung der kapillären Blutzellgeschwindigkeit zu entwickeln.

2.2.2
Untersuchungsprinzip

Die quantitative Kapillarmikroskopie dient zur Erfassung der Geschwindigkeit des kapillären Blutflusses. Das Prinzip der zu Verfügung stehenden Techniken ist es in der Regel, den Blutfluß zunächst auf einem Datenträger festzuhalten und nach Komplettierung der Aufnahmen in der Regel off-line mittels mechanischen, videophotometrischen oder digitalen Systemen die kapilläre Blutzellgeschwindigkeit zu quantifizieren. Zur Messung der Blutzellgeschwindigkeit sind kapillarmikroskopische Bilder mit hohem Kontrast besonders wichtig. Der apparative Aufwand, um solche Messungen durchführen zu können, ist daher recht hoch.

2.2.3
Meßtechnik

Zur Messung der kapillären Blutzellgeschwindigkeit wird wie bei der qualitativen Kapillarmikroskopie ein Auflichtmikroskop mit 50–250facher Vergrößerung notwendig. Desweiteren wird ein Videosystem zur Aufzeichnung des kapillären Blutflusses und ein heute meist digitales Auswertesystem, auf einem Rechner installiert, benötigt. Zur Auswertung der Videoaufnahmen stehen folgende Systeme zu Verfügung:

2.2.3.1
Mechanische Geräte

Beobachtet man im mikroskopischen Bild den Blutfluß in den Kapillaren und führt mit gleicher Geschwindigkeit einen Gegenstand entlang der Kapillare, so kann man die Zeit messen, die das Blut von einem zum anderen fest definierten Punkt benötigt. Kennt man den Abstand zwischen den beiden Punkten, so läßt sich die Geschwindigkeit der Blutsäule errechnen. Auf diesem Prinzip beruhen die in der Literatur beschriebenen mechanischen Geräte zur Bestimmung der Geschwindigkeit der Blutsäule in den Kapillaren (Basler 1919, Knisely et al. 1957, Lee und Holtze 1950). Diese Methoden sind allerdings als historisch anzusehen und werden nicht mehr verwendet.

2.2.3.2
Frame-to-frame Technik

Bei dieser Technik wird die Tatsache genutzt, daß ein Videofilm aus einer bestimmten Anzahl von Einzelbildern pro Sekunde - in der Regel 50 Stück – besteht. Man betrachtet im Blutstrom einer Kapillare eine Plasmalücke oder einen oft aufgrund seiner Größe gut sichtbaren Leukozyten und blättert die Bilder am Videorecorder solange weiter, bis sich der Leukozyt an einer anderen Stelle befindet, die einen fest definierten Abstand zu dem Ausgangspunkt hat. So kann man anhand der Zahl der Bilder die Zeit errechnen, die benötigt wurde, um von einem Punkt zum anderen zu kommen. Sie beträgt die Anzahl der Bilder multipliziert mit einer fünfzigstel Sekunde. Da Geschwindigkeit gleich Weg pro Zeit ist, läßt sich so die Geschwindigkeit der Blutsäule bestimmen. Es wurden durchschnittliche Geschwindigkeiten von 0,87 (0,39-1,74) mm/s im arteriellen und 0,47 (0,24-0,83) mm/s im venösen Schenkel (Bollinger et al. 1974, Butti et al. 1975) bestimmt.

Ein Nachteil ist der erhebliche Zeitaufwand, der mit der Durchführung einer Messung verbunden ist. Es lassen sich immer nur kurze Messungen durchführen. Spontane Fluktuationen der kapillären Blutflußgeschwindigkeit sind nur schwer zu erfassen (Bollinger et al. 1974).

2.2.3.3
Flying Spot Technik

Bei dieser Technik werden Punkte, die sich mit einer bestimmten Geschwindigkeit bewegen, in ein Videobild mit sich bewegender Blutsäule projeziert. Die Punkte bewegen sich mit einer variierbaren Geschwindigkeit entlang einer Linie in eine bestimmte Richtung. Die Geschwindigkeit der Blutsäule wird gemessen, indem man die Geschwindigkeit der sich bewegenden Punkte der Geschwindigkeit der Plasmalücken oder Leukozyten anpaßt (Brånemark et al. 1963, Tyml und Ellis 1982, Jacobs 1985, Boss 1987).

Die Flying-Spot Technik kann Geschwindigkeiten bis zu 1,3 mm/s erfassen (Jacobs 1985). Geschwindigkeiten beispielsweise während postokklusiver reaktiver Hyperämie von bis zu 3 mm/s und mehr können nicht erfaßt werden. Die Erfassung spontaner Geschwindigkeitsfluktuationen ist sehr zeitraubend, wenn nicht unmöglich.

2.2.3.4
Doppel-Fenster-Technik (Dual-window Technique)

Bei dieser Technik wird bildanalytisch gearbeitet. Aufgrund des dabei oft auftretenden Kontrastverlustes sind qualitativ besonders hochwertige Bilder Grundvorraussetzung. In das digitalisierte Bild können dann zwei Meßfenster projiziert werden. Diese videophotometrischen Fenster detektieren Kontrastunterschiede im Videobild. Wird die Erythrozytensäule von einer Plasmalücke unterbrochen, ist dies ein optischer Kontrastunterschied, der in dem videophotometrischen Fenster ein Signal erzeugt. In den hintereinandergeschalteten Fenstern erhält man sukzessive in jedem Fenster ein Signal, wobei gleiche Strukturen in den Kapillaren zeitversetzt gleiche Signale generieren. Zeichnet man diese Signale auf, so erhält man daher in dem optimalen Fall zwei intensitätsgleiche, zeitversetzte Kurven. In den Graphen läßt sich die zeitliche Differenz zweier identischer Signale in den videophotometrischen Meßfenstern bestimmen und die Geschwindigkeit der erfaßten Blutstrukturen aus der zurückgelegten Wegstrecke pro Zeit berechnen (Intaglietta et al. 1970, Intaglietta und Tompkins 1973, Intaglietta et al. 1975).

Mit der Dual-window Technik lassen sich sehr genaue Meßwerte erzielen. Anhand von Messungen an einer sich drehenden Scheibe ließ sich eine Meßungenauigkeit von 10 % zeigen (Fagrell und Bollinger 1992). Spontane Fluktuationen der Durchblutung lassen sich recht gut erfassen. Ein Nachteil der Technik ist der hohe zeitliche Aufwand, da oft mehrere Messungen pro Patient erforderlich sind, um eine ausreichende Bildqualität zu erreichen.

Neben der „Dual-Window-Technique" wurde eine Technik mit vier Fenstern vorgeschlagen, welche eine bessere Sensitivität für spontane Geschwindigkeitsschwankungen und die vasomotionsbedingten Veränderungen der kapillären Blutflußgeschwindigkeit haben soll (Intaglietta et al. 1990).

2.2.3.5
Cross-Correlation

Auch die Cross-Correlation Methode arbeitet mit zwei Fenstern. Zum Zeitpunkt der maximalen Korrelation wird das Zeitintervall berechnet, mit dem das Signal zwei hintereinandergeordnete Fenster passiert (Fagrell et al. 1977a, Fagrell et al. 1977b, Intaglietta et al. 1970, Intaglietta et al. 1975, Bollinger et al. 1974, Butti et al. 1975). Mit Hilfe der Cross-Correlation Methode läßt sich kontinuierlich die kapilläre Blutflußgeschwindigkeit bestimmen. Die Meßungenauigkeit liegt wie bei der Dual-Window Technik bei 10 % (Bollinger und Fagrell 1990).

2.2.3.6
Computerisierte Systeme

Derzeit gibt es verschiedene käuflich erwerbliche Systeme, in denen mittels eines Computersystems die Signale aus den Fenstern automatisch korreliert werden und damit direkt Geschwindigkeiten errechnet werden können. Mit Hilfe von diesen Systemen ist es auch möglich, on-line zu messen, also schon während der Untersuchung des Patienten die Geschwindigkeit zu erfassen. Die Handhabung dieser Systeme ist relativ einfach und nicht unbedingt an Vorkenntnisse gebunden. Es bleibt jedoch zu betonen, daß auch für diese Technik bewegungsfreie Videoaufnahmen höchster Qualität notwendig sind, welche in der klinischen Praxis nicht immer zu erreichen sind. Der Einsatz der in der Software implementierten Bewegungskorrektur ist an der Nagelfalz oftmals nicht unproblematisch, da sich anders als bei in vitro Messungen oft keine ausreichend kontrastierten Bildelemente ohne Eigenbewegung befinden, an denen das Fenster für die Bewegungskorrektur fixiert werden kann.

2.2.4
Klinische Anwendung

2.2.4.1
Untersuchungsstelle

Die Bestimmung der kapillären Blutflußgeschwindigkeit wird in der Regel an den Kapillaren des Nagelfalz der Finger vorgenommen. Die Untersuchung an den Zehen kann durch die dort häufiger stärker ausgeprägte Hyperkeratose oftmals problematisch sein.

2.2.4.2
Untersuchungsprozedere

Die Lagerung des Patienten oder Probanden – in der Regel im Sitzen – und die Einstellung der Geräte erfolgt wie bei der konventionellen Kapillarmikroskopie. Um Aufnahmen mit hohem Kontrast zu erreichen, ist eine gute Fixierung des zu untersuchenden Fingers genauso notwendig wie eine optimale Ausleuchtung des Untersuchungsfeldes. Das Mikroskop ist mit einem kompatiblen Videosystem zu konnektieren. Anschließend können Aufnahmen des kapillären Blutflusses durchgeführt werden, welche mit videophotometrischen oder digitalen Bildverarbeitungssystemen ausgewertet werden.

2.2.5
Normalwerte

Die Geschwindigkeitswerte sind deshalb nur schwer vergleichbar, da die Flußgeschwindigkeit inter- und intraindividuell stark schwankt. So können in einem kapillarmikroskopischen Bild Kapillaren mit schnellem und langsamen Blutfluß unterschieden werden. Daher weisen die Normalwerte der Ruheblutflußgeschwindigkeit große Schwankungen auf. (s. Laser Doppler Anemometrie 4.2.). Die Geschwindigkeit des Blutflusses hängt entscheidend vom Durchmesser des untersuchten Gefäßes ab. Die Ruheflußgeschwindigkeiten nehmen vom arteriellen Kapillarschenkel zum venösen Schenkel ab. Je größer der Durchmesser der Gefäße, desto niedriger wird die Ruheflußgeschwindigkeit (Fagrell 1984b). Ein weiterer wichtiger Faktor ist die Hauttemperatur. Mit steigender Hauttemperatur zeigt sich auch ein Anstieg der Blutflußgeschwindigkeit. Der Geschwindigkeitsanstieg ist bis zu einer Hauttemperatur von etwa 30 ° bis 32 °C nur sehr diskret. Steigt die Hauttemperatur über 32 °C an, so nimmt die kapilläre Blutflußgeschwindigkeit überproportional zu (Fagrell 1984b) (s. Anemometrie 4.3). Ferner wird die Blutflußgeschwindigkeit durch rhythmische Phänomene wie die Vasomotion und die Pulswelle beeinflußt. Um den Einfluß all dieser Größen möglichst gering zu halten, wendet man auch bei der Kapillarmikroskopie Provokationsmanöver an. Eines der am häufigsten angewandten Provokationsmanöver ist der arterielle Okklusionsversuch mit suprasystolischer Stauung über mindestens eine Minute (s. Kapitel 1). Während die Zeit, bis die kapilläre Blutflußgeschwindigkeit nach Öffnen der Stauung am Oberarm ihren Maximalwert erreicht (tpCBV) mit 7,8 (± 2,4%) Sekunden weitgehend temperaturunabhängig ist, ist das prozentuales Verhältnis von postokklusiver Maximalgeschwindigkeit und Ruhewert (PRH%), von der Temperatur abhängig. PRH% ist bei einer Hauttemperatur von 25 °C fast 400 %, bei einer Hauttemperatur von 34 °C fast 0 %. Das heißt, bei 34 °C ist in den Kapillaren fast keine postokklusive Steigerung des Blutflusses mehr zu registrieren (Bollinger und Fagrell 1990). Die Gesamtdauer der postokklusiven Hyperämie hängt von der Dauer der Okklusion ab (Fagrell und Östergren 1981).

2.2.6
Periphere arterielle Verschlußkrankheit

Bei der quantitativen Analyse der kapillären Blutflußgeschwindigkeit mit Hilfe videophotometrischer Techniken oder der computerisierten Cross-Correlation-Technik unterscheidet sich im Gegensatz zu den Befunden bei der Laser Doppler Fluxmetrie die kapilläre Blutflußgeschwindigkeit an den Nagelfalzkapillaren des Fingers bei Patienten mit einer arteriellen Verschlußkrankheit in den Armen nicht von der gesunder Probanden (Ruhefluß 0,39 mm/s ± 0,23). Hingegen zeigt sich nach einminütiger Okklusion bei Patienten mit pAVK ein deutlich prolongierter Anstieg der kapillären Ruheblutflußgeschwindigkeit bis hin zum Geschwindigkeitspeak während der reaktiven Hyperämie (tpCBV 20,0 ± 7,4 s bei Patienten mit arterieller Verschlußkrankheit versus 11,6 ± 4,2 s bei gesunden Kontrollpersonen) (Bollinger und Fagrell 1990).

Wechselt der Patient mit peripherer arterieller Verschlußkrankheit aus der liegenden in eine sitzende Position, nimmt im Gegensatz zur Perfusion im subpapillären Plexus die kapilläre Erythrozytenfließgeschwindigkeit in den Nagelfalzkapillaren an den Zehen ab, was gegen eine aufgehobene Reagibilität der präkapillären Sphinkter bei einem Orthostasemanöver spricht (Ubbink et al. 1992).

Vasomotion
Bei der Messung der kapillären Blutflußgeschwindigkeit sowohl an den Fingern wie an den Füßen finden sich auch bei den Patienten mit peripherer arterieller Verschlußkrankheit rhythmische Schwankungen der Geschwindigkeit. Im Vergleich zu Gesunden treten diese Vasomotionsmuster bei Patienten mit pAVK deutlich seltener auf (80 % bei Gesunden gegenüber 25 % bei Erkrankten). Die Frequenz ist mit 4,5–5,5 Wellen pro Minute gleich (Bongard und Fagrell 1990). Pulsatile Schwankungen mit einer Frequenz von zwanzig Wellen pro Minute lassen sich im Gegensatz zu der Laser Doppler Fluxmetrie mit der quantitativen Kapillarmikroskopie nicht eruieren. Das kann für das Fehlen von solchen höherfrequenten Vasomotionen im kapillären Strombett sprechen. Anderseits mögen die einsetzbaren Techniken für die Erfassung von periodischen Signalen mit dieser Frequenz zu träge sein.

2.2.7
Diabetes mellitus

Ruheblutfluß

Ähnlich der peripheren arteriellen Verschlußkrankheit, scheint auch zumindest bei Patienten mit unkompliziertem Diabetes mellitus und guter Stoffwechseleinstellung selbst nach zehn Jahren Diabetesdauer die kapilläre Ruheblutflußgeschwindigkeit von der des Gesunden nicht verschieden zu sein (Gasser und Berger 1992, Tooke et al. 1985, Fagrell 1983). Hingegen scheinen die kapillären Blutflußgeschwindigkeiten bei länger dauerndem Diabetes mellitus mit Komplikationen wie Makro- oder Mikroangiopathie signifikant abzunehmen. An den Füßen konnten Werte von 0,15 ± 0,10 mm/s bei Patienten gegenüber 0,46 ± 0,35 mm/s beim gesunden Kontrollkollektiv gemessen werden (Jörneskog et al. 1987). Dies konnte auch in einer Gruppe von Patienten mit schweren Langzeitkomplikationen, die zur kombinierten Transplantation von Pankreas und Niere vorgesehen waren, gezeigt werden (Jörneskog et al. 1987).

Postokklusive Hyperämie

Die Zeit, die bis zum Maximum der kapillären Blutzellgeschwindigkeit nach Öffnen einer suprasystolischen Stauung vergeht, ist bei vielen Diabetikern signifikant verlängert (Fagrell 1984c, Tooke et al. 1985, Jörneskog et al. 1987). Hierbei hängt die Stärke der Einschränkung offenbar von der Dauer des Diabetes ab. Bei einer Verbesserung der Stoffwechsellage findet sich eine Verkürzung der Zeit bis zur maximalen kapillären Blutzellgeschwindigkeit. Signifikante Unterschiede zu der gesunden Kontrollgruppe waren nach optimaler Einstellung der Blutzuckerwerte nicht mehr nachweisbar, woraus geschlossen wurde, daß die Qualität der Stoffwechselführung die Durchblutung im nutritiven Strombett beeinflußt (Tooke et al. 1985).

Kälteprovokation

Bei einer Kälteprovokation mit rasch dekomprimiertem Kohlendioxid mit einer Temperatur von –15 °C konnte keine signifikant stärkere Flußverminderung bei Patienten mit Diabetes mellitus im Vergleich zu Gesunden gefunden werden (Gasser und Berger 1992).

Insulininfusion

Der Einfluß von Insulin auf die Mikrozirkulation der Haut bei normo- oder hyperglykämischen Zuständen ist nicht endgültig geklärt.

Bei der intravenösen Injektion von 1,5 µU/h bei normoglykämischen Patienten konnte eine signifikante Zunahme des Durchmessers der Blutsäule von 14,3 ± 4,5 µm vor Injektion auf 16,0 ± 5,0 µm nach Injektion gemessen werden. Derselbe Effekt war bei der Injektion der 10fachen Menge (15 µU/h) zu sehen. Gleichzeitig blieb die kapilläre Blutflußgeschwindigkeit konstant. Offenbar führt Insulin zu einer Zunahme des Blutvolumens, welches die Kapillaren durchströmt. Während der Insulininfusion von 15 µU/h war die postokklusive reaktive Hyperämie nach suprasystolischer Stauung mit einem PRH% von 192 ± 89 % gegenüber 164 ± 66 % signifikant verstärkt (Tooke et al. 1985). Da der Glukosespiegel im Blut in dieser Untersuchung konstant gehalten wurde, bewirkt Insulin offenbar direkt Änderungen der kutanen Perfusion, die unabhängig vom Glukosespiegel und den Insulinwirkungen auf den Glukoseserumspiegel sind.

Kombinierte Pankreas-Nierentransplantation
In einer Gruppe von Patienten mit schweren Langzeitkomplikationen wurde eine kombinierte Transplantation von Pankreas und Niere durchgeführt. Die im Vergleich zur Kontrollgruppe geringere kapilläre Blutflußgeschwindigkeit in Ruhe sowie die später einsetzende Maximalgeschwindigkeit nach suprasystolischer Stauung verbesserten sich nach durchgeführter Transplantation signifikant. Ein Einfluß der transplantierten Niere auf die Durchblutung der Hautgefäße konnte durch den Vergleich mit Patienten, bei denen nur eine Nierentransplantation ohne gleichzeitige Pankreastransplantation durchgeführt wurde, ausgeschlossen werden (Jörneskog et al. 1987). Diese Ergebnisse weisen ebenfalls auf den Einfluß der Stoffwechselführung auf die Durchblutung des kutanen Gefäßsystems bei Diabetes mellitus hin. Die Perfusion hängt beim Diabetiker von der Qualität der Insulineinstellung ab. Bei Normalisierung des Insulinspiegels verbessert sich auch die Perfusion der Gefäße.

2.2.8
Raynaud-Syndrom und Kollagenosen

2.2.8.1
Raynaud-Syndrom

Das primäre Raynaud Syndrom läßt sich experimentell durch Kältereiz induzieren (s. auch Kapitel 1). In der Kapillarmikroskopie findet sich im Anfall eine deutliche Verlangsamung des kapillären Blutflusses bis hin zum vollständigen Sistieren (Maricq et al. 1976). Ein Stopp des Blutflusses von mehr als 5 Sekunden kann beobachtet werden (Lütolf et al. 1993). In vergleichenden Untersuchungen mit der Laser Doppler Fluxmetrie wurde für die Kapillarmikroskopie eine höhere Sensitivität zur Erfassung eines Raynaudanfalls gefunden (Lütolf et al. 1993).

Die beidseitige gleichzeitige Verminderung der kapillären Blutflußgeschwindigkeit nach Kälteprovokation ist sehr charakteristisch für ein primäres Raynaud-Syndrom und macht das Vorliegen einer Kollagenose eher unwahrscheinlich (Ubbink et al. 1995).

2.2.8.2
Progressive systemische Sklerodermie

Die kapilläre Blutflußgeschwindigkeit ist bei der progressiven systemischen Sklerodermie vermindert. Es wurden Ruhewerte von 0,19 ± 0,19 mm/s im arteriellen Kapillarschenkel gegenüber 0,6 bis 0,8 mm/s beim Gesunden gemessen. Der verminderte kapilläre Ruheblutfluß kann als Folge einer Mikroangiopathie gesehen werden (Meier et al. 1978).

Bei der Untersuchung der Reagibilität der Gefäße nach Kälteprovokation mit dekomprimierendem Kohlendioxid stoppte bei 90 % der Erkrankten die Durchblutung vollständig, wohingegen bei Gesunden die Durchblutung in nur 14 % stoppte. Der komplette Durchblutungsstopp hält bei den Patienten signifikant länger als bei den Gesunden an (Mahler et al. 1987). Nach einer Kälteprovokation mit dekomprimiertem CO_2 werden während der Raynaudattacke bei progressiver systemischer Sklerodermie im Mittel Fließgeschwindigkeiten von 0,032 ± 0,03 mm/s gemessen (Meier et al. 1978).

2.2.8.3
Zirkumskripte Sklerodermie (Morphea)

In Kapillaren am Nagelfalz, die qualitativ keine pathologischen Veränderungen zeigten, sistierte der Fluß in den Kapillaren nach einer Kälteprovokation mit 5,83 s gegenüber 1,67 s beim Gesunden und zwar tendenziell deutlich länger (Tab.11) (Studer et al. 1991).

2.2.8.4
Lupus erythematodes

Im Gegensatz zum chronisch diskoiden Lupus erythematodes scheint der Durchblutungsstop in den Kapillaren des Nagelfalz beim systemischen Lupus erythematodes mit durchschnittlich 17,71 s zumindest nicht signifikant verlängert zu sein (Tab.11) (Studer et al. 1991). Beim chronischen diskoiden Lupus erythematodes zeigte sich im Vergleich zu gesunden Probanden ein signifikant längerer Perfusionsstopp bei der Kälteprovokation (20,0 s gegenüber 1,67 s bei der gesunden Vergleichsgruppe (Tab.11) (Studer et al. 1991). Dieser Befund ist insofern erstaunlich, als der chronisch diskoide Lupus erythematodes als rein kutane Verlaufsform definiert wird. Inwieweit tatsächlich eine vermehrte Neigung zu Vasospasmen besteht, bedarf der weiteren Überprüfung.

2.3
Invasive Videofluoreszenzkapillarmikroskopie

Neben den nativ-kapillarmikroskopischen quantitativen und qualitativen Untersuchungen gibt es als dritte Variante der Kapillarmikroskopie die Videofluoreszenzkapillarmikroskopie. Sie ist im Gegensatz zu den anderen kapillarmikroskopischen Techniken eine invasive Methode, bei der die Hautgefäße mit fluoreszierenden Farbstoffen wie Natrium-Fluoreszin (NAF) und Indocyan-Grün (ICG), welche intravenös appliziert werden, angefärbt werden. Das Natrium-Fluoreszin wird nur zu einem geringen Teil an Plasmaproteine gebunden und diffundiert daher bei Passage durch die Kapillaren in das perikapilläre Bindegewebe. Es ist daher gut für die Untersuchung von Diffusionsvorgängen durch die Kapillarwände in das perikapilläre Bindegewebe geeignet. Das Indocyan-Grün hingegen wird zu 95% an Plasmaproteine gebunden. Es verläßt das vaskuläre Kompartiment nicht und ist hervorragend zur Darstellung der kapillären Wandkonturen geeignet.

Mit der Fluoreszenztechnik lassen sich zum einen morphometrische Parameter wie der echte Kapillardurchmesser, die Breite des Plasmamantels sowie der Durchmesser perikapillärer Höfe bestimmen. Zum anderen läßt sich densitometrisch die Permeabilität der Gefäße quantifizieren.

Zur Durchführung der Messungen, welche als Videoaufnahme gespeichert werden, wird ein Auflichtmikroskop mit Fluoreszenzeinrichtung mit speicherfähiger Videokamera benötigt. Die Auswertung erfolgt off-line videodensitometrisch.

2.3.1
Klinische Anwendung

Bei der peripheren arteriellen Verschlußkrankheit findet man eine erhöhte Permeabilität der Gefäße, die Anflutzeit der Farbstoffe ist nicht vom Gesunden zu unterscheiden. Die Durchblutung ist aber erheblich inhomogener. Beim Diabetes mellitus ist die transkapilläre Diffusion von Natrium-Fluoreszin erhöht. Bei der chronischen venösen Insuffizienz ist es möglich, mit Hilfe der Fluoreszenzvideomikroskopie die perikapillären Höfe auszumessen. Es wurden Werte von 81 ± 15 µm bei leichter chronischer venöser Insuffizienz und 146 ± 47 µm bei schwerer chronischer Veneninsuffizienz ermittelt. Bei den Kollagenosen ist die Permeabiltät der Gefäße erhöht und die perikapillären Höfe sind vergrößert. Bei der progressiven systemischen Sklerodermie und den Mischkollagenosen lassen sich mit Indocyan-grün im Vergleich zu den konventionellen Techniken signifikant mehr Kapillaraneurysmen nachweisen (Bollinger und Fagrell 1990, Bollinger et al. 1994). Auch innerhalb des Psoriasisplaques sind die Gefäße vermehrt permeabel und der perikapilläre Hof ist vergrößert. Von einem gesunden Vergleichskollektiv abweichende Befunde in gesunder Haut von Psoriasis Patienten konnten nicht gefunden werden (Bull et al. 1992, Bollinger und Fagrell 1990).

2.3.2
Komplikationen

Während nicht-invasive Methoden komplikationslos und ohne größere Belastung für den Patienten einzusetzen sind, können bei der Videofluoreszenzmikroskopie als invasiver Technik durchaus Komplikationen auftreten. Die häufigste Nebenwirkung der Fluoreszenzfarbstoffe ist Nausea insbesondere nach Applikation von Natriumfluoreszin. Am schwerwiegendsten sind anaphylaktische Reaktionen, bei denen auch Todesfälle bekannt geworden sind.

2.3.3
Ausblick

Zusammenfassend kann man sagen, daß die Fluoreszenzvideomikroskopie ein elegantes Verfahren zur Untersuchung der kutanen Kapillaren ist. Besonders die Möglichkeit, die Permeabilität der Hautgefäße und die echten Durchmesser der Gefäße messen zu können, stellen eine wichtige Erweiterung der Meßoptionen dar. Die potentiellen Nebenwirkungen sind jedoch zu berücksichtigen. Eine Notfallbereitschaft zur Therapie eines anaphylaktischen Schockes muß bestehen. Es ist denkbar, daß sensiblere Fluoreszenzdetektorsysteme in nächster Zeit den Einsatz anderer weitaus unproblematischer Fluorogene und damit einen breiteren klinischen Einsatz der Methode ermöglichen könnten.

Literatur

Althoff M, Egle M, Rescher A, Ranft J, Rudofsky G. Scopeman: flexibles Videomikroskop - ein vereinfachtes Verfahren zur Kapillarmikroskopie? Methodik und erste Erfahrungen. VASA 1991; Suppl 33: 261.

Basler A. Über die Bestimmung der Strömungsgeschwindigkeit in den Blutkapillaren der menschlichen Haut. Münch Med Wochenschr 1919; 13: 347-348.

Black CM, Stevens WMR. Primary Raynaud's syndrome and antinuclear antibodies. In: Raynaud´s Syndrome. Cooke E, Nicolaides AN, Porter JM (Hrsg). London: Med-Orion 1991, 3-14.

Bollinger A, Butti P, Barras JP, Trachsler H, Siegenthaler W. Red blood cell velocity in nailfold capillaries of man measured by a television microscopy technique. Microvasc Res 1974; 7: 61-72.

Bollinger A, Fagrell B. Clinical capillaroscopy. A guide to its use in clinical research and practice. Toronto: Hogrefe & Huber 1990.

Bollinger A, Franzeck UK, Hoffmann U. Bildgebende Darstellung der kutanen Blut- und Lymphkapillaren durch Videomikroskopie mit und ohne Fluoreszenzfarbstoffe. Internist 1994; 35: 557-563.

Bongard O, Fagrell B. Discrepancies between total and nutritional skin microcirculation in patients with peripheral arterial occlusive disease (PAOD). VASA 1990; 19: 105-110.

Boss C, Schneuwly P, Mahler F. Evaluation and clinical application of the flying spot method in clinical nailfold capillary TV microscopy. Int J Microcirc: Clin Exp 1987; 6: 15-24.

Brånemark PI, Jonsson I. Determination of the velocity of corpuscles in blood capillaries. Biorheol 1963; 1: 143-146.

Braverman IM, Yen A. Ultrastructure of the capillary loops in the dermal papillae of psoriasis. J Invest Dermatol 1977; 68: 53-60.

Braverman IM. Ultrastructure and organization of the cutaneous microvasculature in normal and pathologic states. J Invest Dermatol 1989; 93: 2S-9S.

Brown GE. The skin capillaries in Raynaud´s disease. Arch Int Med 1925; 35: 56-73.

Brownlee J, Cerami A, Vlassara H. Advanced glycosilation end products in tissue and the biochemical basis of diabetic complications. New Eng J Med 1988; 318: 1315-1321.

Bull RH, Bates DO, Mortimer PS. Intravital video-capillaroscopy for the study of the microcirculation in psoriasis. Br J Dermatol 1992; 126: 436-445.

Butti P, Intaglietta M, Reimann H, Holliger CH, Bollinger A, Amliker M. Capillary red blood cell velocity measurements in human nailfold by video densitometric method. Microvasc Res 1975; 10: 1-8.

Carpentier PH, Franco A. La capillaroscopie périunguéale. Paris: Deltcon 1981.

Carpentier PH, Maricq HR. Microvasculature in systemic sclerosis. Arthritis Rheum 1990; 16: 75-91.
Chazan BI, Balodimos MC, Lavine RL, Koncz L. Capillaries of the nailfold of the toe in diabetes mellitus. Microvasc Res 1970; 2: 504-507.
Chittenden SJ, Shami SK. Microvascular investigations in diabetes mellitus. Postgrad Med J 1993; 69: 419-428.
Dinart J, Ginzler E, Schlesinger M, Sterba G, Diamond H, Kaplan D, Weiner M. The clinical significance of Raynaud's phenomenon in systemic lupus erythematosus. Arthritis Rheum 1979; 22: 815.
Fagrell B, Fronek A, Intaglietta M. A microscope television system for studying flow velocity in human skin capillaries. Am J Physiol 1977; 233: H318-321.
Fagrell B, Fronek A, Intaglietta M. Capillary flow components and reactive hyperemia studied by clinical microscopy. Bibl Anat 1977; 16: 112-115.
Fagrell B, Lundberg G. A simplified evaluation of vital capillary microscopy for predicting skin viability in patients with severe arterial insufficency. Clin Physiol 1984 (a); 4: 403-411.
Fagrell B. Microcirculation of the skin. In: The physiology and pharmacology of microcirculation. Mortillaro AN (Hrsg). Orlando: Academic Press 1984, Chapter IV (b).
Fagrell B, Hermansson IL, Karlander SG, Östergren J. Vital capillary microscopy for assessment of skin viability and microangiopathy in patients with diabetes mellitus. Acta Med Scand 1984 (c); 687 (Suppl): 25-28.
Fagrell B. Vital capillaroscopy - a clinical method for studying changes of the nutritional skin capillaries in legs with arteriosclerosis obliterans. Scand J Clin Lab Inv 1973; 133 (Suppl).
Franzeck U, Bollinger A, Huch R, Huch A. Transcutaneous oxygen tension and capillary morphologic characteristics and density in patients with chronic venous incompetence. Circulation 1984; 70: 806-811.
Ganczarczyk ML, Lee P, Armstrong SK. Nailfold capillaroscopy in polymyositis and dermatomyositis. Arthritis Rheum 1988; 31: 116-119.
Gasser P, Berger W. Nailfold videomicroscopy and local cold test in type I-diabetes. Angiology 1992; 43: 395-400.
Gibson WC, Bosley P, Griffith RS. Photomicrographic studies on the nailbed capillary networks in human control subjects. J Nerv Ment Dis 1956; 123: 219-231.
Grassi W, Core P, Carlino G, Blasetti P, Cervini M. Labial capillary microscopy in systemic sclerosis. Ann Rheum Dis 1993; 52: 564-569.
Grassi W, Core P, Carlino G, Cervini C. Nailfold capillary permeability in psoriatic arthritis. Scand J Rheumatol 1992; 21: 226-230.
Grassi W, Gasparini M, Cervini C. Nailfold capillary microscopy in eosinophilic fasciitis - report in two cases. Conn Tiss Dis 1984; 3: 29-33.
Hall 1831. In: Clinical capillaroscopy. A guide to its use in clinical research and practice. Bollinger A, Fagrell B (Hrsg). Toronto: Hogrefe & Huber 1990.
Herson S, Brechignac S, Piette JC, Mouthon JM, Coutellier A, Bletry O, Godeau O. Capillary microscopy during eosinophilic fasciitis in 15 patients: distinction from systemic scleroderma. Am J Med 1990; 88: 598-600.
Houtman PM. Microvascular and immunological studies in Raynaud's phenomenon. Groningen: Thesis, Rijksuniversiteit, 1985.

Intaglietta M, Breit GA, Tompkins WR. Four window differential capillary velocimetry. Microvasc Res 1990; 40: 46-54.
Intaglietta M, Silverman NR, Tompkins WR. Capillary flow velocity measurements in vivo and in situ by television methods. Microvasc Res 1975; 10: 165-179.
Intaglietta M, Tompkins WR, Richardson DR. Velocity measurements in the microvasculature of the cat omentum by on-line method. Microvasc Res 1970; 2: 462-473.
Intaglietta M, Tompkins WR. Microvascular measurements by video image shearing and splitting. Microvasc Res 1973; 5: 309-312.
Jacobs M. Capillary microscopy and hemorheology in vasospastic and occlusive vascular diseases. Maastricht: Thesis 1985.
Jayson MIV. Systemic sclerosis - A microvascular disorder? J Roy Soc Med 1983; 76: 635-642.
Jörneskog G, Östergren J, Tyden G, Bollinger J, Fagrell B. Is skin microvasculature reactivity improved in diabetes after pancreas and kidney transplantation? Int J Microcirc: Clin Exp 1987; 6: 186.
Joyal F, Choquette D, Roussin A, Levington C, Senecal JL. Evaluation of the severity of systemic sclerosis by nailfold capillary microscopy in 112 patients. Angiology 1992; 43: 203-210.
Knisely MH, Barnes RH, Satterwhite WM Jr. In vivo observations of the bulbar conjunctival blood vessels and blood of functioning people 60 years of age and over. J Geront 1957; 12: 429-436.
Krogh 1920. Zitiert nach: Clinical capillaroscopy. A guide to its use in clinical research and practice. Bollinger A, Fagrell B (Hrsg). Toronto: Hogrefe & Huber 1990.
Le Devehat C, Khodabandehlou T. Transcutaneous oxygen pressure and hemorheology in diabetes mellitus. Int Angiol 1990; 9: 259-262.
Lee RE, Holtze EA. Peripheral vascular system in bulbar conjunctiva of young normotensive adults at rest. J Clin Invest 1950; 29: 146-150.
Leu AJ, Yanar A, Geiger M, Franzeck UK, Bollinger A. Dermatomyositis, diagnostische Wertigkeit der Kapillarmikroskopie. Schweiz Med Wochenschr 1991; 121: 363-367.
Lovy M, MacCarter D, Steigerwald JC. Relationship between nailfold capillary abnormalities in patients with Raynaud´s phenomenon. Arthritis Rheum 1985; 28: 496-501.
Lütolf O, Chen D, Zehnder T, Mahler F. Influence of local finger cooling on laser Doppler flux and nailfold capillary blood cell velocity in normal subjects and in patients with Raynaud´s phenomenon. Microvasc Res 1993; 46: 374-382.
Mahler F, Nagel G, Saner H, Kneubühl F. In vivo comparison of the nailfold capillary diameters as determined by using the erythrocyte column and FTIC-labelled albumin. Int J Microcirc: Clin Exp 1983; 2: 147-155.
Mahler F, Saner H, Boss Ch, Annaheim M. Local cold exposure test for capillaroscopic examination of patients with Raynaud´s syndrome. Microvasc Res 1987; 33: 422-427.
Mahler F, Sanner H, Annaheim M, Linder HR. Capillaroscopic examination of erythrocyte flow velocity in patients with Raynaud´s syndrome by means of a local cold exposure test. Prog Appl Microcirc 1986; 2: 147-155.
Malpighi 1661. In: Clinical capillaroscopy. A guide to its use in clinical research and practice. Bollinger A, Fagrell B (Hrsg). Toronto: Hogrefe & Huber 1990.
Maricq HR, Downey JA, Le Roy EC. Standstill of nailfold capillary blood flow during cooling in scleroderma and Raynaud´s syndrome. Blood Vessels 1976; 13: 338-349.

Maricq HR, Harper FE, Khan MM, Tan EM, Le Roy EC. Microvascular abnormalities as possible predictors of disease subsets in Raynaud phenomenon and early connective tissue disease. Clin Exp Rheumat 1983; 1:195-205.

Maricq HR, Le Roy EC, D´Ángelo WA, Medsger TA, Rodnan GP, Sharp GC, Wolfe JF. Diagnostic potential of in vivo capillary microscopy in scleroderma and related disorders. Arthritis Rheum 1980; 23: 183-189.

Maricq HR. Widefield capillary microscopy. Technique and rating scale for abnormalities seen in scleroderma and related disorders. Arthritis Rheum 1981; 24: 1159-1165.

Meier B, Mahler F, Bollinger A. Blutflußgeschwindigkeit in Nagelfalzkapillaren bei Gesunden und Patienten mit vasospastischen und organischen akralen Durchblutungsstörungen. VASA 1978; 7: 194-198.

Müller O. Zitiert nach: Clinical capillaroscopy. A guide to its use in clinical research and practice. Bollinger A, Fagrell B (Hrsg). Toronto: Hogrefe & Huber 1990.

Neumann HAM, Veraart JCJM. Morphological and functional skin changes in postthrombotic syndrome. Wien Med Wschr 1994; 144: 204-206.

Nimelstein SH, Brody S, Meshane D. Mixed connective tissue disease: a subsequent evaluation of the original 25 patients. Medicine 1980; 59: 239.

Norton WL, Nardo JM. Vascular disease in progressive systemic sclerosis (scleroderma). Ann Int Med 1970; 73: 317-324.

Ohtsuka T, Ishikawa H. Statistical definition of nail fold capillary pattern in patients with systemic sclerosis. Dermatology 1994; 188: 286-289.

Priollet P, Vayssairat M, Housset E. How to classify Raynaud´s phenomenon - Long-term follow-up study of 73 cases. Am J Med 1987; 83: 494-498.

Richardson D. Relationship between digital artery and nailfold capillary flow velocities in human skin. Microcirculation 1982; 2: 283-296.

Ross JB. The psoriatic capillary, its nature and value in the identification of the unaffected psoriatic. Br J Dermatol 1964; 76: 511-518.

Rouen LR, Terry EN, Doft BH, Clauss RH, Redisch W. Classification and measurement of surface microvessels in man. Microvasc Res 1972; 4: 285-292.

Rozboril MB, Maricq HR, Rodnan GP, Jablonska S, Bole GG. Capillary microscopy in eosinophilic fasciitis. A comparison with systemic sclerosis. Arthritis Rheum 1983; 26: 617-622.

Schultz-Ehrenburg U, Stücker M. Hautveränderungen bei Diabetes mellitus an der unteren Extremität. Phlebol 1995; 24: 31-35.

Stücker M, Schöbe MC, Hoffmann K, Schultz-Ehrenburg U, Altmeyer P. Kutane Mikrozirkulationstörungen bei chronischer venöser Insuffizienz. Phlebol 1996; 25: 95-99.

Studer A, Hunziker T, Lütolf O, Schmidli J, Chen D, Mahler F. Quantitative nailfold capillary microscopy in cutaneous and systemic lupus erythematosus and localized and systemic scleroderma. J Am Acad Dermatol 1991; 24: 941-945.

Tooke JE, Lins PE, Östergren J. Skin microvascular autoregulatory responses in type I-Diabetes: The influence of duration and control. Int J Microcirc: Clin Exp 1985; 4: 249-256.

Tyml K, Ellis CG. Evaluation of the flying spot technique as a television method for measuring red cell velocity in microvessels. Int J Microcirc: Clin Exp 1982; 1: 145-155.

Ubbink DT, Jacobs JHM, Slaaf DW, Tangleder GJ, Reneman RS. Microvascular reactivity differences between the two legs of patients with unilateral lower limb ischaemia. Eur J Vasc Surg 1992; 6: 269-275.

Ubbink DT, Janssen HA, Schreurs MM, Jacobs MJ. Capillary microscopy is a diagnostic aid in patients with acral ischemia. Angiology 1995; 46: 59-64.

Widmer LK. Peripheral venous disorders: prevalence and socio-medical importance. Observations in 4529 apparently healthy persons. Basel Study III, Bern: Huber 1978.

Williamson JR, Kilo C. Current status of capillary basement-membrane disease in diabetes mellitus. Diabetes 1982; 31: 80-85.

Zuffrey P, Depairon M, Chamot M, Chamot AM, Monti M. Prognostic significance of nailfold capillary microscopy in patients with Raynaud´s phenomenon and scleroderma-pattern abnormalities. A six-year follow up study. Clin Rheum 1992; 11: 536-541.

KAPITEL 3 Transkutane Po₂- und Pco₂-Messung

3.1 Transkutane Sauerstoffpartialdruckmessung 73
3.1.1 Geschichte 74
3.1.2 Untersuchungsprinzip 75
3.1.3 Meßtechnik 78
3.1.4 Klinische Anwendung 80
3.1.5 Normalwerte 84
3.1.6 Periphere arterielle Verschlußkrankheit 88
3.1.7 Chronische Veneninsuffizienz 99
3.1.8 Diabetes mellitus 100
3.1.9 Raynaud-Syndrom
3.1.10 Kollagenosen 104
3.1.11 Atopische Dermatitis 105
3.1.12 Patch-Test Reaktionen 107
3.1.13 Erysipel 108
3.1.14 Plastische Chirurgie 108
3.1.15 Transverser muskulokutaner Rectus abdominis Lappen (TRAM-Lappen) 109
3.1.16 Freie Hauttransplantate 110
3.1.17 Intensivmedizin 111
3.2 Transkutane Kohlendioxidpartialdruckmessung 112
3.2.1 Meßprinzip 112
3.2.2 Meßtechnik 112
3.2.3 Klinische Anwendung 113
Literatur 114

Die Versorgung der Haut mit Sauerstoff steht in engem Zusammenhang mit der Durchblutung der Haut, besonders der Perfusion des Kapillarsystems als dem nutritiven Strombett der Haut. Daher erlaubt die Quantifizierung des kutanen Sauerstoffhaushaltes einerseits Rückschlüsse auf systemische Blutgaswerte, andererseits aber auch auf die Funktion des nutritiven Gefäßbettes der Haut.

3.1 Transkutane Sauerstoffpartialdruckmessung

Die transkutane Sauerstoffpartialdruckmessung ist ein nicht-invasives polarographisches Verfahren zur indirekten Bestimmung des Sauerstoffpartialdruckes an der Hautoberfläche.

3.1.1
Geschichte

Die Geschichte der transkutanen Sauerstoffpartialdruckmessung ist etwa 45 Jahre alt. Die erste Bestimmung des Sauerstoffpartialdruckes im Blut erfolgte, indem man den Finger in eine Phosphat-Pufferlösung eintauchte und solange wartete, bis sich ein Equilibrium zwischen dem Sauerstoffpartialdruck des Blutes und der den Finger umgebenden Lösung entwickelt hatte. Da sich die Sauerstoffpartialdrucke in der Lösung denen des Blutes anpassen, war indirekt die Bestimmung des Sauerstoffpartialdruckes möglich (Baumberger und Goodfriend 1951). Einige Jahre später gelang es, mit Sauerstoffelektroden den Sauerstoffpartialdruck im Blut transkutan zu bestimmen (Huch et al. 1969). Die Verfeinerung der Meßtechnik - insbesondere die Einführung von auf konstante Temperaturen heizbaren Elektroden machte reproduzierbare Messungen des transkutanen Sauerstoffpartialdruckes möglich (Huch et al. 1981). Ursprünglich wurde die transkutane Sauerstoffpartialdruckmessung zur nicht-invasiven intensivmedizinischen Blutgasüberwachung in der Neonatologie entwickelt, also vorwiegend zur Bestimmung systemischer Parameter eingesetzt. In den letzten Jahren hat sich der Anwendungsbereich der transkutanen Sauerstoffmessung zunehmend auf die Quantifizierung rein kutaner Parameter ausgeweitet. So wurden viele Untersuchungen bei der chronischen venösen Insuffizienz und der peripheren arteriellen Verschlußkrankheit durchgeführt. Andere Fragestellungen werden bei der progressiven systemischen Sklerodermie oder bei Diabetes mellitus untersucht. Die ersten dieser Studien wurden überwiegend bei einer Elektrodenheiztemperatur von 44–45 °C durchgeführt, um eine Aussage zur Situation bei maximaler Kapillarperfusion machen zu können. Später stieg besonders bei der peripheren arteriellen Verschlußkrankheit das Interesse an Messungen mit einer Elektrodenheiztemperatur von 37 °C, bei der keine maximale Dilatation der präkapillären Sphinkteren auftritt und somit die Reagibilität der Gefäße auf verschiedene Stimuli wie zum Beispiel die suprasystolische Stauung erhalten bleibt. In den Untersuchungen der letzten Jahre wurde die transkutane Sauerstoffpartialdruckmessung zunehmend häufiger mit anderen Techniken zur Messung der Hautdurchblutung kombiniert, um simultan den nutritiven und thermoregulativen Blutfluß bestimmen zu können.

3.1.2
Untersuchungsprinzip

Untersuchungsziel der transkutanen Sauerstoffpartialdruckmessung ist es, entweder indirekt den systemischen arteriellen Sauerstoffpartialdruck zu messen oder die Sauerstoffversorgung der Haut zu untersuchen.

3.1.2.1
Messung des arteriellen Sauerstoffpartialdruckes

Erst ab einer erhöhten Umgebungstemperatur von 27 °C und erhöhter Hauttemperatur von 34,5 °C wird der arterielle Sauerstoffpartialdruck mit 0,85 mmHg meßbar (Evans und Naylor 1967). Bei Normaltemperatur läßt sich hingegen eine umgekehrte Sauerstoffbewegung aus der Atmosphäre in den Körper hinein beobachten. Ein Sauerstoffpartialdruck an der Hautoberfläche ist transkutan daher bei Normaltemperatur nicht meßbar (Baumgärtl et al. 1984). Der arterielle Sauerstoffpartialdruck (P_aO_2) liegt dagegen physiologischerweise bei 70–99 mmHg. Zu diesem Gefälle des Sauerstoffpartialdruckes von 70–99 mmHg in den Arteriolen auf 0 mmHg an der Hautoberfläche tragen der Sauerstoffabfall entlang des arteriellen Schenkels der Kapillaren (ΔP_{O_2} (cap)), der Sauerstoffverbrauch in dem vitalen gefäßlosen Gewebe der Epidermis (ΔP_{O_2} (ev)) sowie der Sauerstoffverbrauch im nicht-vitalen Gewebe der Epidermis, dem Stratum corneum (ΔP_{O_2}(ed)) bei:

$$tcP_{O_2} = P_aO_2 - \Delta P_{O_2} (cap) - \Delta P_{O_2}(ev) - \Delta P_{O_2}(ed)$$

Sauerstoffverbrauch in vitalem Gewebe und nicht-vitalem Gewebe
In der Epidermis nimmt der Sauerstoffpartialdruck durch den oxidativen Metabolismus im Gewebe ab. Dabei ist der Sauerstoffverbrauch im Stratum corneum nicht meßbar und in den verbleibenden Schichten, speziell dem Stratum basale und dem Stratum spinosum minimal. Der Sauerstoffgradient über den sauerstoffverbrauchenden Schichten der Epidermis, dem Stratum basale und dem Stratum spinosum, ist nicht sicher bekannt. Er wird mit 5 mmHg angegeben (Huch et al. 1981). In jedem Fall ist die Abnahme des Sauerstoffpartialdruckes innerhalb der Epidermis auch unabhängig von äußeren Einflüssen relativ konstant (Huch et al. 1981).

Sauerstoffpartialdruck entlang des arteriellen Schenkels der Hautkapillaren

Der arterielle Sauerstoffpartialdruck nimmt unter physiologischen Bedingungen von 100 mmHg am Beginn der Kapillare auf 5 mmHg am Kapillarapex ab (Grossmann und Lübbers 1981). Ursache für den Abfall des Sauerstoffpartialdruckes um 95 mmHg entlang den Kapillaren ist, neben einem relativ geringen metabolischen Sauerstoffverbrauch des perikapillären Bindegewebes, ein O_2-Shunt zwischen den nur 15-30 µm auseinanderliegenden arteriellen und venösen Schenkeln der Hautkapillaren. Die Sauerstoffmoleküle können hier leicht unter Umgehung des Kapillarapex vom arteriellen zum venösen Schenkel diffundieren, so daß der Sauerstoffpartialdruck im Kapillarapex niedriger als im venösen Schenkel liegt. Die Höhe des O_2-Shunts ist nach dem Modell der zirkulatorischen Hyperbel, welches die Beziehung zwischen Kapillardurchblutung und dem Maß des Sauerstoffshunts zwischen den Kapillarschenkeln beschreibt, von der Perfusion abhängig (Grossmann und Lübbers 1981). Der Shunt nimmt mit zunehmender Durchblutung ab. Bei maximaler Durchblutung der Gefäße, wie sie durch Erwärmung erreicht werden kann, ist kein nennenswerter O_2-Shunt mehr nachweisbar.

Die Messung des arteriellen Sauerstoffpartialdruckes ist transkutan dann möglich, wenn man die drei Parameter, erstens Sauerstoffabfall entlang der Kapillare, zweitens Sauerstoffabfall in vitalem Gewebe und drittens Sauerstoffabfall in nicht-vitalem Gewebe so beeinflußt, daß sich der arterielle und der Sauerstoffpartialdruck an der Hautoberfläche angleichen. Der metabolisch bedingte Sauerstoffverbrauch ist sehr niedrig und in gesunder Haut weitestgehend konstant. Er bedingt bei einer Elektrodenheiztemperatur von 43–45 °C eine Abnahme des transkutanen Sauerstoffpartialdruckes von 30 mmHg (Huch et al. 1981, Baumbach 1988).

Die Messung des transkutanen Sauerstoffpartialdrucks ist daher wesentlich vom Gefälle des Sauerstoffpartialdruckes entlang des arteriellen Kapillarschenkels und damit nach dem Modell der zirkulatorischen Hyperbel von der Durchblutung des arteriellen Kapillarschenkels abhängig. Daher muß man durch gezielte Verstärkung der Kapillardurchblutung den Sauerstoffpartialdruck so anheben, daß – abzüglich des Sauerstoffverbrauchs im Gewebe an der Hautoberfläche – der arterielle Sauerstoffpartialdruck gemessen werden kann. Dies gelingt durch Erwärmung der Hautoberfläche auf Werte von 43–45 °C, was zu einer maximalen Weitstellung der präkapillären Sphinkteren führt. Die Durchblutung steigt an, der Sauerstoffshunt zwischen den Kapillarschenkeln sinkt, zusätzlich sinkt auch die Affinität des Sauerstoffs zum Hämoglobin (Huch et al. 1981). Es resultiert ein Anstieg des Sauerstoffpartialdruckes am Apex auf über 130 mmHg, gefolgt von einem Anstieg des transkutanem Sauerstoffstromes zur Hautoberfläche, an der jetzt ein Sauerstoffpartialdruck von 100 mmHg zu registrieren ist. Die Differenz erklärt sich im wesentlichen durch den metabolischen Sauerstoffverbrauch des vitalen Gewebes an der Hautoberfläche. Bei 43–45 °C an der Hautoberfläche ist der meßbare transkutane Sauerstoffpartialdruckwert über weite Bereiche vom Blutdruck unabhängig (Lübbers 1979) und alleine vom arteriellen Sauerstoffpartialdruck im Blut abhängig. Eine Messung des arteriellen Sauerstoffpartialdruckes mit Hilfe der Sauerstoffpartialdrucke an der Hautoberfläche wird möglich und es zeigt sich in gesunder Haut, insbesondere beim Säugling eine gute Korrelation zu den arteriell meßbaren Sauerstoffpartialdrucken (Tremper und Shoemaker 1981).

3.1.2.2
Untersuchung der Sauerstoffversorgung der Haut

In pathologisch veränderter Haut korrelieren die transkutanen Sauerstoffpartialdruckwerte nur schlecht mit den systemisch meßbaren arteriellen Sauerstoffpartialdruckwerten. Dies führte zu der Überlegung, die transkutane Sauerstoffpartialdruckmessung auch zur Messung der Sauerstoffversorgung der Haut einzusetzen. Eine Verminderung des Sauerstoffpartialdruckes würde demnach auf eine gestörte Durchblutung, abnorm sauerstoffverbrauchende Vorgänge oder Sauerstoffbarrieren in der Haut schließen lassen. Dies wurde bei einer Vielzahl von Erkrankungen, bei denen die Haut in den Krankheitsprozeß involviert sein kann, untersucht, wie z.B. bei der peripheren arteriellen Verschlußkrankheit, der chronischen venösen Insuffizienz, dem Diabetes mellitus und der progressiven systemischen Sklerodermie. Neben den Messungen bei 43–45 °C wurden auch Messungen bei 37 °C (Creutzig at al. 1987) und 40,5 °C (Hiller et al. 1986), bei denen es nur noch zu einer relativen Hyperämie in den Gefäßen kommt, durchgeführt. Da die Reagibilität der Gefäße hier weitgehend erhalten bleibt, kann man die Veränderungen des Sauerstoffpartialdruckes auf Reize wie die suprasystolische Stauung untersuchen. Die bei 37–40,5 °C geringer ausgeprägte Hyperämie soll ferner den Einfluß der Hautveränderungen stärker gewichten. Wieviel Einfluß Hautveränderungen wie entzündliche Infiltrationen oder Hyperkeratosen quantitativ auf den transkutanen Sauerstoffpartialdruck haben, ist noch nicht abschließend geklärt.

3.1.3
Meßtechnik

3.1.3.1
Sauerstoffelektrode

Sauerstoffmoleküle, welche nach transepidermaler Passage die Hautoberfläche erreichen, werden mit Hilfe einer heizbaren Meßelektrode vom Clark-Typ (Abb. 10) (Huch et al. 1969, Huch 1973) erfaßt. Es gibt viele verschiedene Meßelektroden, wobei allen der folgende Aufbau gemeinsam ist: In den Elektroden ist eine Mikrokathode und eine Anode integriert, an die eine elektrische Spannung angelegt wird. Desweiteren befindet sich in der Meßsonde eine Heizeinrichtung, welche, um die Heiztemperatur konstant zu halten, an einen Thermistor angeschlossen ist. Die Öffnung der Elektrode ist mit einer sauerstoffdurchlässigen Membran bespannt.

Neben den Elektroden, mit denen nur die Messung des Sauerstoffpartialdruckes möglich ist, gibt es Kombinationssonden. Hier ist die Tripelsonde und die Doppelsonde zu nennen. In der Doppelsonde befindet sich neben den Elektroden zur Messung des transkutanen Sauerstoffpartialdruckes der Lichtleiter eines Laser Dopplers, mit dessen Hilfe Laserlicht in das Meßareal appliziert und das reflektierte Licht wieder zurückempfangen wird. Die Tripelsonde enthält zusätzlich eine Linse, welche

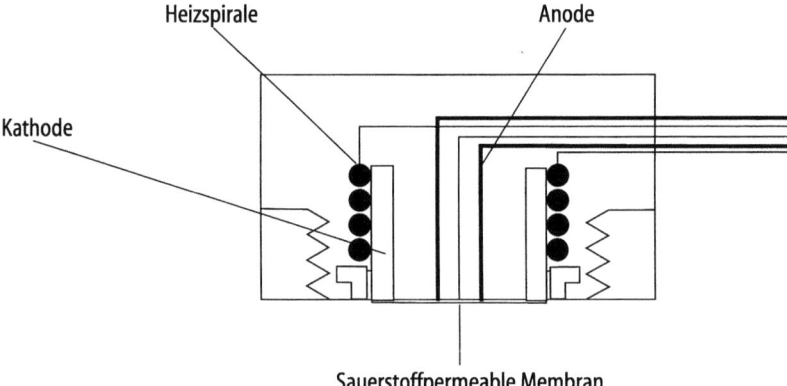

Abb. 10. Sauerstoff-Elektrode vom Clark-Typ: Die Sauerstoffelektrode vom Clark-Typ besteht aus einer O_2-permeablen Membran, einer Kathode und Anode, sowie einem Heizelement

videokapillarmikroskopische Messungen ermöglicht. Weitere kommerziell erhältliche Elektroden können neben dem transkutanen Sauerstoffpartialdruck simultan auch den transkutanen Kohlendioxidpartialdruck tcP_{CO_2} messen.

3.1.3.2
Polarographisches Prinzip

Diffundiert ein Sauerstoffmolekül durch die Hautoberfläche und die sauerstoffpermeable Membran des Meßkopfes, erreicht es die Elektroden, an denen eine Spannung angelegt ist. Es kommt zu folgender elektrochemischen Reaktion, in welcher das Sauerstoffion reduziert wird:

$$O_2 + H_2O + 2e^- \rightarrow HO_2^- + OH^-$$
$$HO^- + H_2O + 2e^- \rightarrow 3OH^-$$

Der bei dieser Reaktion entstehende Reduktionsstrom ist proportional zur Anzahl der reduzierten Sauerstoffmoleküle und damit auch zum Sauerstoffpartialdruck. Eine Messung des Sauerstoffpartialdruckes an der Hautoberfläche ist somit möglich (Huch et al. 1981).

3.1.3.3
Elektrodenheiztemperatur

Die meisten Geräte ermöglichen Messungen bei unterschiedlichen Elektrodenheiztemperaturen von entweder 37 °C oder 43–45 °C. Bei einigen Geräten ist die Elektrodenkerntemperatur auch stufenlos einstellbar. Während die auf 43–45°C heizbare Sonde zur transkutanen Messung des arteriellen Sauerstoffpartialdruckes entwickelt wurde, wurde die auf 37 °C heizbare Sonde initial zur Erfassung der postokklusiven Hyperämie bei Patienten mit arterieller Verschlußkrankheit eingeführt (Ewald et al. 1981). Da die transkutanen Sauerstoffpartialdruckwerte bei einer zentralen Elektrodenheiztemperatur von 37 °C nicht direkt linear zu den arteriellen Sauerstoffpartialdruckwerten korrelieren, sondern die Beschaffenheit der Haut mit der Quantität und Qualität pathologischer Veränderungen stärker ins Gewicht fällt, spricht man auch von kutaner Sauerstoffspannung oder ssP_{O_2}-Werten (ss = skin surface).

3.1.4
Klinische Anwendung

3.1.4.1
Untersuchungsprozedere

Vor der Messung muß die Elektrode mit einer Nullösung geeicht werden. Während die Wahl der Elektrodentemperatur zur Messung des arteriellen Sauerstoffpartialdruckes in der Intensivmedizin 43–45 °C betragen muß, haben sich bei allen anderen Fragestellungen Messungen sowohl mit 37 °C als auch mit 43–45 °C etabliert. Messungen mit 40,5 °C Elektrodenheiztemperatur sind weniger gebräuchlich (Hiller et al. 1990). Die Wahl der Elektrodenheiztemperatur richtet sich nach der Fragestellung. Während zum interindividuellen Vergleich von tcPo_2-Ruhewerten aufgrund der besseren Reproduzierbarkeit bei einer Elektrodenheiztemperatur von 43–45 °C gemessen werden sollte, wählt man zur Untersuchung der Reagibilität des Hautgefäßsystems mittels Provokationstest eine Elektrodenheiztemperatur von 37 °C. Auch die Meßstelle ist von der Fragestellung abhängig. So mißt man bei der arteriellen Verschlußkrankheit der Beine an den Unterschenkeln oder dem Fußrücken bzw. den Zehen, wohingegen man bei der progressiven systemischen Sklerodermie die Messungen eher am Unterarm oder dem Handrücken durchführt.

Der Patient oder Proband wird in der Regel in liegender Position untersucht. Die Meßstelle wird mit Alkohol gereinigt. Zusätzlich kann die Haut von locker aufsitzenden Schuppen mittels Klebestreifenabriß befreit werden. Hierbei ist jedoch darauf zu achten, daß die darunterliegende vitale Epidermis nicht weiter alteriert wird, um Einflüsse eines solchen Strippings auf den transkutanen Sauerstoffpartialdruck zu vermeiden. Anschließend wird der Haltering für die Elektrode aufgeklebt und etwas Kontaktflüssigkeit in den Elektrodenhalter gegeben. Danach wird je nach Elektrodentyp die Meßelektrode in den Haltering geschraubt bzw. auf die Haut aufgeklebt. Nach Akklimatisation des Probanden oder Patienten und Aufheizen der Geräte von etwa 20 Minuten wird ein konstanter Ruhe-tcPo_2 erreicht. Als Ruhewert oder initialer tcPo_2 wird der Wert definiert, welcher sich nach 10 Minuten Einstellzeit weniger als ± 2 mmHg innerhalb von 2 Minuten verändert (Franzeck 1991). Die Messung des transkutanen Sauerstoffpartialdruckes kann deshalb relativ hohen Zeitaufwand erfordern.

3.1.4.2
Einflüsse auf die transkutane Sauerstoffpartialdruckmessung

Neben den Faktoren Bluttemperatur und Sauerstoffverlust bei Diffusion durch ein metabolisch aktives Gewebe sind folgende weitere Faktoren bei der Durchführung einer transkutanen Sauerstoffpartialdruckmessung zu berücksichtigen:

Kapillardichte
Der transkutane Sauerstoffpartialdruck korreliert direkt mit der Kapillardichte (r=0,88)(Franzeck 1991). Er nimmt mit steigender Kapillardichte zu.

Umgebungstemperatur
Bei steigender Umgebungstemperatur steigen auch die transkutanen $tcPo_2$-Werte. Mit Erhöhung der Umgebungstemperatur nimmt die Gesamtvariation der $tcPo_2$-Werte deutlich ab. Bei 23 °C Umgebungstemperatur und einer Elektrodenheiztemperatur von 44–45 °C können Werte zwischen 60–90 mmHg, teilweise auch unterhalb dieser Werte gemessen werden. Bei 40 °C Umgebungstemperatur steigen die Werte auf 90–110 mmHg (Lentner et al. 1991). Die interindividuelle Variabilität nimmt ebenfalls erheblich ab.

Rauchen
Bei Rauchern wurden auch ohne Makroangiopathie statistisch signifikant niedrigere $tcPo_2$-Werte gemessen als bei Nicht-Rauchern (Lentner et al. 1991, Ott 1993). Bei einem Raucherindex (Produkt aus dem durchschnittlichen täglichen Zigarettenkonsum des Probanden multipliziert mit der Anzahl seiner Raucherjahre), von unter 500 beträgt der $tcPo_2$-Wert am Vorfuß 24,6 ± 12,3 mmHg. Liegt der Raucherindex über 500, so werden am Vorfuß $tcPo_2$-Werte von 17,8 ± 9,1 mmHg gemessen. Der $tcPo_2$-Wert des Nichtrauchers liegt am Vorfuß mit 44,3 ± 10,5 mmHg etwa um das 2,5fache höher als der des starken Rauchers (Ott 1993). Diese Erniedrigung der $tcPo_2$-Werte kann am ganzen Integument entsprechend registriert werden.

Meßstelle (Tab.12)
Der transkutane Sauerstoffpartialdruck schwankt von Lokalisation zu Lokalisation. Im Gesicht ist er im Mittel niedriger als an den Extremitäten und am Stamm. An den Extremitäten ist er akral niedriger als proximal (Takiwaki et al. 1994).

Körperstelle	tcPo$_2$-Wert [mmHg]
Stirn	26,6 ± 21,0
Wange	29,6 ± 9,8
Unterarm ventral	69,6 ± 5,3
Abdomen	63,8 ± 6,4
Rücken	60,6 ± 12,2
Bein ventral	66,6 ± 6,1
Bein dorsal	67,3 ± 6,8
Handfläche	26,4 ± 6,6

Tabelle 12. Transkutaner Sauerstoffpartialdruck an verschiedenen Körperstellen (nach Takiwaki 1994) (Elektrodentemperatur: 44 °C)

Alter und Geschlecht

Während manche Autoren im Alter ein Absinken der tcPo$_2$-Werte sehen (Lentner et al. 1991), konnten andere Autoren keine signifikante Altersabhängigkeit nachweisen (Franzeck 1986). Ein Absinken des Sauerstoffpartialdruckes im Alter wird durch eine Abnahme der Kapillardichte erklärt. Der transkutane Sauerstoffpartialdruck zeigt keine Geschlechtsabhängigkeit.

Elektrodenheizemperatur

Wie die theoretischen Überlegungen zeigen, beeinflußt die Elektrodenheiztemperatur die gemessenen Sauerstoffpartialdruckwerte durch die Änderung der Durchblutung und der Sauerstoffbindung entscheidend. Bei zunehmender Elektrodentemperatur steigt der in gesundem Gewebe meßbare Sauerstoffpartialdruck annähernd linear an (Huch et al. 1981).

Effloreszenzentyp (Tab.13)

Verschiedene Hautveränderungen führen zu einer Abnahme der tcPo$_2$-Werte. Zu nennen sind Verdickungen von Epidermis (Akanthose, Hyperkeratose) und der Dermis (Sklerose). Entzündungsprozesse führen zu einem erhöhten Sauerstoffverbrauch und dadurch zu einer Abnahme der tcPo$_2$-Werte. Zu einem erheblichen Abfall der tcPo$_2$-Werte kommt es bei Kontinuitätstrennungen der Haut wie zum Beispiel bei intra- oder subepidermalen Blasenbildungen sowie bei pränekrotischen ischämischen Hautveränderungen.

Tabelle 13. Transkutane Sauerstoffpartialdruckveränderungen bei dermatologischen Erkrankungen in Abhängigkeit vom Efflorenszenztyp (nach Takiwaki 1994)

Effloreszenz	tcPo$_2$ [mmHg]
Akanthose oder Hyperkeratose	↓
Akut entzündliche Hautveränderungen	↓
Sklerotische Hautveränderungen	↓
Ulcus crusis venosum	↓
Hauttumoren	↓
Bullöse Läsionen	↓↓
Pränekrotische ischämische Hautveränderungen	↓↓

3.1.4.2
Reproduzierbarkeit

Die Reproduzierbarkeit einer Meßmethode ist Grundvoraussetzung für ihre Einsetzbarkeit in Klinik und Wissenschaft. Sie wird für die transkutane Sauerstoffpartialdruckmessung sehr kontrovers diskutiert und ist nicht für alle Anwendungen eindeutig belegt. Ein großer Teil der Studien zeigt bei einer Elektrodentemperatur von 44 °C eine gute Kurzzeitreproduzierbarkeit innerhalb von 30 Minuten (Tab.14), auch wenn die intraindividuelle Streubreite der tcPo$_2$-Werte mit 38–98 mmHg (Wienert 1992) sehr hoch ist.

Mehrere Messungen innerhalb von 3–4 Stunden oder 2–14 Tagen ergaben bis auf wenige Ausnahmen schlecht reproduzierbare Meßergebnisse (Sunder-Plaßmann et al. 1986). Die Reproduzierbarkeit bei Ruhewert-Messungen mit einer Elektrodenheiztemperatur von 37°C ist schlechter als die bei einer Elektrodenheiztemperatur von 45 °C (Creutzig et al. 1987). So wurden bei zwei Messungen mit 37 °C Elektrodenheiztemperatur an derselben Stelle innerhalb von 30 Minuten tcPo$_2$-Werte gemessen, welche nur schlecht miteinander korrelierten. In derselben Untersuchung wurden für eine Elektrodenheiztemperatur von 44 °C gute Korrelationen gefunden. Daher ist für Messungen mit einer Elektrodenheiztemperatur von 37°C in der Regel ein dynamischer Test zu forden, dessen Ergebnisse besser reproduzierbar sind (Creutzig et al. 1987).

Die schlechte Reproduzierbarkeit der 37 °C Messungen ohne Provokation kann ausgeglichen werden, indem man multiple Messungen durchführt und diese mittels eines Histogramms auswertet. In einem Histo-

Tabelle 14. Reproduzierbarkeit der transkutanen Sauerstoffpartialdruckmessung.

Autoren (Jahr)	Anzahl der Messungen	Zeitabstand	Reproduzierbarkeit Kurzzeit	Langzeit
Gothgen et al. (1978)	6	5 Minuten	+	
Franzeck et al. (1991)	2	20 Minuten	+	
Creutzig et al. (1987)	2	30 Minuten	+	
Eickhoff et al. (1981)	2	3–4 Stunden	–	
Ranft et al. (1988)	1× täglich	über 2 Tage		–
Sunder-Plassmann et al (1986)	1× täglich	über 7 Tage		+
Olerud et al. (1987)		alle 14 Tage		–

gramm wird die Häufigkeitsverteilung von gemessenen transkutanen Sauerstoffpartialdruckwerten dargestellt. Häufiger gemessene Werte gehen dann entsprechend stärker in das Gesamtergebnis ein. Insgesamt müssen bei der Bestimmung des transkutanen Sauerstoffpartialdruckes oben genannte Kautelen berücksichtigt werden, um hinreichend reproduzierbare Daten zu erhalten.

3.1.5
Normalwerte

Die transkutanen Sauerstoffpartialdruckwerte (ssP_{O_2}-Werte) liegen bei einer Elektrodenheiztemperatur von 37 °C in Ruhe am Fußrücken zwischen 0,7 ± 1,34 mmHg (Franzeck 1991) und 3,6 ± 2,6 mmHg, wobei die letzteren Werte mittels Histogramm bestimmt wurden (Creutzig et al. 1987). Bei einer Elektrodenheiztemperatur von 43–45 °C liegen an der Brust die tcP_{O_2}-Werte im Mittel bei 64,2 ± 10,8 mmHg, am Unterschenkel 10 cm unterhalb der Patella im Mittel bei 56,8 ± 9,9 mmHg, und am Fußrücken bei 50,6 ± 10,1 mmHg (Franzeck et al. 1982, Creutzig et al. 1987, Gothgen et al. 1978).

Diese transkutan meßbaren Sauerstoffpartialdrucke werden durch eine Vielzahl von Faktoren wie Umgebungsbedingungen und Kapillardichte beeinflußt. Absolute Werte können, wie oben ausgeführt nur mit Einschränkung verglichen werden. Funktionstests dienen zum Test der dynamischen Eigenschaften der Hautgefäße. Man erhält zusätzliche Informationen, welche nicht direkt von den absoluten transkutan meßbaren Sauerstoffpartialdrucken abhängen und häufig besser reproduzierbar sind.

Gut geeignete Provokationstests sind die häufig angewandte suprasystolische Stauung, die direkte und indirekte Kühlung oder Erhitzung sowie die Stimulation vasomotorischer Reflexe. Bei Erkrankungen wie der peripheren arteriellen Verschlußkrankheit können diese Tests pathologische Veränderungen zeigen, obwohl die absoluten Sauerstoffpartialdruckwerte noch im Normalbereich liegen.

Die Wahl eines Funktionstests richtet sich nach der Fragestellung. Während man zum Beispiel bei einem Raynaud-Phänomen aufgrund der meist Kälte-induzierten Vasospastik eine Kälteprovokation durchführt, wird man bei der Untersuchung einer Neuropathie etwa bei Diabetes mellitus einen vasomotorischen Reflex, wie zum Beispiel die tiefe Inspiration als Funktionstest wählen. Im folgenden sind die wichtigsten Funktionstests sowie vasomotorischen Reflexe aufgeführt und ihr Einfluß auf den transkutanen Sauerstoffpartialdruck beim Gefäßgesunden beschrieben.

3.1.5.1
Suprasystolische Stauung

Die hyperämische Reaktion bei 37 °C Sondentemperatur nach einer suprasystolischen Okklusion unterscheidet sich grundsätzlich von der entsprechenden Reaktion bei einer Elektrodenheiztemperatur von 45 °C. Während der suprasystolischen Okklusion der unteren Extremität kommt es bei einer Elektrodenheiztemperatur von 37 °C zunächst zu einem Abfall der ssP_{O_2}-Werte fast auf 0 mmHg. Nach Öffnen der Okklusion steigen die Werte im Sinne einer reaktiven Hyperämie über die Ruhewerte hinaus an (Abb. 11). Bei ssP_{O_2}-Ruhewerten von 0,7 ± 1,34 mmHg können 122,7 ± 42,4 s ($TssP_{O_2}max$), nach Öffnen der Okklusion Maximalwerte von 9,1 ± 7,22 mmHg ($ssP_{O_2}max$) erwartet werden. Das entspricht einer Steigerung von 1100,0 ± 438,8 %. Die Hälfte des maximalen ssP_{O_2} nach Öffnen der Okklusion ($TssP_{O_2}max/2$) wird nach 56,1 ± 14,6 s erreicht (Franzeck et al. 1990). Durch die Inhalation von Sauerstoff kann die Rückkehr der transkutanen Sauerstoffpartialdruckwerte von den postokklusiven Spitzenwerten zu den basalen Ruhewerten beschleunigt werden. Die Amplitude der postokklusiven hyperämischen Reaktion ist hingegen nicht zu beeinflussen (Khan et al. 1991). Offensichtlich hängt die Länge der postokklusiven Erholungszeit der Gefäße von der Sauerstoffspannung im Gewebe ab. Die direkte myogene Reaktion der Gefäßmuskulatur auf den Okklusionsreiz

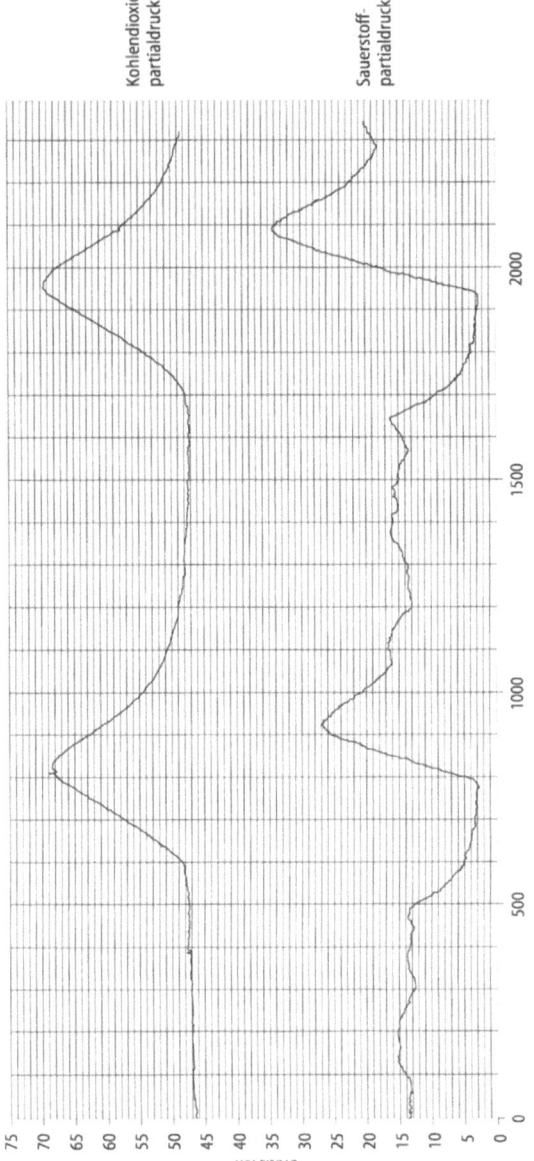

Abb. 11. Postokklusiver Verlauf des transkutanen Sauerstoffpartialdruckes bei 37 °C Sondenheiztemperatur: Bei einer Elektrodenheiztemperatur von 37 °C kommt es bei suprasystolischer Stauung zu einer Abnahme des transkutanen Sauerstoffpartialdruckes und nach Ende der Okklusion zu einer reaktiven Hyperämie mit einem Ansteigen der transkutanen Sauerstoffpartialdruckwerte über die Ruhewerte hinaus. Nach einer gewissen Zeit pendeln sich die Werte dann wieder auf die Normalruhewerte ein. Parallel zu der Abnahme des transkutanen Sauerstoffpartialdruckes während Okklusion kommt es zu einem Anstieg des transkutanen Kohlendioxidpartialdruckes.

scheint jedoch weitgehend unabhängig von der Sauerstoffspannung zu sein. Auch bei einer Elektrodenheiztemperatur von 45°C fällt der transkutane Sauerstoff unter suprasystolischer Stauung zunächst linear bis fast auf 0 mmHg ab. Wird die Okklusion geöffnet, steigen die Werte schnell auf die Ausgangswerte an, aber es zeigt sich keine reaktive Hyperämie, da die präkapillären Sphinkter bereits in Ruhe maximal dilatiert sind. Eine überschießende Gefäßreaktion kann deshalb nicht mehr stattfinden. 60,4 ± 15,2 Sekunden nach Öffnen der Okklusion werden 50 % des Ruhe-tcPo2 bei Gesunden am proximalen Unterschenkel erreicht (tcPo2/2). Am Fußrücken beträgt diese Zeit 87,1 ± 27,3 Sekunden (Franzeck 1991).

3.1.5.2
Hitzeinduzierte reaktive Hyperämie

Eine hitzeinduzierte Hyperämie läßt sich durch Aufheizen der Meßelektrode von 37 °C auf 45 °C erreichen. Erhöhung der Heiztemperaturen führt zu einem Anstieg der tcPo2-Werte am Fußrücken von 0,7 ± 1,34 mmHg auf 86,7 ± 16,24 mmHg. Dieser thermisch bedingte Anstieg des transkutanen Sauerstoffpartialdruckes ist signifikant stärker als der Anstieg des transkutanen Sauerstoffpartialdruckes nach Öffnen einer suprasystolischen Stauung bei 37 °C (Franzeck 1991).

3.1.5.3
Orthostasereaktion

Beim Wechsel aus der liegenden in die stehende Position oder beim Übergang aus der liegenden in die sitzende Position kommt es aufgrund des damit verbundenen Anstiegs des hydrostatischen Druckes in den Venen über den venoarteriolären Reflex zu einer Vasokonstriktion der präkapillären Sphinkter. Mittels einer auf 37 °C aufgeheizten Sonde kann bei Gesunden wegen der Konstriktion der Arteriolen eine signifikante Verminderung der ssPo2-Werte 3,3 ± 2,7 mmHg im Liegen auf 1,0 ± 0,6 mmHg im Stehen gemessen werden. Legt sich der Patient wieder hin, steigen die ssPo2-Werte mit 5,3 ± 4,0 mmHg auf signifikant höhere ssPo2-Werte als vor dem Stehen an (Creutzig et al. 1987). Begibt sich ein Proband bei einer Elektrodenheiztemperatur von 45 °C aus liegender Position in eine sitzende Position, so steigen die tcPo2-Werte von 56,6 ± 13,8 mmHg im Liegen auf 71,7 ± 12,9 mmHg im Sitzen (Franzeck et al. 1982), da die reflektorische Vasokonstriktion der präkapillären Sphinkter durch die maximale Hyperämie unter der

Elektrode aufgehoben ist. Auch beim Übergang vom Liegen zum Stehen steigt der transkutane Sauerstoffpartialdruck bei einer Elektrodenheiztemperatur von 45 °C an (Lentner et al. 1991).

3.1.5.4
Venöse Okklusion

Analog zur Orthostasereaktion kommt es auch bei der venösen Okklusion am Arm oder Bein zu einer Druckerhöhung im venösen System, was über den venoarteriolären Reflex zur Kontraktion der präkapillären Sphinkteren führt. Venöse Stauung mit 20 mmHg bei einer Elektrodenheiztemperatur von 37 °C führt am Fußrücken zu keiner signifikanten Veränderung der ssP_{O_2}-Werte. Eine Stauung mit 40 mmHg hingegen bewirkt eine signifikante Abnahme der ssP_{O_2}-Werte von 3,7 ± 2,5 mmHg vor Okklusion auf 1,4 ± 1,1 mmHg nach Okklusion (Creutzig et al. 1987). Bei einer Elektrodenheiztemperatur von 45 °C steigt der Ruhe-tcP_{O_2} von 53 ± 7 mmHg nach zehnminütiger Stauung mit einem Stauungsdruck von 20 mmHg am Fußrücken auf Werte von 59 ± 10,4 mmHg ein. Bei einer zehnminütigen Stauung mit 40 mmHg steigen die Werte auf 62,3 ± 3,9 mmHg an. Damit nimmt der tcP_{O_2} gegenüber den Normalwerten bei 20 mmHg Stauungsdruck um 6 ± 3 mmHg und bei 40 mmHg Stauungsdruck um insgesamt 8,3 ± 5,8 mmHg zu (Franzeck 1982).

3.1.5.5
Sauerstoffinhalation

Die Inhalation von 100 %igen Sauerstoff über 10 Minuten führt beim Gesunden bei einer Elektrodenheiztemperatur von 44 °C zu einem signifikanten Anstieg der Sauerstoffpartialdruckwerte am Fußrücken von 50 ± 10,9 mmHg auf 188,4 ± 67,4 mmHg (Franzeck 1991). Wird 40 %iger Sauerstoff inhaliert, sinkt der tcP_{O_2} jedoch ab, was auf eine Vasokonstriktion zurückzuführen ist (Bongard et al. 1992).

3.1.6
Periphere arterielle Verschlußkrankheit

Die erste Messung des transkutanen Sauerstoffpartialdruckes bei peripherer arterieller Verschlußkrankheit erfolgte bei Patienten mit imminenter Fußgangrän (Toennesen 1978). Seitdem wurden zahlreiche Arbeiten zur Untersuchung des nutritiven Strombettes der Haut mittels transkutaner

Sauerstoffpartialdruckmessung veröffentlicht. Ziel dieser Messungen bei peripherer arterieller Verschlußkrankheit ist es, das Ausmaß der Alteration der kutanen Mikrozirkulation abzuschätzen und die Befunde aus dem nutritiven Gefäßbett mit Befunden aus der Makrozirkulation wie den Knöchelarteriendrucken zu vergleichen, um die Prognose des Patienten gezielter stellen und den Verlauf einer Therapie kontrollieren oder sogar voraussagen zu können.

3.1.6.1
Stadienübergreifende Ruhewerte

Die periphere arterielle Verschlußkrankheit geht vor allem in den höheren Stadien nach Fontaine zunehmend mit Störungen der Mikrozirkulation einher. Dies spiegelt sich auch in den transkutan meßbaren Sauerstoffpartialdrucken wider. Die $ssPo_2$-Werte sind bei Patienten mit peripherer arterieller Verschlußkrankheit signifikant erniedrigt. Während am Vorfuß bei Gesunden $ssPo_2$-Werte von 3,6 ± 2,6 mmHg gemessen werden können, liegen die $ssPo_2$-Werte bei Patienten mit peripherer arterieller Verschlußkrankheit, ohne nach Stadien zu unterscheiden, im Mittel bei 1,8 ± 1,9 mmHg (Creutzig et al. 1987). Auch bei einer Elektrodenheiztemperatur von 45 °C sind die mittleren transkutanen Sauerstoffpartialdrucke bei Patienten in den symptomatischen Stadien II, III und IV nach Fontaine signifikant vermindert. Bei diesen Patienten betragen die $tcPo_2$-Werte am Unterschenkel 31,7 ± 18,1 mmHg gegenüber 56,8 ± 9,9 mmHg bei Gesunden, am Fußrücken 24,2 ± 19,5 mmHg gegenüber 50,6 ± 10,1 mmHg bei Gesunden (Franzeck 1986).

Bei Patienten mit multisegmentaler arterieller Verschlußkrankheit herrschen $tcPo_2$-Werte von 0–10 mmHg vor, was als hypoxisch anzusehen ist (Franzeck 1986, Creutzig et al. 1987).

Der mittlere infraklavikuläre Referenzwert ist bei peripherer arterieller Verschlußkrankheit mit 52,6 ± 13,1 mmHg gegenüber 64,2 ± 10,2 mmHg beim Gesunden nicht signifikant verändert (Franzeck 1986).

Stadieneinteilung nach Fontaine
Eine direkte Korrelation zwischen der klinischen Einteilung der peripheren arteriellen Verschlußkrankheit in einzelne Stadien nach Fontaine und den transkutan meßbaren Sauerstoffpartialdruckwerten besteht nicht, da nicht jedem klinischen Stadium eine eigene, nicht überlappende Spanne von $tcPo_2$-Werten zugeordnet werden kann. Während man im Stadium I der

peripheren arteriellen Verschlußkrankheit ausschließlich physiologische tcP$_{O2}$-Werte findet, was auf eine unbeeinträchtigte nutritive Durchblutung der Haut in diesem klinisch asymptomatischen Stadium schließen läßt, kann man im Stadium II sowohl physiologische als auch pathologische Werte als Hinweis auf eine beginnende Affektion des nutritiven Strombettes finden. Patienten mit einer Gehstrecke von unter 50 Metern, die sich nach ihrer klinischen Symptomatik an der Grenze zum Stadium III befinden, haben in der Regel signifikant erniedrigte Sauerstoffpartialdruckwerte (Franzeck 1991). Im Stadium III einer peripheren arteriellen Verschlußkrankheit finden sich ebenso wie im Stadium IV signifikant erniedrigte tcP$_{O2}$-Werte um 10 mmHg (Franzeck 1991). Stadium III und IV sind mit Hilfe der transkutanen Sauerstoffpartialdruckmessung nicht voneinander zu diskriminieren.

Insbesondere in den höheren Stadien der pAVK kann der tcP$_{O2}$ eine sinnvolle zusätzliche Information bieten. Oft lassen sich mittels Provokationstest funktionelle Einschränkungen des kutanen Gefäßsystems nachweisen, die einer Erniedrigung der Ruhe-ssP$_{O2}$- und tcP$_{O2}$-Werte vorausgehen können.

3.1.6.4
Suprasystolische Stauung

Bei einer Elektrodenheiztemperatur von 45 °C ist die Zeit, in der nach Öffnen einer suprasystolischen Stauung der transkutane Sauerstoffpartialdruck wieder auf 50 % der Ausgangswerte ansteigt (TtcP$_{O2}$/2), bei der arteriellen Verschlußkrankheit im Vergleich zu Gesunden signifikant verlängert. Sie beträgt am Unterschenkel im Mittel 130,6 ± 69,2 s, am Fußrücken 136 ± 73,2 s (Franzeck 1991), wohingegen sie beim Gefäßgesunden 60,4 ± 15,2 s am Unterschenkel und 87,1 ± 27,3 s am Fußrücken beträgt. Die verzögerte Reperfusion wird auf das Phänomen der Hämatokinesie zurückgeführt. Dabei wird nach Öffnen der Okklusion zuerst das unter der Haut liegende Muskelgewebe verstärkt perfundiert und die vermehrte Durchblutung der Haut folgt erst später zeitversetzt (De Bakey et al. 1947). Dieses Phänomen tritt auch bei Patienten mit Claudicatio intermittens (Stadium II nach Fontaine) auf. Bei diesen Patienten zeigen sich gewöhnlich physiologische tcP$_{O2}$ Werte in Ruhe, so daß erst der Provokationstest ermöglicht, die Störung der kutanen Mikrozirkulation aufzudecken.

3.1.6.5
Orthostasereaktion bei AVK

Beim Orthostasemanöver bei 37 °C Elektrodenheiztemperatur sinkt beim Gesunden infolge der Vasokonstriktion der ssPo_2-Wert am Fußrücken und Unterschenkel ab. Bei Patienten mit peripherer arterieller Verschlußkrankheit fehlt diese reflexbedingte Vasokonstriktion. Stattdessen steigen die tcPo_2-Werte nicht nur bei 45 °C Elektrodenheiztemperatur wie beim Gesunden, sondern auch bei 37 °C beim Orthostasemanöver an. Die Ursache dieser Störung der reflektorischen Vasokonstriktion ist nicht genauer bekannt. Mit Hilfe dieser pathologischen orthostatischen Reaktion ist es möglich, Patienten mit einer peripheren arteriellen Verschlußkrankheit, mit normalen Ruhe-tcPo_2, von gesunden Kontrollpersonen zu diskriminieren. Wie beim Gesunden nimmt auch bei Patienten mit arterieller Verschlußkrankheit der tcPo_2 beim Orthostasemanöver bei 45 °C zu. Der Effekt soll sogar stärker als normal ausgeprägt sein (Creutzig et al. 1987).

3.1.6.6
Sauerstoffinhalation

Inhalation von 40 %igem oder auch 100 %igem Sauerstoff bei einer Elektrodenheiztemperatur von 45 °C führt bei Patienten mit leichterer und mittelgradiger arterieller Verschlußkrankheit zur Erhöhung des transkutanen Sauerstoffpartialdruckes, obwohl man gleichzeitig mittels Laser Doppler Fluxmessung eine Erniedrigung des gesamten Fluß in der Haut feststellen kann (Bongard et al. 1992). Den Anstieg des transkutanen Sauerstoffpartialdruckes erklärt man sich mit einem lokalen Stealphänomen. So kommt es physiologischerweise bei Inhalation von Sauerstoff zu einer Vasokonstriktion der Gefäße. Im Bereich der geheizten Elektrode sind die Gefäße jedoch maximal dilatiert. Der vasokonstriktorische Reiz des Sauerstoff reicht hier nicht aus, um die hitzeinduzierte Vasodilatation zu durchbrechen. Es kommt zur lokalen Umverteilung des Blutvolumens von den vasokonstringierten in die vasodilatierten Gefäße mit Minderdurchblutung der Akren (Bongard et al. 1992). Patienten mit schwerer arterieller Verschlußkrankheit mit niedrigen Knöchelarteriendrucken oder Mehretagenverschlüssen zeigen bei Inhalation von Sauerstoff einen Abfall der tcPo_2-Werte, obwohl simultan der Fluß in den Gefäßen steigt. Wahrscheinlich kommt es bei diesen Patienten aufgrund des arteriosklerotischen Gefäßschadens zu einer abnormen Reaktion auf den inhalierten Sauerstoff mit Vasodilatation der Gefäße in den ischämischen Arealen insbesondere der Akren. Hierdurch steigt die Aufnahmekapazität des Gefäßsystems, Blut wird aus angrenzenden Regionen wie dem Fußrücken in die akralen Regionen umverteilt. Die Perfusion unter der Sonde am Fußrücken sinkt durch die Umverteilung des Blutvolumens in die Akren und damit sinkt auch der transkutane Sauerstoffpartialdruck (Bongard et al. 1992). Diese sauerstoffbedingte Umverteilung des Blutes in akrale ischämische Regionen mittels Sauerstoffinhalation könnte in Zukunft einen therapeutischen Ansatz zur Perfusionsteigerung der Gefäße bei schwerer arterieller Verschlußkrankheit bieten.

3.1.6.7
Regionaler Perfusionsindex

Der mittlere regionale Perfusionsindex (Quotient aus $tcPo_2$-Wert am Fuß zu $tcPo_2$-Wert infraklavikulär) beträgt bei Patienten des Stadium I und II der peripheren arteriellen Verschlußkrankheit 11 % (0–60 %). Er ist damit signifikant niedriger als der Vergleichswert bei einer gesunden Kontrollgruppe, bei der der regionale Perfusionsindex 87 % (64–100%) beträgt (Schmidt et al. 1990). Die Sensitivität und Spezifität des regionalen Perfusionsindex, um Patienten im Stadium I und II von einer gesunden Kontrollgruppe zu trennen liegt nach dieser Studie bei 100 %. Der diagnostische Wert dieses Parameters sollte in weiteren Studien noch genauer definiert werden.

3.1.6.8
Ergometrische Belastung

Unter Belastung auf dem Ergometer fällt bei AVK Patienten der $tcPo_2$ signifikant ab, während er bei Gesunden zunimmt (Schmidt et al. 1989).

3.1.6.9
Systolischer Knöchelarteriendruck und $tcPo_2$-Wert

Der Knöchelarteriendruck ermöglicht in der Diagnostik einer peripheren arteriellen Verschlußkrankheit, die funktionellen Auswirkungen der arteriellen Verschlüsse abzuschätzen. Normalerweise ist der Knöchelarteriendruck um etwa 10 mmHg höher als der Oberarmarteriendruck. Der Quotient aus Köchelarteriendruck zu Oberarmarteriendruck ist dann größer als 1. Bei der arteriellen Verschlußkrankheit liegt dieser Wert unter 1. Im Stadium III nach Fontaine liegen die arteriellen Knöchelarteriendruckwerte in der Regel unter 50 mmHg. Werte unter 40 mmHg sprechen für eine dauerhafte Ischämie mit erhöhter Amputationsgefahr. Mit Hilfe der Ratio von Knöchelarteriendruck und transkutanem Sauerstoffpartialdruck lassen sich makro- und mikrozirkulatorische Parameter kombinieren. Das Verhältnis von Knöchelarteriendruck und tcPo$_2$ hat bei Claudicatio intermittens in Ruhe eine hyperbolische Charakteristik (Gardner et al. 1991), graphisch darstellbar als Kurve, welche sich bei hohen Knöchelarteriendrucken flacher einem Maximum nähert und bei kleineren Werten steiler wird. So sinken die transkutanen Sauerstoffpartialdruckwerte trotz der Abnahme des Knöchelarteriendruckes zunächst nur langsam, ohne eine exakte Korrelation aufzuweisen. Wahrscheinlich kann die arterielle Minderperfusion, die sich in der Abnahme der arteriellen Knöchelarteriendrucke widerspiegelt, durch eine verstärkte Abgabe von Sauerstoff in den Kapillaren kompensiert werden (Gardner et al. 1991). Kommt es zu einem stärkeren Durchblutungsdefizit wie z.B. bei Claudicatio intermittens während der Phase körperlicher Belastung, so wird das Verhältnis zwischen den systolischen Knöchelarteriendrucken und den transkutanen Sauerstoffpartialdruckwerten zunehmend linearer. Diese Charakteristik dauert auch noch in der Erhohlungsphase an, was für einen erhöhten Sauerstoffbedarf in dieser Phase spricht. Wahrscheinlich ist in dieser Situation keine Kompensation durch verstärkte Sauerstoffabgabe mehr möglich. Auch dürfte der erhöhte Sauerstoffbedarf in der Muskulatur die Kapazitäten zur Sauerstoffabgabe im kutanen Strombett verringern. Entsprechend der beschriebenen hyperbolischen Charakteristik kann sich der transkutane Sauerstoffpartialdruck bei sehr niedrigen arteriellen systolischen Knöchelarteriendrucken überproportional stark ändern. In diesen Bereichen ist dann der transkutane Sauerstoffpartialdruck der sensiblere Parameter (Gardner et al. 1991, Liu et al. 1995).

Insgesamt zeigen die Ergebnisse jedoch, daß vor allem in Ruhe nicht vom Knöchelarteriendruck auf den transkutanen Sauerstoffpartialdruck geschlossen werden kann. Daher haben sowohl der Knöchelarteriendruck als auch der transkutane Sauerstoffpartialdruck eine eigenständige Bedeutung, und es ist bei der Diagnostik der arteriellen Verschlußkrankheit sinnvoll, beide Parameter zu erfassen.

3.1.6.10
Prädiktiver Wert

Stenoselokalisation

Die Lokalisation von Stenosen ist mit Hilfe der transkutanen Sauerstoffpartialdruckmessung nicht möglich. Ursache hierfür ist die Diskrepanz, die bei arterieller Verschlußkrankheit zwischen Makrozirkulation und Mikrozirkulation bestehen kann. So kann trotz signifikant alterierter Makrozirkulation die Mikrozirkulation weitgehend intakt sein. Ein wichtiger Grund hierfür ist die Ausbildung von Kollateralkreisläufen, welche das Strömungshindernis in der Makrozirkulation umgehen, meist unter Einbeziehung oberflächlicher gelegener Gefäße.

Auch wenn es nicht möglich ist, mit Hilfe der transkutanen Sauerstoffpartialdruckmessung Stenosen und Obstruktionen zu lokalisieren, unterscheiden sich doch prä- und poststenotische Werte voneinander. So wurden prästenotisch 6,6 ± 4,8 mmHg gemessen (37 °C Elektrodenheiztemperatur). Poststenotisch waren die Werte mit 2,9 ± 2,6 mmHg signifikant geringer. Diese Befunde konnten auch bei einer Elektrodenheiztemperatur von 45 °C bestätigt werden. Hier konnte man prästenotisch 47,5 ± 10,4 mmHg und poststenotisch 22,6 ± 15,6 mmHg messen, was signifikant niedriger war (Creutzig et al. 1987).

Amputationslevel

Die Amputation ist die ultima ratio in der Therapie der peripheren arteriellen Verschlußkrankheit, wenn keine anderen therapeutischen Mittel mehr zu Verfügung stehen. Aufgrund der schlechten nutritiven Situation ist postoperativ besonders häufig mit Komplikationen wie sekundärer Wundheilung oder erneuten Nekrosen besonders an der Haut zu rechnen. Es ist daher wichtig, die Amputation in einer Höhe durchzuführen, auf der die Gefäßfunktion noch gut genug ist, um eine rasche und komplikationsarme Wundheilung zu gewährleisten. Ein Kriterium bei der Abschätzung des postoperativen Verlaufs ist der präoperative transkutane Sauerstoffpartialdruckwert. Bei präoperativen $tcPo_2$-Werten von 36 ± 17,5 mmHg (Elektrodenheiztemperatur 45 °C) verläuft die postoperative primäre Wundheilung in der Regel komplikationslos. Liegen die $tcPo_2$-Werte im Operationsgebiet präoperativ zwischen 0 und 3 mmHg, kommt es postoperativ oft zu schweren Wundheilungsstörungen, teilweise ist eine Reamputation erforderlich (Franzeck et al. 1983). Man geht heute davon aus, daß man erst ab einem $tcPo_2$-Wert über 5 mmHg postoperativ einen komplikationslosen Wundheilungsverlauf erwarten kann. Bei den meisten Patienten mit einem präoperativen tcPo$_2$-Wert unter 5 mmHg muß mit erneuten Nekrosen und entsprechenden Nachamputationen gerechnet werden. Unter diesen Kriterien kann mit einer Sensitivität bis zu 97 % und einer Spezifität bis zu 100 % der postoperative Wundheilungsverlauf nach einer Extremitätenamputation vorhergesagt werden (Franzeck et al. 1983).

Noch differenzierter läßt sich der postoperative Wundheilungsverlauf mit Hilfe der diagnostischen Sauerstoffatmung prognostizieren. Bei Patienten mit primärer Wundheilung steigt präoperativ nach 10 minütiger Atmung reinen Sauerstoffes der tcPo$_2$ von 28,5 ± 15,1 mmHg auf 81,6 ± 40,6 mmHg (Elektrodenheiztemperatur 45 °C) an. Bei Patienten mit sekundärer Wundheilung sind sowohl die Ausgangswerte als auch der Anstieg unter Sauerstoffatmung mit 13,9 ± 18,8 und 32,7 ± 23,4 niedriger. Bei Patienten, bei denen eine Nachamputation notwendig ist, liegen die Ausgangswerte oft um 1,0 ± 1,5 mmHg. Nach Inhalation von Sauerstoff über 10 Minuten steigt der tcPo$_2$ höchstens auf 2,3 ± 1,9 mmHg. Somit ist es in vielen Fällen vorherzusagen, ob eine primäre Wundheilung oder sekundäre Wundheilung oder eventuell neue Nekrosen mit Nachamputationen zu erwarten sind (Franzeck et al. 1983).

Rehabilitationsverlauf und Prothesenanpassung
Postoperative Messungen des transkutanen Sauerstoffpartialdruckes am Stumpf nach Amputation sollen ermöglichen, den Wundheilungsverlauf und damit den Umfang der erforderlichen Rehabilitationsmaßnahmen zu prognostizieren. Während der Rehabilitation von Patienten nach Extremitätenamputation gilt es, den richtigen Zeitpunkt zu erkennen, an dem eine Prothese angepaßt werden kann, ohne durch den Kontakt der Prothese eine Wundheilungstörung zu induzieren. Bei einem tcPo$_2$-Wert unter 15 mmHg jeweils distal und proximal der Naht von Amputationsstümpfen scheinen die Wunden stets verzögert abzuheilen (Yablon et al. 1995). Je kleiner die tcPo$_2$-Werte sind, desto länger wird der stationäre Aufenhalt ($r = -0,835$; $p = 0,01$) und desto zögerlicher ist der Wundheilungsverlauf ($r = -0,932$; $p = 0,001$). Die Anpassung der Prothese kann dann erst zu einem signifikant späteren Zeitpunkt erfolgen ($r = -0,742$; $p = 0,01$) (Yablon et al. 1995). Bei einem postoperativen transkutanen Sauerstoffpartialdruck von weniger als 15 mmHg im Liegen (Elektrodenheiztemperatur: 44 °C) erscheint eine Abheilung fast nicht möglich. Erst bei postoperativen Werten um 20 mmHg kann ein komplettes Abheilen erwartet werden. Eine Prothese läßt

sich erst bei einem tcPo$_2$ von 40 mmHg ohne das Risiko einer Wundheilungstörung anpassen (Casillas et al. 1993).

3.1.6.11
Prostanoide

Der Nutzen einer pharmakologischen Therapie bei peripherer arterieller Verschlußkrankheit wird für verschiedene Pharmaka kontrovers diskutiert. Der Einsatz der Prostanoide, vor allem des Prostaglandins E$_1$, ist seit seiner Einführung vor über 20 Jahren inzwischen fest etabliert (Carlson und Eriksson 1973, Carlson und Olsson 1976). Als Wirkungsmechanismus werden neben der Vasodilatation die Hemmung der Plättchenaggregation und der Neutrophilenaktivität sowie die Verbesserung der Erythrozythenflexibilität und eine Erhöhung der fibrinolytischen Aktivität angesehen (Braun et al. 1991). Prostanoide werden in der Regel bei peripher arterieller Verschlußkrankheit im Stadium III und IV eingesetzt. Auch der Einsatz im Stadium II wurde beschrieben. Beim Gefäßgesunden kommt es dosisabhängig sowohl nach intravenöser als auch nach intraarterieller Applikation am Bein zur Erhöhung der tcPo$_2$-Werte an der Wade und dem Vorfuß (Creutzig et al. 1991). Klinisch zeigt sich der Erfolg der Therapie mit Prostanoiden akut in einer Rötung und Erwärmung der erkrankten Extremität sowie mittel- und langfristig in einer Schmerzreduktion und Verminderung des Analgetikakonsums, einer beschleunigten Abheilung von arteriellen Ulzera sowie einer Verbesserung der Gehstrecke (Diehm et al. 1989). Zusätzlich zu dem klinischen Bild und den Veränderungen der Makrozirkulation wurde auch der nutritive Blutfluß mit Hilfe der transkutanen Sauerstoffpartialdruckmessung untersucht, wobei vor allem der akute Effekt des Prostaglandin E$_1$ auf das nutritive Strombett betrachtet wurde. Bei intravenöser Applikation steigt der transkutane Sauerstoffpartialdruck signifikant dosisabhängig an (Creutzig et al. 1991, Creutzig et al. 1992, Scheffler et al. 1991, Weiß et al.1994). Bei intrarterieller Infusion von Prostaglandin E$_1$ hingegen wurde ein Abfall der tcPo$_2$-Werte gemessen, der am ehesten auf ein akutes muskulokutanes Stealphänomen zurückzuführen sein dürfte: Offenbar bewirkt das Prostaglandin E$_1$ nicht nur eine Vasodilatation der Hautgefäße, sondern auch der Muskelgefäße, was durchaus erwünscht ist. Kommt es bei intraarterieller Applikation zu einer starken Vasodilatation der Muskelgefäße, führt dies zu einer Umverteilung des Blutes aus den Hautgefäßen in die Muskelgefäße. Da während der Infusion und auch post infusionem die Schmerzen der Patienten abnehmen, scheint dieses kurzfristig auftretende Stealphänomen nicht zu einer klinisch relevanten Perfusionsstörung der Haut zu führen.

Neben der arteriellen Verschlußkrankheit wurden Prostanoide noch bei vielen anderen Erkrankungen eingesetzt. Solche Indikationen waren die diabetische Mikroangiopathie, bei der man sehr häufig einen Anstieg der tcPo$_2$-Werte feststellen kann (Creutzig et al. 1991), der sogenannte diabetische Fuß, die Thrombangitis obliterans (Gruß et al. 1984), arterielle oder venöse Ulzera. Prostanoide werden auch im Rahmen einer Kombinationstherapie im Anschluß an lumeneröffnende Maßnahmen eingesetzt. Experimentelle Therapieansätze sind die progressive systemische Sklerodermie (Martin und Tooke 1982, Mohrland et al. 1985), das Raynaud-Syndrom oder der Einsatz bei Haut- und Hautmuskeltransplantationen (Suzuki et al. 1987).

Lumeneröffnende Maßnahmen
Die perkutane transluminale Angioplastie ist ein Verfahren zur Rekanalisation stenosierter Arterien. Neben den entsprechenden Messungen der arteriellen Drucke, der Angiographie und dem klinischen Befund bietet sich als nicht-invasives Verfahren zur Messung der Hautdurchblutung auch die transkutane Sauerstoffpartialdruckmessung zur Therapiekontrolle an. Während in älteren Untersuchungen an Patienten mit schwerer Ischämie unmittelbar nach Angioplastie ein Anstieg der tcPo$_2$-Werte oberhalb des Malleolus lateralis dokumentiert werden konnte (Didier und Costes 1992), zeigte sich in neueren Untersuchungen trotz erfolgreicher transluminaler Angioplastie sogar eine initiale Abnahme der tcPo$_2$-Werte um 5 mmHg (Elektrodenheiztemperatur: 44 °C) (Bongard et al. 1994). Gleiches gilt für den nutritiven Index (Verhältnis aus nutritivem zu gesamtem Blutfluß in den Gefäßen der Haut)(Bongard et al. 1994). Als Ursache für den zunächst verminderten nutritiven Blutfluß werden Mikroembolien vermutet, die während der Manipulation zur Wiedereröffnung des Gefäßlumens ausgelöst werden. Die Bedeutung dieser Embolien ist schwer abzuschätzen, dürfte aber von eher geringerer Bedeutung sein, da spätestens nach einem Monat der nutritive Index signifikant ansteigt (Bongard et al. 1994). Allerdings wird die kutane Durchblutungsreserve auch bei erfolgreicher Rekanalisation nicht normalisiert, so daß die postokklusive hyperämische Reaktion auch nach erfolgreicher Therapie weiterhin vermindert ist. Ein vollständiges Bild angiologischer Veränderungen in allen Gefäßetagen läßt sich nur durch den kombinierten Einsatz verschiedener Meßmethoden erreichen. Als Beispiel seien die Veränderungen bei transluminaler Angioplastie tabellarisch aufgeführt (Tab.15).

Tabelle 15. Makro- und Mikrozirkulatorische Parameter zum Monitoring einer transluminalen Angioplastie (Bongard et al. 1994)

	Gruppe	Vor PTA	Nach PTA	1 Monat nach PTA
Arm SBP, [mm Hg]	PTA	150 (110–210)	150 (124–190)	144 (124–190)
	Kontrollgruppe	151 (114–220)	145 (118–170)	–
Knöchel [mm Hg]	PTA	104 (48–300)	138 (80–300) *|	141 (96–300) *
	Kontrollgruppe	98 (64–300)	103 (68–300)	–
Knöchel-Arm-ratio	PTA	0.7 (0.29–2.7)	0.9 (0.52–2.4) *|	1 (0.5–2)
	Kontrollgruppe	0.7 (0.46–2.1)	0.78 (0.44–2)	–
Fußzehe SBP, [mm Hg]	PTA	74 (30–120)	100 (35–128) *|	97.5 (50–130) *
	Kontrollgruppe	67.5 (30–120)		–
tcpO$_2$, [mm Hg]	PTA	46 (29–67)	40 (10–65) *	46 (28–70)
	Kontrollgruppe	46 (26–64)	46 (29–65)	–
rCBV, [mm/s]	PTA	0.15 (0–0.44)	0.18 (0.02–0.54)	0.17 (0.05–0.65)
	Kontrollgruppe	0.08 (0.4–0.27)	0.2 (0.07–0.66) *	–
rLDF, [AU]	PTA	40 (7.3–115)	59 (7.5–200) *	52 (4–300)
	Kontrollgruppe	32 (3–181)	35 (6.2–391)	–
pCBV, [mm/s]	PTA	0.29 (0–0.91)	0.2 (0.04–0.95)	0.36 (0.07–0.73)
	Kontrollgruppe	0.16 (0.5–0.83)	0.3 (0.07–0.68)	–
pLDF, [AU]	PTA	68 (11–212)	91 (27.5–350)	72 (6–300)
	Kontrollgruppe	82 (10–250)	81 (25–540)	–
tpCBV, [s]	PTA	14.2 (10–77)	12.3 (6–40)	14.5 (6–100)
	Kontrollgruppe	17.5 (8–100)	15 (10–77)	–
tpLDF, [s]	PTA	10 (6–37)	9 (5–19.5)	12 (3–100)
	Kontrollgruppe	10.5 (4.5–125)	11 (4–145)	–
Hauttemperatur, [°C]	PTA	29.4 (24.4–32.2)	32 (28–34) *	28.3 (25–35)
	Kontrollgruppe	38.4 (24–32)	30.4 (25.4–33.4)*	–
Nutritivoindex (rCBV/rLDF), [AU]	PTA	0.43 (0–3.3)	0.22 (0.04–5.5)*	0.28 (0.1–7.7)
	Kontrollgruppe	0.34 (0.08–2.3)	0.69 (0.1–2.7)	–

rCBV und rLDF = kapillärer Ruheblutfluß und Ruhe-Flux
pCBV und pLDF = kapillärer Peak-Fluß und Peak-Flux
tpCBV und tpLDF = Zeitspanne zum kapillären Peak-Fluß und Zeit zum Peak-Flux
*\| Signifikanter ($p < 0.05$) Unterschied der Werte vor und nach Therapie
* Hier wurden nur signifikante Ergebnisse erzielt, wenn neben einer Ballondilatation zusätzlich noch eine Rekanalisation des Gefäßes mittels Führungsdrähten oder Katheter durchgeführt wurden.

Gefäßchirurgie

Bisher liegen nur vereinzelte Erfahrungsberichte zum perioperativen Monitoring mittels $tcPo_2$ Messungen von gefäßchirurgischen Eingriffen vor. Es wird von signifikant erhöhten transkutanen Sauerstoffpartialdruckwerten nach Durchführung von aortofemoralen, femoro-femoralen, femoropoplitealen und femorotibialen Bypassoperationen berichtet. Der Wert der transkutanen Sauerstoffpartialdruckmessung zum perioperativen Monitoring läßt sich jedoch noch nicht endgültig abschätzen (Franzeck 1991).

3.1.7
Chronische Veneninsuffizienz

Der transkutane Sauerstoffpartialdruck kann bei der chronischen Veneninsuffizienz stadien- und lokalisationsabhängig normale bis pathologische Werte annehmen. In der Regel sinkt er mit schwerer werdenden Hautkomplikationen zunehmend ab (Neumann und Veraart 1994, Stücker et al. 1995).

Stadium I nach Widmer (1978)
Bei der chronischen venösen Insuffizienz ohne trophische Hautveränderungen (Stadium I nach Widmer) finden sich am medialen Malleolus in der Regel $tcPo_2$-Werte um 47,7 ± 14,5 mmHg, die im Vergleich zu 56,8 ± 9,9 mmHg beim Gesunden nicht signifikant erniedrigt sind (Tab.16) (Franzeck et al. 1993, Stücker et al. 1995). Im Einzelfall kann der transkutane Sauer-

Tabelle 16. Transkutaner Sauerstoffpartialdruck in Abhängigkeit von der Lokalisation und der Art der Hautläsion: Signifikante Erniedrigung bei CVI am Innenknöchel innerhalb der Atrophie blanche (p = < 0,001), der Dermatosklerose (p = 0,017) und am Ulkusrand (p = 0,05)

Patientengruppe	tcpO2 [mmHg]		
	Wade	Innenknöchel	Fußrücken
gesund	66,4 ± 11,6	64,3 ± 6,6	52,2 ± 12,3
CVI ohne Hautkomplikation	64,1 ± 10,9	58,1 ± 17,9	60,1 ± 8,4
Pigmentierung	59,4 ± 13,6	54,2 ± 13,5	58,6 ± 24,4
Dermatosklerose	57,7 ± 7,3	32,7 ± 20,2	49,3 ± 10,7
Atrophie blanche	61,7 ± 7,3	1,3 ± 0,4	65,8 ± 10,8
Ulcus cruris	55,9 ± 10,0	31,5 ± 18,5	55,3 ± 14,75

stoffpartialdruck jedoch auch im Anfangsstadium einer chronischen Veneninsuffizienz erniedrigt sein (Mannarino et al. 1988).

Stadium II nach Widmer
Im Stadium II der chronischen venösen Insuffizienz werden bei der Dermatoliposklerose mit tcPo_2-Werten um 35 mmHg signifikant erniedrigte Werte gemessen. Die Atrophie blanche ist die Hautkomplikation mit den niedrigsten tcPo_2-Werten, die im narbigen Zentrum der Hautläsion 0 mmHg annehmen können. In lediglich hyperpigmentierten Bereichen finden sich hingegen ebenso wie in nichtläsionaler Haut keine signifikant erniedrigten transkutanen Sauerstoffpartialdruckwerte (Stücker et al. 1993) (Tab. 16). In der Regel nehmen die Sauerstoffpartialdruckwerte vom Rand der Hautläsionen zum Zentrum hin ab. Die Erniedrigung der tcPo_2-Werte korreliert signifikant mit der Erniedrigung der Kapillardichte in den Hautläsionen (Franzeck 1991).

Stadium III nach Widmer
Im Stadium III der chronischen Veneninsuffizienz können um das Ulkus herum signifikant erniedrigte tcPo_2-Werte mit < 30 mmHg gemessen werden (Mayrowitz und Larsen 1994; Stücker et al. 1995) (Tab. 16). Analog zu den Veränderungen im Stadium II finden sich auch bei einer periulzerösen Dermatoliposklerose signifikant erniedrigte tcPo_2-Werte (Roszinski et al. 1993).

3.1.8
Diabetes mellitus

3.1.8.1
Typ I-Diabetes

Bei Typ I-Diabetikern mit einer kurzen Erkrankungsdauer von bis zu einem Jahr sind am Fußrücken die kutanen Sauerstoffspannungen (37 °C Elektrodenheiztemperatur) mit $1,3 \pm 1,5$ mmHg gegenüber $0,7 \pm 1,3$ mmHg beim Gesunden nicht signifikant verändert. Bei Langzeit-Typ I-Diabetikern mit Komplikationen wie Retinopathie, Nephropathie und Neuropathie und einer Erkrankungsdauer von $28,5 \pm 5,2$ Jahren können Werte um $2,0 \pm 3,1$ mmHg gemessen werden (Franzeck et al. 1990). Die Unterschiede zwischen Gesunden und Diabetikern sind jedoch nicht signifikant, so daß der Ruhe-tcPo_2 bei 37°C zur Differenzierung nicht geeignet ist (Franzeck et al. 1990).

Tabelle 17. Transkutaner Sauerstoffpartialdruck und rheologische Veränderungen bei Patienten mit Diabetes mellitus und gesunden Kontrollpersonen (nach Le Devehat und Khodabandhlou 1990)

	Gesunde Gruppe 1		Diabetiker Gruppe 2		Diabetiker Gruppe 3		Diabetiker Gruppe 4
tcPo$_2$ [mmHg]	67,2 ± 5,1	*	63,6 ± 2,8	****	49,12 ± 2,7****		35,57 ± 6
Hämatokrit [l/l]	42,5 ± 0,9	***	40,04 ± 0,8	NS	41,12 ± 1,1***		37,4 2,01
Fibrinogen [g/l]	2,5 ± 0,2	NS	2,52 ± 0,15	***	3,03 ± 0,3 NS		3,52 ± 0,4
Albumin [g/l]	48,5 ± 6,5	**	44,7 ± 2,8	NS	44,2 ± 2,04***		39,7 ± 2,3
Plasmaviskosität [mPa.s]	1,29 ± 0,04	NS	1,27 ± 0,07	****	1,35 ± 0,03 NS		1,36 ± 0,03
Aggregation							
– primär	2,46 ± 0,2	*	2,11 ± 0,06	****	1,62 ± 0,16 NS		1,41 ± 0,17
– final	35,6 ± 2,5	****	28,04 ± 1,9	****	21,76 ± 2,9****		15,78 ± 1,8
Desaggregation							
– partiell	51,3 ± 1,9	****	67,07 ± 3,9	**	79,1 ± 8,1	***	96,4 ± 6,5
– total	106,8 ± 7,3	***	151,7 ± 12,7	NS	170 ± 26,2	*	201,9 ± 24,5
Strukturindex	0,38 ± 0,0015	**	0,34 ± 0,01	***	0,29 ± 0,01***		0,25 ± 0,01

Gruppe 1: Gesunde Kontrollpersonen, Gruppe 2: Diabetiker mit guter Stoffwechselkontrolle (Hba$_{1c}$ 7,17 ± 0,7 %), Gruppe 3: Diabetiker mit schlechter Stoffwechselkontrolle (Hba$_{1c}$ 10,35 ± 1,3 %), Gruppe 4: Diabetiker mit distaler Angiopathie
*p < 0,05, **p < 0,02, ***p < 0,01, ***p < 0,001, NS nicht signifikant

Bei einer Sondentemperatur von 45 °C zeigten Diabetiker in manchen Untersuchungen unabhängig von ihrer Stoffwechseleinstellung mit und ohne manifeste arterielle Verschlußkrankheit gegenüber Gesunden signifikant erniedrigte tcPo$_2$-Werte. So wurden supramalleolär Werte um 55,8 mmHg gegenüber 66,6 mmHg bei Gesunden gemessen (Breuer et al. 1988). Diabetiker mit einer schlechten Stoffwechseleinstellung haben signifikant niedrigere tcPo$_2$-Werte als Diabetiker mit guter Stoffwechselführung. Unabhängig von der Stoffwechselführung haben Diabetiker mit Angiopathie signifikant niedrigere tcPo$_2$-Werte als Diabetiker ohne Komplikation (Le Devehat und Khodabandehlou 1990) (Tab. 17). In anderen Untersuchungen zeigten sich bei solchen Patienten mit 55,8 mmHg gegenüber 66,6 mmHg beim Gesunden ebenfalls erniedrigte Werte. Diese unterschieden sich jedoch nicht statistisch signifikant voneinander (Breuer et al. 1988).

Patienten, die sowohl an einem Diabetes mellitus als auch an peripheren arteriellen Verschlüssen leiden, haben bei gleichem Gefäßbefund signifikant niedrigere tcPo$_2$-Werte als Patienten, welche ausschließlich an einer peripheren arteriellen Verschlußkrankheit leiden (Uccioli et al. 1994). Diese Befunde unterstreichen den besonderen Stellenwert arterieller Verschlüsse bei Diabetes mellitus für die Hautdurchblutung.

Unabhängig vom Erkrankungszustand und der Stoffwechselführung war bei allen Gruppen von Diabetikern die Viskosität des Blutes signifikant erhöht (Le Devehat und Khodabandehlou 1990), was zu einer Verschlechterung der Hautperfusion und zur Erniedrigung der transkutanen Sauerstoffpartialdruckwerte beiträgt.

Funktionsreserve der Gefäße bei Typ I-Diabetes
Die Reagibilität der Gefäße kann beim Typ I-Diabetiker schon sehr früh und in jungem Alter eingeschränkt sein (Ewald et al. 1981). Sowohl bei Kurzzeit-Diabetikern als auch bei Langzeit-Diabetikern ist die Reaktion der Gefäße auf eine Temperaturerhöhung von 37 °C auf 45 °C signifikant vermindert (Franzeck et al. 1990), beim Kurzzeit Typ I-Diabetiker um ein Drittel, beim Langzeit Typ-I Diabetiker um mehr als 50% (Franzeck et al. 1990).

Auch die postokklusive hyperämische Reaktion der Gefäße ist signifikant beeinträchtigt. Zwar ergeben sich bei 37°C Elektrodenheiztemperatur nach vierminütiger arterieller Stauung am Unterschenkel mit Maximalwerten von 6,6 ± 5,1 mmHg bei Kurzzeit-Typ I-Diabetikern und von 8,9 ± 6,8 mmHg bei Langzeit-Typ I-Diabetikern keine signifikanten Unterschiede zu den Maximalwerten der reaktiven Hyperämie beim Gesunden. Der prozentuale Anstieg der tcPo$_2$-Werte über die Ruhewerte hinaus nach Öffnen der Okklusion ist jedoch vermindert, da die Ruhe tcPo$_2$-Werte bei den Diabetikern bereits höher waren (Tab.17).

3.1.8.2
Typ II-Diabetiker

Auch bei Patienten mit nicht insulinabhängigem Diabetes mellitus findet man erniedrigte transkutane Sauerstoffpartialdruckwerte. So konnten bei Diabetikern mit einer Krankheitsdauer von 9,5 ± 1,9 Jahren bzw. einer Gruppe mit einer Krankheitsdauer von 13,4 ± 2,6 Jahren bei 44 °C Heiztemperatur am Fuß tcPo$_2$-Ruhewerte um 40 mmHg gemessen werden. Diese waren somit signifikant niedriger ist als im Kontrollkollektiv (Uccioli et al. 1994). Diese Patienten hatten keine arterielle Verschlußkrankheit.

Diabetische Neuropathie
Bei der diabetischen Neuropathie können auch Nerven des Sympathikus beteiligt sein, welche Gefäße innervieren. Der Einfluß einer diabetischen Neuropathie auf die kutane Mikrozirkulation, ist jedoch nicht abschließend geklärt. Denkbar wäre, daß durch die Fehlfunktion des Sympathikus der Blutfluß vor allem in den arteriovenösen Shunts stark zunimmt, was eine Minderperfusion mit Hypoxie im nutritiven Strombett zur Folge haben könnte. Dies scheint jedoch eher unwahrscheinlich (Uccioli er al. 1994). Wahrscheinlich ist der Einfluß der Neuropathie auf die Perfusion eher gering. Umgekehrt scheint eine Verbessung der Perfusion zu einer Verbesserung der Nervenfunktion zu führen (Young et al. 1992).

Kombinierte Pankreas-Nierentransplantation
Die Bedeutung der Stoffwechseleinstellung und des Insulinhaushaltes für die kutane Mikrozirkulation ist bis heute nicht in allen Details aufgeklärt. Offenbar verschlechtert eine schlechte Stoffwechselführung wenigstens additiv die Perfusion der Hautgefäße. Diese Vermutung wird durch die Verbesserung der nutritiven Perfusion bei Diabetikern mit schweren Langzeitkomplikationen nach kombinierter Pankreas-Nierentransplantation bestätigt. Nach derartigen Operationen nähern sich sowohl der transkutane Sauerstoffpartialdruck in Ruhe als auch die Zeit bis zum maximalen $tcPo_2$ nach suprasystolischer Stauung den Normalbefunden an. Ein Einfluß der transplantierten Niere auf die Durchblutung der Hautgefäße konnte durch den Vergleich mit Patienten, bei denen nur eine Nierentransplantation ohne gleichzeitige Pankreastransplantation durchgeführt wurde, ausgeschlossen werden (Abendroth et al. 1991). Offenbar optimiert eine Normalisierung des Insulinspiegels auch die kutane Gefäßperfusion. Die Befunde der transkutanen Sauerstoffpartialdruckmessung bestätigen damit die kapillarmikroskopischen Ergebnisse (Tooke und Östergren 1985).

3.1.8.4
Prädiktiver Wert

Amputation
Eine Erniedrigung des transkutanen Sauerstoffpartialdruckes unter 20 mmHg als Folge einer Mikro- oder Makroangiopathie wird neben einer längeren Anamnese einer Verschlußkrankheit, mangelndem Vibrationsempfinden, einer niedrigen High-density Lipoproteinfraktion und mangelnder Diabetesschulung als einer der größten Risikofaktoren für die

Notwendigkeit einer Amputation der unteren Extremität im Verlauf der Diabetes-Erkrankung angesehen (Reiber et al. 1992).

Diabetischer Fuß
Auch bei der peripheren arteriellen Verschlußkrankheit mit trophischen Störungen im Rahmen eines Diabetes mellitus kann man versuchen, mit Hilfe der transkutanen Sauerstoffpartialdruckmessung eine Prognose über den weiteren Heilungsverlauf zu machen. Die Prognose ist ein wichtiges Kriterium bei den differentialtherapeutischen Überlegungen, bei der Wahl zwischen konservativem oder operativem Vorgehen, was in der Regel eine Amputation bedeutet. Bei einem transmetatarsalen transkutanen Sauerstoffpartialdruck von mindestens 30 mmHg ist in der Regel die konservative Therapie des diabetischen Fußes mit lokaler Wundbehandlung und Wunddebridement oder gegebenenfalls einer sparsamen Amputation ausreichend. Liegt nach einem operativen Eingriff ein transkutaner Sauerstoffpatialdruck von über 30 mmHg vor, kann dies als ein für den Wundheilungsverlauf prognostisch günstiges Zeichen angesehen werden. Bei $tcPo_2$-Werten unter 30 mmHg muß eine invasive Diagnostik zur Planung eines gefäßrekonstruktiven operativen Eingriffes erwogen werden (Ballard et al. 1995).

3.1.9
Raynaud-Syndrom

Die $tcPo_2$-Messung im anfallsfreien Intervall kann Hinweise geben, inwieweit der Raynaud-Symptomatik eine organische Veränderung des Gefäßsystems zugrundeliegt. Patienten mit progressiver systemischer Sklerodermie und anderen Kollagenosen wiesen signifikant niedrigere $tcPo_2$-Werte als das gesunde Vergleichskollektiv und Patienten mit primären Raynaud-Syndrom auf (Wollersheim und Thien 1988). Inwieweit die verminderte Perfusion des Gefäßsystems oder die Sklerosierung des Korium zu einer Abnahme des $tcPo_2$-Werte führt, ist noch nicht geklärt.

Desweiteren stellt sich die Frage nach dem Zusammenhang des $tcPo_2$-Wertes und dem Ausmaß trophischer Störungen beim Vorliegen einer Kollagenose. Hier seien sklerotische Hautveränderungen, Kalzinose und Ulzerationen genannt. Keine Hautschäden gehen mit Werten um 24,6 ± 9,2 mmHg einher, leichtere Schäden mit $tcPo_2$-Werten von 11,0 ± 6,3 mmHg, schwere Schäden bei Werten von 3,4 ± 2,4 mmHg. Der transkutane Sauerstoffapartialdruck von 8 mmHg hatte eine Sensitivität von 65,8 % und einer Spezifität von 96,3 % zur Detektion von trophischen Hautschäden. Je niedriger die tcPo$_2$-Werte, desto stärker ist die ischämische Hautschädigung (r = -0,26; p = 0,04) sowie die Schwere des Schmerzes (r = -0,43; p ≤ 0,001). Keine signifikante Korrelation konnte zwischen den tcPo$_2$-Werten und der Anzahl der Raynaudattacken gefunden werden. Desweiteren konnte kein signifikanter Unterschied zwischen Männern und Frauen gefunden werden (Wollersheim und Thien 1988).

3.1.10
Kollagenosen

3.1.10.1
Progressive systemische Sklerodermie

Im Gegensatz zu nicht läsionaler Haut, in der die transkutanen Sauerstoffpartialdruckwerte im Normbereich liegen (Silverstein et al. 1988, Valentini et al. 1991), zeigt sich bei der progressiven systemischen Sklerodermie in läsionaler Haut eine signifikante Verminderung des transkutanen Sauerstoffpartialdruckes, die sich teilweise in den absoluten Meßwerten, aber noch wesentlich markanter in den dynamischen Funktionstests manifestiert. So zeigen sich bei einer Elektrodenheiztemperatur von 37 °C mit 8,7 ± 1,1 mmHg bei Patienten gegenüber 8,1 ± 0,9 mmHg bei Gesunden keine signifikant verminderten transkutanen Sauerstoffpartialdruckwerte (Valentini et al. 1991). Die tcPo$_2$-Werte bei einer Elektrodenheiztemperatur von 44 °C sind mit 44,6 ± 2,8 mmHg gegenüber 70,2 ± 2,1 mmHg jedoch signifikant vermindert (Silverstein et al. 1988, Valentini et al. 1991). Erhöht man die Elektrodenheiztemperatur von 37 °C auf 42 °C, steigen die transkutanen Sauerstoffpartialdruckwerte bei Sklerodermiepatienten signifikant geringer als bei Gesunden (Tab. 18) (Albrecht et. al 1993). Die erniedrigten Sauerstoffpartialdruckwerte bei einer Elektrodenheiztemperatur von 44 °C lassen sich mittels Inhalation von Sauerstoff in den Bereich Gesunder anheben (Valentini et al. 1991). Dabei ist ein Anstieg der tcPo$_2$-Werte von initial 44,6 ± 2,8 mmHg auf 138,8 ± 21,3 mmHg zu erwarten (Valentini et al. 1991). Dieser Wert ist im Vergleich zum Gesunden, bei dem die Werte auf 167,5 ± 13,1 mmHg ansteigen, nicht signifikant erniedrigt. Der zügige Anstieg der transkutanen Sauerstoffpartialdruckwerte nach Sauerstoffinhalation bei einer Elektrodenheiztemperatur von 45 °C läßt neben einer alterierten Wärmereaktion auf eine Sauerstoffbarriere in der kutanen Endstrombahn der Haut als Ursache für die Erniedrigung der Sauerstoffspannung an der Hautoberfläche schließen. Eine Erhöhung des

Tabelle 18. Statische und dynamische tcPo$_2$-Werte bei Patienten mit systemischer progressiver Sklerodermie im Vergleich zu einem gesunden Kontrollkollektiv bei einer Elektrodenheiztemperatur von 42 °C (nach Albrecht 1993)

	Einheit	Gesunde Kontrollgruppe	Patienten
Suprasystolische Stauung			
Ruhewerte	mmHg	4,04 ± 2,05	2,62 ± 1,33[b]
Wiedererholungszeit	s	101,33 ± 21,30	139,84 ± 22,04[b]
postokklusiver Maximalwert	mmHg	12,83 ± 3,05	7,66 ± 2,61[b]
Postokklusiver Hyperämiewert	mmHg	8,85 ± 2,14	4,90 ± 2,61[b]
Okklusionseffekt	mmHg/s	0,88 ± 0,27	0,35 ± 0,18[b]
Hitzeprovokation			
Ruhewerte	mmHg	4,65 ± 3,42	6,35 ± 3,42[d]
Werte nach Erhitzen	mmHg	45,50 ± 12,88	29,95 ± 11,94[c]
Regulationsweite	mmHg	38,05 ± 11,75	25,69 ± 10,29[b]

[a]$p < 0,05$, [b]$p < 0,001$, [c]$p < 0,01$, [d]nicht signifikant

Sauerstoffpartialdruckes im Gewebes durch O$_2$-Inhalation scheint diese Barriere durchbrechen zu können. Als Sauerstoffbarriere kommt vor allem die Sklerose von Haut und Gefäßen in Betracht. Die Rolle von lokalen Hautveränderungen als Ursache für die erniedrigten Sauerstoffpartialdruckwerte wird durch die inverse Korrelation zwischen klinisch bestimmter Hautdicke und Erniedrigung der transkutanen Sauerstoffpartialdruckwerte an der Haut unterstrichen: Je dicker die Haut, desto niedriger der transkutane Sauerstoffpartialdruck ($r=-0,61; p \leq 0,001$). Systemische Einflüsse wie die Lungenfunktion und die arterielle Sauerstoffsättigung scheinen dagegen eine geringere Rolle zu spielen (Silverstein et al. 1988). In der postokklusiven hyperämischen Reaktion zeigen sich bei Patienten mit progressiver systemischer Sklerodermie starke Funktionseinschränkungen der Gefäße. Die Anstiegszeit zum postokklusiven Maximum ist verlängert (Tab.18) und die Amplitude vom Ruhewert zum postokklusiven Maximum ist vermindert. Desweiteren ist auch der postokklusive hyperämische Wert, welcher die Differenz aus dem postokklusiven Maximalwert und den Ruhewerten ausdrückt, sowie der Postokklusionseffekt, welcher das Verhältnis aus dem postokklusiven hyperämischen Wert und der postokklusiven Erholungszeit angibt, signifikant vermindert (Tab.18) (Albrecht et al. 1993). Offenbar reagieren Patienten mit progressiver systemischer Sklerodermie nicht nur auf Kälte, sondern auch auf Wärme abnorm.

3.1.10.2
Zirkumskripte Sklerodermie (Morphea)

Auch bei der zirkumskripten Sklerodermie findet sich eine Beeinträchtigung der Hautdurchblutung im nutritiven Strombett. So ist der transkutane Sauerstoffpartialdruck in einem aktiven Herd bei zirkumskripter Sklerodermie um 35 % ± 10 % gegenüber gesunder Haut signifikant erniedrigt. In ausgebrannten sklerotischen Arealen sind die tcP_{O_2}-Werte um 17 % ± 5 % vermindert (Kalis et al. 1990). Die stärkere Erniedrigung des Sauerstoffpartialdruckes in einem entzündlich aktiven Herd spricht für einen erhöhten metabolischen Sauerstoffbedarf in diesem Gewebe.

3.1.11
Atopische Dermatitis

Patienten mit atopischer Dermatitis weisen in klinisch unbefallener Haut infraklavikulär (Elektrodentemperatur von 45 °C) niedrigere tcP_{O_2}-Werte als Gesunde auf. Während die Werte Gesunder im Mittel bei etwa 88 mmHg lagen, konnte bei Patienten mit leichter atopischer Dermatitis ein mittlerer tcP_{O_2}-Wert von 68 mmHg, bei Patienten mit mittelstarker atopischer Dermatitis ein mittlerer tcP_{O_2}-Wert von 41 mmHg und bei Patienten mit starker atopischer Dermatitis tcP_{O_2}-Werte von 41 mmHg gemessen werden. Damit lagen diese Werte nicht nur deutlich unter den Vergleichswerten aus der gesunden Kontrollgruppe, sondern waren auch niedriger als die tcP_{O_2}-Werte von Asthmatikern (65 mmHg), von Patienten mit Psoriasis (62 mmHg) und Patienten mit Ekzemen anderer Genese, die Werte von 70 mmHg aufwiesen (Gühring und Drosner 1988). Allerdings handelt es sich hier um eine nicht weiter bestätigte Einzelbeobachtung.

3.1.12
Patch-Test Reaktionen

Die Beurteilung immunologischer Reaktionen der Haut vom Typ IV nach Coombs und Gell sowie von toxischen und irritativen Reaktionen erfolgt in der Regel klinisch. Nicht-invasive Methoden ermöglichen eine objektive

Quantifizierung dieser Reaktionen. Mit der transkutanen Sauerstoffpartialdruckmessung ist dies zwar auch möglich, die Technik wird aber aufgrund des Zeitaufwandes nur selten eingesetzt. Unabhängig von der klinischen Anwendung, weisen die Befunde bei Patch-Test Reaktionen jedoch auf grundsätzliche Einflußfaktoren der tcPo$_2$ -Messung hin.

Die transkutanen Sauerstoffpartialdruckwerte können Patchtest-Reaktionen der Stärke 0, 1+ ,2+ und 3+ voneinander unterscheiden. Reaktionen der Stärke 3+ und 4+ scheinen nicht signifikant voneinander getrennt werden zu können. Je ausgeprägter die klinische Reaktion, desto niedriger sind die tcPo$_2$-Werte (r=-0,82) (Prens et al. 1987). Mit zunehmender Stärke der Reaktion nimmt die ödematöse Auflockerung des Korium sowie die Infiltration mit Entzündungszellen zu. Beide Faktoren verlängern den Diffusionsweg des Sauerstoffs durch die Haut und können so zu einer Abnahme des transkutanen Sauerstoffpartialdruckes führen. Zum anderen kann ein erhöhter Sauerstoffverbrauch im Reaktionsareal aufgrund der entzündlichen Reaktion in der Haut angenommen werden.

3.1.13
Erysipel

Während bei einem Erysipel die Hautveränderungen unter antibiotischer Therapie meist spätestens nach etwa 7 Tagen deutlich abblassen und das Fieber in der Regel bereits nach drei Tagen rückläufig sind, ist der transkutane Sauerstoffpartialdruck oft längerfristig deutlich erniedrigt, sowohl am Rand als auch im Zentrum der Hautveränderungen. Die tiefsten Werte sind im Zentrum mit im Mittel 17 mmHg (Elektrodentemperatur 44°C) zu messen, im Randbereich 41 mmHg. Innerhalb von 21 Tagen normalisiert sich der transkutane Sauerstoffpartialdruck auf Werte um 60 mmHg. Die tcPo$_2$-Werte sind zu Beginn der Erkrankung am niedrigsten. Ursache für die Erniedrigung dürften wie bei den Patch-Test Reaktionen eine Ödembildung mit verlängerter Diffusionsstrecke sowie der erhöhte Sauerstoffverbrauch in der entzündlich veränderten Haut sein (Reimers und Schmeller 1990).

3.1.14
Plastische Chirurgie

Die nicht-invasive peri- und intraoperative Durchblutungskontrolle in der plastischen, dermatologischen und maxillofazialen Chirurgie bei der Dekkung von Defekten am Integument mit kutanen- und myokutanen Lappenplastiken ist von besonderem Interesse, da bei jedem Lappen die Gefahr der Minderperfusion mit nachfolgender Nekrose des Gewebes besteht.

Postoperatives Monitoring der Durchblutung ermöglicht den objektiven Vergleich verschiedener operativer Techniken. Wenn auch vorwiegend die Laser Doppler Fluxmetrie und das Laser Doppler Scanning zum prä- und postoperativen Monitoring der Durchblutung von Lappen eingesetzt wird, bietet auch die transkutane Sauerstoffpartialdruckmessung als Methode zur Quantifizierung des nutritiven Blutflusses wichtige Informationen zur Blutversorgung des Operationsareals. Als Beispiele seien hier der TRAM-Lappen und die plastische Deckung von Hautdefekten mit Hauttransplantaten vorgestellt.

3.1.15
Transverser muskulokutaner Rectus abdominis Lappen (TRAM-Lappen)

Der transverse muskulokutane Rectus abdominis Lappen wird in der rekonstruktiven Brustchirurgie zum Brustaufbau nach Mastektomie verwendet. Dabei stehen zwei technische Varianten zur Verfügung. Zum einen gibt es die Möglichkeit, den Lappen nach Ligatur der inferioren epigastrischen Gefäße und nach Mobilisation unter einer epigastrischen Hautbrücke als gestielten Lappen in die Brustregion zu schwenken oder aber einen transversen Lappen mit Gefäßstiel als freien Lappen komplett zu entnehmen, die Gefäße des Stiels mit den Axillargefäßen zu anastomosieren und das Gewebe einzupassen.

Gestielter Lappen
Beim perioperativen Monitoring eines TRAM-Lappens ist es wichtig, sowohl das freie, gefäßstielferne Ende des Lappens, auch als kontralaterale Seite bezeichnet, als auch das sogenannte ipsilaterale Ende des Lappens mit dem Gefäßstil getrennt zu überwachen. Intraoperativ fallen an der kontralateralen Seite bei Normalruhewerten von 48,3 ± 3 mmHg die $tcPo_2$-Werte nach Mobilisation und Durchtrennung des Musculus rectus abdominis auf 17 ± 5 mmHg ab. Postoperativ sinken die $tcPo_2$-Werte bis zum dritten postoperativen Tag (8 ± 2 mmHg) weiter ab.

Auf der ipsilateralen Seite zeigt sich dieselbe Charakteristik der $tcPo_2$-Werte, allerdings fallen die Werte bei Ausgangswerten von 44 ± 4 mmHg lediglich auf 11 ± 3 mmHg ab. Die $tcPo_2$-Werte bleiben bis zum siebten postoperativen Tag auf diesem Niveau. Dann kommt es nach weiteren sieben Tagen ipsilateral zu einem deutlich schnelleren Anstieg der Werte auf 25 ± 4 mmHg gegenüber 12 ± 3 mmHg kontralateral (Tuominen et al.1992).

Freies Transplantat
Der frei transplantierte Lappen zeigt eine deutlich andere Charakteristik der transkutanen Sauerstoffpartialdrucke im Zeitverlauf. Bei Ausgangswerten von 55 ± 8 mmHg kontralateral und 52 ± 10 mmHg ipsilateral und einem Anstieg der tcPo_2-Werte bei Narkoseeinleitung fallen die tcPo_2-Werte bei Mobilisation des Lappen an der kontralateralen Seite ab. Bei Durchtrennung der inferioren epigastrischen Gefäße und Entnahme des Lappens erreichen die tcPo_2-Werte mit 2 ± 2 mmHg ihr Minimum (Tuominen et al. 1992). Unmittelbar nach Anastomosierung der Gefäße steigt der transkutane Sauerstoffpartialdruck wieder stark an. Bereits unmittelbar postoperativ betragen die tcPo_2-Werte kontralateral 21 ± 18 mmHg, am dritten postoperativen Tag 41 ± 19 mmHg (Tuominen et al. 1993).

Mit Hilfe dieses peri- und intraoperativen Monitoring des transkutanen Sauerstoffpartialdruckes konnte die These unterstützt werden, daß der freie transverse Rectus abdominis Lappen postoperativ vor allem an der kontralateralen Seite eine deutlich bessere nutritive Perfusion hat als der gestielte Lappen (Tuominen et al. 1992,1993). Die bessere Perfusion des freien Lappens gegenüber dem gestielten Schwenklappen könnte möglicherweise Folge der kompletten Denervation der Gefäße mit folgender passiver Dilatation der Gefäße sein, was zu einer verbesserten nutritiven Durchblutung des Gewebes führt.

Prädiktiver Wert
Eines der wichtigsten Ziele beim postoperativen Monitoring der kutanen Mikrozirkulation ist die Vorhersage von Wundheilungsstörungen, um gegebenenfalls frühzeitig entsprechende therapeutische Maßnahmen einleiten zu können. Dies kann anhand der Ruhe-tcPo_2-Werte versucht werden. So zeigten sich bei dem gestielten TRAM-Lappen postoperativ in den später nekrotischen Lappen signifikant niedrigere tcPo_2-Werte als in den Lappen ohne spätere Nekrosen (z.B: ipsilateral 2 ± 2 mmHg bei Patienten ohne Nekrosen gegenüber 0,3 ± 0,3 mmHg bei Patienten mit Nekrosen) (Tuominen et al. 1992). Der prädiktive Wert der transkutanen Sauerstoffpartialdruckmessung läßt sich durch intensivierte Sauerstoffinhalation nur bedingt steigern. Ein Teil der Patienten mit später nekrotischen Hautarealen zeigten bei Sauerstoffinhalation ein vermindertes Ansteigen der tcPo_2-

Werte im Lappen, wohingegen Patienten mit gut perfundiertem Lappen in der Regel einen deutlich Anstieg des transkutanen Sauerstoffpartialdruckes zeigen. Diese Unterschiede sind jedoch nicht signifikant (Tuominen et al. 1992).

3.1.16
Freie Hauttransplantate

Unmittelbar postoperativ werden sehr niedrige $tcPo_2$-Werte von unter 8 mmHg (Elektrodenheiztemperatur: 43 °C) gemessen. Innerhalb von 14 Tagen steigt der transkutane Sauerstoffpartialdruckwert auf 30–40 mmHg. Erst nach endgültiger Einheilung des Transplantates sind Werte wie in gesunder Haut zu messen. Dabei muß der klinische Eindruck nicht mit dem gemessenen $tcPo_2$-Wert korrelieren. Obwohl das frische Transplantat frisch und rosig aussehen kann, was auf eine gute Durchblutung schließen läßt, können die $tcPo_2$-Werte erniedrigt sein. Ursache für die Diskrepanz zwischen den $tcPo_2$-Werten und dem klinischen Bild könnten die Einheilungsprozesse und ein damit einhergehender metabolisch bedingter, erhöhter Sauerstoffbedarf im transplantierten Gewebe sein (Greenhalgh 1994).

3.1.17
Intensivmedizin

Die transkutane Sauerstoffpartialdruckmessung spielt besonders in der neonatologischen Intensivmedizin eine wichtige Rolle beim nicht-invasiven Monitoring des arteriellen Sauerstoffpartialdruckes. Um eine lineare Korrelation der arteriellen und transkutanen Sauerstoffpartialdruckwerte zu gewährleisten, wird stets bei einer Elektrodenkerntemperatur von 43–45 °C gemessen.

Die mittlere Differenz zwischen dem intraarteriell und dem transkutan gemessenen Sauerstoffpartialdruck wird beim Säugling mit 0,29 % angegeben (Russell und Helms 1990). Auch beim Erwachsenen korrelieren intraarteriell und transkutan gemessene Sauerstoffpartialdrucke signifikant ($r = 0,6 p < 0001$)(Hasibeder et al. 1991).

3.2
Transkutane Kohlendioxidpartialdruckmessung

Die transkutane Kohlendioxidpartialdruckmessung ist eine nicht-invasive Methode zur Quantifizierung von systemischen Veränderungen des Säuren-Basen-Haushaltes und der Blutgase sowie der lokalen metabolischen Situation der Haut. Sie ist dem Prinzip nach eine pH-Messung.

3.2.1
Meßprinzip

Der an der Hautoberfläche meßbare Kohlendioxidpartialdruck hängt hauptsächlich von der Elektrodentemperatur und der metabolischen Produktion von Kohlendioxid im Gewebe ab (Baumbach 1988). Die Hautdurchblutung hat im Gegensatz zum Sauerstoffpartialdruck einen deutlich geringeren Einfluß auf den transkutanen Kohlendioxidpartialdruck, da zwischen dem arteriellen und dem venösen Kohlendioxidpartialdruck nur ein Unterschied von wenigen mmHg liegt.

Der arterielle Kohlendioxidpartialdruck kann in Kombination mit dem arteriellen Sauerstoffpartialdruck bei einer Elektrodenheiztemperatur von 43–45 °C transkutan gemessen werden. Bei dieser Temperatur herrscht ein arterieller Kohlendioxidpartialdruck von 53 mmHg. An der Hautoberfläche beträgt er 59 mmHg. Die Differenz erklärt sich durch den metabolischen Kohlendioxidbeitrag aus der vitalen Epidermis, was zu einer Zunahme des tcP_{CO_2} um 2–6 mmHg führt. Da sich die transkutanen Kohlendioxidpartialdrucke bei 37 und 44 °C um den Faktor 1,34 unterscheiden, kann man den gemessenen Wert durch 1,34 teilen und nach Abzug der metabolisch bedingten 4 mmHg den arteriellen Kohlendioxidpartialdruck bei 37 °C berechnen.

3.2.2
Meßtechnik

Die Messung des transkutanen Kohlendioxidpartialdruckes (tcP_{CO_2}) erfolgt mit einer Kohlendioxidelektrode.

Tritt ein Kohlendioxidmolekül durch die Membran der Kohlendioxidelektrode hindurch, reagiert es mit Wasser und Kohlensäure. Es kommt nach der folgenden chemischen Reaktion

$$H_2O + CO_2 \rightarrow H_2CO_3 \rightarrow H^+ + HCO_3^-$$

zur Bildung von Kohlensäure, welche unter Bildung von H^+ dissoziiert. Durch die Entstehung der Wasserstoffionen kommt es zu einem Strom an der Elektrode. Die pH-Änderung läßt sich schließlich nach der Gleichung von Henderson-Hasselbalch

$$pH = pK + \log [HCO_3^-] / a * pCO_2$$

als Kohlendioxidpartialdruck ausdrücken, wobei pK die Dissoziationskonstante von Kohlensäure ist, $[HCO_3^-]$ die Konzentration von HCO_3^-, a der Löslichkeitskoeffizient von gelöstem CO_2 und pCO_2 der Kohlendioxidpartialdruck.

3.2.3
Klinische Anwendung

Die transkutane Kohlendioxidpartialdruckmessung kann in der intensivmedizinischen und anästhesiologischen Überwachung der arteriellen Kohlendioxidkonzentration und des Säuren-Basen-Haushaltes als Parameter für die Atemqualität verwendet werden (Hasibeder et al. 1991). Ein weiteres Anwendungsgebiet ist die Atemphysiologie. So kann der Einfluß verschiedener Atemgase auf den transkutanen Kohlendioxidpartialdruck untersucht werden (Kesten et al. 1991). Bei einer arteriellen Stauung steigen die Kohlendioxidpartialdruckwerte zunächst langsam und nach einigen Minuten deutlich stärker an, da aufgrund der eingeschränkten Perfusion der anaerobe Metabolismus im Gewebe und damit die Produktion von sauren Valenzen zunimmt. Die Dissoziationsgleichung der Kohlensäure verschiebt sich dann zum Kohlendioxid hin (Severinghaus et al. 1978).

Der Zusammenhang des Kohlendioxidpartialdruckes in der Blutbahn wie auch im Gewebe mit dem Säuren-Basenhaushalt gestattet indirekt die Messung von sauren Metaboliten im menschlichen Organismus. Ein Metabolit, welcher wesentlich den pH-Wert des Blutes zu niedrigeren Werten verschieben kann, ist das Laktat. Laktat entsteht bei anaerober Glykolyse unter starker körperlicher Belastung. Die tcP_{CO_2}-Messung wird daher auch zu Stoffwechseluntersuchungen in der Sportphysiologie und Sportmedizin angewandt (Breuer et al. 1993).

Im Vergleich zur transkutanen Sauerstoffpartialdruckmessung ist die transkutane Kohlendioxidpartialdruckmessung für die Untersuchung der Hautdurchblutung in pathologisch veränderter Haut weniger gut geeignet, da der tcP_{CO_2} aufgrund des günstigeren Diffusionskoeffizienten des Kohlendioxids durch rein kutane Veränderungen kaum zu beeinflussen ist.

Außerdem ist die arteriovenöse Differenz für den PCO_2 gering, so daß Perfusionsveränderungen kaum Einfluß auf den tcPCO_2 haben (Baumbach 1986, Schmidt et al. 1990). Bei der Untersuchung von Hautveränderungen, die nicht primär durch eine Perfusionsveränderung bedingt sind, kann die transkutane Kohlendioxidpartialdruckmessung jedoch von höherem Wert sein. So zeigt sich in der Tuberkulinreaktion bei erniedrigtem transkutanem Sauerstoffpartialdruck eine Erhöhung des tcPCO_2-Wertes. Diese Hyperkapnie ist am ehesten Ausdruck eines gesteigerten anaeroben Stoffwechsels im Reaktionsareal (Spence und Swanson Beck 1988). In der Dermatologie fand die transkutane Messung des Kohlendioxidpartialdruckes desweiteren Anwendung bei der Untersuchung des Milieus, welches unter einer mehrtägigen Okklusion der Haut entsteht. Insbesondere versuchte man die Kohlendioxidproduktion von Pilzen wie Pityrosporum orbiculare auf der Hautoberfläche zu untersuchen. Hier zeigte sich mit zunehmender Okklusion eine Zunahme des tcPCO_2 (Faergemann et al. 1983, King et al. 1976).

Literatur

Abendroth D, Schmand J, Landgraf R, Illner WD, Land W. Diabetic microangiopathy in type 1 (insulin-dependent) diabetic patients after successful pancreatic and kidney or solitary kidney transplantation. Diabetologica 1991; 34: S131-134.

Albrecht HP, Hiller D, Hornstein OP, Bühler-Singer S, Mück M, Gruschwitz M. Microcirculatory functions in systemic sclerosis: additional parameters for therapeutic concepts? J Invest Dermatol 1993; 101: 211-215.

Ballard JL, Eke CC, Bunt TJ, Killeen JD. A prospective evaluation of transcutaneous oxygen measurements in the management of diabetic foot problems. J Vasc Surg 1995; 22: 485-492.

Bathay-Csorba PA, Provan JL, Ameli FM. Transcutaneous oxygen tension measurements in the detection of iliac and femoral arterial disease. Surg Gynecol Obstet 1987; 164: 102-104.

Baumbach P. Verständnis transkutaner pO_2- und pCO_2-Messungen. Radiometer A/S, Kopenhagen 1988.

Baumberger JP, Goodfriend RB. Determination of arterial oxygen tension in man by equilibration through the intact skin. Fed Proc 1951; 10: 10.

Baumgärtl H, Ehrly AM, Saeger-Lorenz K, Lübbers DW. Initial results of intracutaneous measurement of PO_2 profiles. In: Clinical oxygen pressure measurement. Ehrly AM, Harss J, Huch R (Hrsg). Berlin: Springer 1984; 121-128.

Bongard O, Bounameaux H, Fagrell B. Effects of oxygen inhalation on skin microcirculation in patients with peripheral arterial occlusive disease. Circulation 1992; 86: 878-886.

Bongard O, Didier D, Bounameaux H. Effects of percutaneous transluminal angioplasty on skin microcirculation in patients with disabling peripheral arterial occlusive disease. Int J Microcirc: Clin Exp 1994; 14: 319-326.

Braun M, Bruch L, Ney P, Torsello G, Schrör K. Actions of PGE_0 and 15-keto-PGE_1 on vessel tone in vitro. In: Prostaglandin E_1. Diehm C, Sinziger H, Rogatti W (Hrsg). Berlin: Springer 1991.

Breuer HWM, Skyschally A, Alf DF, Schulz R, Heusch G. Transcutaneous $p(co_2)$-monitoring for the evaluation of the anaerobic threshold - comparison to lactate and ventilatory thresholds. International J Sports Medicine 1993; 14: 417-421.

Breuer HW, Breuer J, Berger M. Transcutaneous oxygen pressure measurements in type I-diabetic patients for early detection of functional diabetic microangiopathy. Europ J Clin Invest 1988; 18: 454-459.

Carlson LA, Eriksson F. Femoral-artery infusion of prostaglandin E_1 in severe peripheral vascular disease. Lancet 1973; I: 155-156.

Carlson LA, Olsson AG. Intravenous prostaglandin E_1 in severe peripheral vascular disease. Lancet 1976; II: 810.

Casillas JM, Michel C, Aurelle B, Becker F, Marcer I, Schultz, S, Didier JP. Transcutaneous oxygen pressure: an effective measure for prothesis fitting on below-knee amputations. Am J Phys Med Rehabil 1993; 72: 29-32.

Creutzig A, Caspary L, Alexander K. Transcutaneous oxygen pressure at different dosages of intravenous prostaglandin E_1 in patients with severe arterial occlusive disease: a double-blind, placebo controlled study. In: Prostaglandin E_1. New aspects on pharmacology, metabolism and clinical efficacy. Diehm C, Sinziger H, Rogatti W (Hrsg). Berlin: Springer 1991; 72-81.

Creutzig A, Caspary L, Alexander K. Zur Reproduzierbarkeit des transkutanen Sauerstoffdruckes bei fortlaufender Registrierung. VASA (Suppl) 1992; 35: 32-33.

Creutzig A, Dau D, Caspary L, Alexander K. Transcutaneous oxygen pressure measured at two different electrode temperatures in healthy volunteers and patients with arterial occlusive disease. Int J Microcirc: Clin Exp 1987; 5: 373-380.

Creutzig A, Caspary L, Alexander K. Doppelblinde placebokontrollierte Studie zum Verhalten des $tcPo_2$ während intravenöser Infusion von Prostaglandin E_1 bei Patienten mit schwerer AVK. VASA 1992; 35 (Suppl): 36-38.

De Bakey M, Burch G, Ray T, Ochsner A. The „borrowing-lending" hemodynamic phenomenon (hemometakinesia) and its therapeutic application in peripheral vascular disease. Ann Surg 1947; 6: 850-865.

Didier D, Costes Y. Transcutaneous Po_2 ($tcPo_2$) monitoring during iliac and femoral percutaneous transluminal angioplasty (PTA). J Intervent Radiol 1992; 7: 7-20.

Diehm C, Kühn A, Strauss R, Hübsch-Müller C, Kübler W. Effects of regular physical training in a supervised class and additional intravenous Prostaglandin E_1 and naftidrofuryl therapy in patients with intermittent claudication - a controlled study. Vasa 1989; 28 (Suppl): 26-30.

Ehrly AM, Schenk J, Saeger-Lorenz K. Einfluß einer intravenösen Gabe von Prostaglandin E_1 auf den Muskelgewebesauerstoffdruck, die transkutanen Gasdruckwerte und die Fließeigenschaften des Blutes von Patienten im Stadium III und IV der chronischen arteriellen Verschlußkrankheit. Vasa 1987; 16 (Suppl): 196-198.

Evans NTS, Naylor PFD. The systemic oxygen supply of human skin. Resp Physiol 1967; 3: 21-37.

Ewald U, Rooth G, Tuvemo T. Postischemic hyperaemia studied with a transcutaneous oxygen electrode used at 33°C. Scand J Clin Lab Invest 1981; 41: 641-645.

Ewald U, Tuvemo T, Rooth G. Early reduction of vascular reactivity in diabetic children detected by a transcutaneous oxygen electrode. Lancet 1981; 1287-1288.

Faergemann J, Aly R, Wilson DR, Maibach HI. Skin occlusion: effect on Pityrosporum orbiculare, Skin P_{co_2}, pH, transepidermal water loss and water content. Arch Dermatol Res 1983; 275: 383-387.

Franzeck UK, Fronek A, Talke P, Bernstein EF. Transcutaneous Po_2 measurements in health and peripheral arterial occlusive disease. Bibl Anat 1981; 20: 668-691.

Franzeck UK, Haselbach P, Speiser D, Bollinger A. Microangiopathy of cutaneuos blood and lymphatic capillaries in chronic venous insufficiency (CVI). Yale J Biol Med 1993; 66: 37-46.

Franzeck UK, Stengele B, Panradl U, Wahl P, Tillmanns H. Cutaneous reaktive hyperemia in short-term and long-term type I diabetes - Continuous monitoring by a combined laser Doppler and transcutaneous oxygen probe. VASA 1990; 19: 8-15.

Franzeck UK, Talke P, Bernstein EF, Golbranson FL, Fronek A. Transcutaneous PO_2 measurements in health and peripheral arterial occlusive disease. Surgery 1982; 91: 156-163.

Franzeck UK, Talke P, Golbranson FL, Bernstein EF, Fronek A. Transcutaneous oxygen tension of the lower extremity as a guide to amputation level. In: Continuous transcutaneous blood gas monitoring. Huch A, Huch R (Hrsg). New York, Basel: Marcel Dekker 1983; 709-714.

Franzeck UK. Transkutaner Sauerstoffpartialdruck ($tcPo_2$)-Messungen mit neuen Elektrodentypen. In: Methoden der klinischen Kapillarmikroskopie. Mahler F, Meßmer K, Hammersen F (Hrsg). Basel: Karger 1986, 107-123.

Franzeck UK. Transkutaner Sauerstoffpartialdruck in der klinischen Mikrozirkulation: Grundlagen, Methoden, Neuentwicklungen von Kombinationssonden und Anwendung in der Angiologie. Bern: Huber 1991.

Gardner AW, Skinner JS, Cantwell BW, Smith LK, Diethrich EB. Relationship between foot transcutaneous oxygen tension and ankle systolic blood pressure at rest and following exercise. Angiology 1991; 42: 481-490.

Gothgen I, Jacobsen E. Transcutaneous oxygen tension measurement. I. Age variation and reproducibility. Acta Anaesth Scand 1978; 67 (Suppl): 66-70.

Greenhalgh DG. Transcutaneous oxygen and carbon dioxide measurements for determination of skin graft „take". J Burn Care Rehabil 1992; 13: 334-339.

Grossmann U, Lübbers DW. Analysis of epidermal oxygen supply by simulation of partial oxygen pressure fields under varying conditions. Crit Care Med 1981; 9: 734-735.

Gruß JD, Vargas-Montano H, Bartels D, Simmenroth HW, Sakurai T, Schäfer G, Fietze-Fischer B. Use of prostaglandins in arterial occlusive diseases. Inter Angiol 1984; 3 (Suppl): 7-17.

Gühring H, Drosner M. Transkutaner Sauerstoffdruck ($tcPo_2$) bei Neurodermitis constitutionalis atopica. Zbl Haut Geschlechtskr 1988; 154: 612-613.

Hasibeder W, Haisjackl M, Sparr H, Klaunzer S, Hörman C, Salak N, Germann R, Stronegger WJ, Hackl JM. Factors influencing transcutaneous oxygen and carbon dioxide measurements in adult intensive care patients. Intensive Care Med 1991; 17: 272-275.

Hauser CJ, Appel P, Shoemaker WC. Pathophysiologic classification of peripheral vascular disease by positional changes in regional transcutaneous oxygen tension. Surgery 1984; 95: 690-694.

Hauser CJ, Shoemaker WC. Use of transcutaneous PO_2 regional perfusion index to quantify tissue perfusion in peripheral vascular disease. Ann Surg 1982; 197: 337-343.

Heidrich H, Lammersen T. Vitalkapillarmikroskopische Untersuchungen und transkutane Po_2-Messungen bei intravenöser Prostaglandin-E_1-Infusion. Dtsch Med Wochenschr 1985; 110: 1283-1285.

Hiller D, Hornstein OP. Übersicht - Neue Konzepte zur nicht-invasiven Untersuchung der Mikrozirkulation der Haut. Zbl Haut Geschlechtskr 1990; 158: 2-25.

Huch A, Huch R, Lübbers DW. Quantitative polarographische Sauerstoffdruckmessung auf der Kopfhaut des Neugeborenen. Arch Gynäkol 1969; 207: 443-451.

Huch R, Lübbers DW, Huch A. Continous pO_2 measurement on the skin of adults and newborns. In: Oxygen supply. Kessler M, Bruley DF, Clark CC, Lübbers DW, Silver IA, Strauss J (Hrsg). München, Berlin, Wien: Urban und Schwarzenberg, 1973; 270-272.

Huch R, Huch A, Lübbers DW. Transcutaneous Po_2. New York: Thieme-Stratton 1981.

Kallis B, de Rigal J, Leonard F, Leveque JL, Riche O, Le Corre Y, de Lacharriere O. In vivo study of scleroderma by non-invasive techniques. Br J Dermatol 1990; 122: 785-791.

Kesten S, Chaoman KR, Rebuck AS. Response characteristics of a dual transcutaneous oxygen/carbon dioxide monitoring system. Chest 1991; 99: 1211-1215.

Khan F, Carnochan FMT, Abbot NC, Wilson SB. The effect of oxygen supplementation on post-occlusive reactive hyperaemia in human forarm skin. Int J Microcirc: Clin Exp 1991; 10: 43-53.

King RD, Dellavou CL, Greenberg JH, Jeppsen JC, Jaeger JS. Identification of carbon dioxide as a dermatophyte inhibitory factor produced by Candida albicans. Can J Microbiol 1976; 22: 1720-1727.

Le Devehat C, Khodabandehlou T. Transcutaneous oxygen pressure and hemorheology in diabetes mellitus. Inter Angiol 1990; 9: 259-262.

Lentner A, Younossi H, Planz S, Wienert V. Der Einfluss von hydrostatischem Druck, Umgebungstemperatur sowie Alter, Geschlecht und Rauchgewohnheiten auf die transkutane Sauerstoffpartialdruckmessung. VASA 1991; 32 (Suppl): 243-246.

Liu Y, Steinacker J, Stauch M. Transcutaneous oxygen tension and Doppler ankle pressure during upper and lower body exercise in patients with peripheral arterial occlusive disease. Angiology 1995; 46: 689-698.

Lübbers DW. Cutaneous and transcutaneous Po_2 and Pco_2 and their measuring conditions. In: Continuous transcutaneous blood gas monitoring, Original Article Series-Birth Defects. The National Foundation March of Dimes. Huch A, Huch R, Lucey JF (Hrsg). New York: AR Liss 1979; 15: 13-31.

Mannarino E, Pasqualini L, Maragoni G, Sanchini R, Regni O, Inocente S. Chronic venous incompetence and transcutaneous oxygen pressure: a controlled study. VASA 1988; 17: 159-161.

Martin MFR, Tooke JE. Effcets of prostaglandin E_1 on microvascular haemodynamics in progressiv systemic sclerosis. British Medical Journal 1982; 285: 1688-1690.

Mayrowitz HN, Larsen PB. Periwound microcirculation of venous leg ulcers. Microvasc Res 1994; 48: 114-123.

Mohrland JS, Porter JM, Smith EA, Belch J, Simms MH. A multiclinic placebo-controlled, double-blind study of prostaglandin E$_1$ in Raynaud´s syndrome. Ann Rheum Dis 1985; 44: 754-760.

Montgomery H, Horwitz O. Oxygen tension of tissues by the polarographic method. 1. Introduction: oxygen tension and blood flow in the skin of human extremities. J Clin Invest 1950; 29: 1120-1130.

Neumann HAM, Veraart JCJM. Morphological and functional skin changes in postthrombotic syndrome. Wien Med Wochenschr 1994; 144: 204-206.

Ott A. Langzeiteffekte des Zigarettenrauchens auf die Mikrozirkulation der Haut. Phlebol 1993; 22: 128-130.

Partsch H. Hyperemic hypoxia in venous ulceration. Br J Derm 1984; 110: 249-251.

Pietilä JP. Tissue expansion and skin circulation. Scand J Plast Reconstr Hand Surg 1990; 24: 135-140.

Prens EP, Joost TH, Steketee J. Quantification of patch test reactions by transcutaneous PO$_2$ measurement. Contact Dermatitis 1987; 16: 142-146.

Reiber GE, Roger EP. Risk factors for amputation in patients with diabetes. A case control study. Ann Intern Med 1992; 117: 97-105.

Reimers I, Schmeller W. Transkutane Sauerstoffpartialdruckmessung zur Verlaufskontrolle bei Patienten mit Erysipel. Hautarzt 1990; 41: 384-387.

Roszinski S, Koser T, Wilhelm KP, Schmeller W. Untersuchungen der Oxygenierung von Dermis und Subkutis bei Dermatoliposklerose. VASA 1993; 22: 297-305.

Russell RIR, Helms PJ. Comparative accuracy of pulse oximetry and transcutaneous oxygen in assessing arterial saturation in pediatric intensive care. Critical Care Med 1990; 18: 725-727.

Scheffler P, de la Hamette D, Leipnitz G. Placebokontrollierte Studie über die Wirkung von i.v. PGE$_1$ auf Makro- und Mikrozirkulation bei Patienten mit AVK Stadium III/IV. VASA 1991; 33 (Suppl): 343-344.

Schmidt JA, Bracht C, Leyhe A, von Wiechert P. Transcutaneous measurement of oxygen and carbon dioxide tension (TcPO$_2$ and TcPCO$_2$) during treadmill exercise in patients with arterial occlusive disease (AOD) - stages I and II. Angiology 1990; 41; 547-552.

Schmidt JA, Leyhe A, von Wichert P. Transkutaner Sauerstoffdruck unter Belastung bei Patienten mit arterieller Verschlußkrankheit der Beine im Stadium I und IIa. Inn Med 1989; 16: 41-45.

Severinghaus JW, Stafford M, Thunstrom AM. Estimation of skin metabolism and blood flow with tcPO$_2$ and tcPCO$_2$ electrode by cuff occlusion of the circulation. Acta Anaest Scand 1978; 68 (Suppl): 9-15.

Spence VA, Swanson Beck J. Transcutaneous measurement of PO$_2$ and PCO$_2$ in the dermis at the site of the tuberculin reaction in healthy human subjects. J Pathol 1988; 155: 289-293.

Silverstein GL, Steen VD, Medsger TA, Falanga V. Cutaneous hypoxia in patients with systemic sclerosis (scleroderma). Arch Dermatol 1988; 124: 1379-1382.

Stücker M, Schöbe MC, Hoffmann K, Schultz-Ehrenburg U. Cutaneous microcirculation in skin lesions associated with chronic venous insufficiency. Dermatol Surg 1995; 21: 877-882.

Stücker M, Schöbe MC, Hoffmann K, Schultz-Ehrenburg U. Microvascular changes found in macroscopically unchanged skin in patients with chronic venous insuffi-

ciency. Proceedings of the European Congress of the International Union of Phlebology Budapest 1993. Essex: Multiscience 1993, 4-7.
Sunder-Plaßmann L, Abendroth D, Becker HM. Transkutane Sauerstoffpartialdruckmessung und Telethermographie bei fortgeschrittener arterieller Verschlußkrankheit. In: Methoden der klinischen Kapillarmikroskopie. Mahler F, Meßmer K, Hammersen F (Hrsg). Basel: Karger 1986, 124-136.
Suzuki S, Isshiki N, Ogawa Y, Nishimura R, Kurokawa M. Effect of intravenous Prostaglandin E_1 on experimental flaps. Annals Plastic Surg 1987: 19; 49-53.
Takiwaki H. Transcutaneous Po_2 and Pco_2 measurement in dermatology. Acta Derm Venereol 1994; 185 (Suppl): 21-25.
Toennesen KH. Transcutaneous oxygen tension in imminent foot gangrene. Acta Anaesth Scand 1978; 68 (Suppl): 107-110.
Tooke JE, Lins PE, Östergren J. Skin microvascular autoregulatory responses in type I-Diabetes: The influence of duration and control. Int J Microcirc: Clin Exp 1985; 4: 249-256.
Tremper KK, Shoemaker WC. Transcutaneous oxygen monitoring of critically ill adults, with and without low flow shock. Crit Care Med 1981; 9: 706-709.
Tuominen HP, Asko-Seljavaara S, Svartling NE, Härmä MA. Cutaneous blood flow in the TRAM flap. Br J Plas Surg 1992; 45: 261-269.
Tuominen HP, Asko-Seljavaara S, Svartling NE. Cutaneous blood flow in the free TRAM flap. Br J Plas Surg 1993; 46: 665-669.
Uccioli L, Monticone G, Russo F, Mormile F, Durola L, Mennuni G, Bergamo F, Menzinger G. Autonomic neuropathy and transcutaneous oxymetry in diabetic lower extremities. Diabetologica 1994; 37: 1051-1055.
Valentini G, Leonardo G, Moles DA, Apaia MR, Maselli R, Tirri G, Del Guercio R. Transcutaneous oxygen pressure in systemic sclerosis: evaluation at different sensor temperatures and relationship to skin perfusion. Arch Dermatol Res 1991; 283: 285-288.
Weiss T, Griesshaber J, Rogatti W, Kistner O, Hsu E, Jansen T, Diehm C. Effect of intra-arterial and intravenous PGE_1 infusions on transcutaneous oxygen pressure in patients with critical ischemia of the extremities. VASA 1991; 33 (Suppl): 341-342.
Widmer LK. Peripheral venous disorders: prevalence and socio-medical importance. Observations in 4529 apparently healthy persons. Basle Study III, Bern: Huber 1978.
Wienert V. Ist der Einsatz der transkutanen Sauerstoffpartialdruckmessung in der Angiologie sinnvoll? Phlebol 1992; 21: 271-273.
Wollersheim H, Thien TH. Transcutaneous pO_2 measurements in Raynaud´s phenomenon. Value and limitations. Int J Microcirc: Clin Exp 1988; 7: 357-366.
Yablon SA, Novick ES, Jain SS, Inhoffer M, Graves DE. Postoperative transcutaneous oxygen measurement in the prediction of delayed wound healing and prothetic fitting among amputees during rehabilitation. Am J Phys Med Rehabil 1995; 74: 193-198.
Young MJ, Veves A, Walker MG, Boulton AJM. Correlations between nerve function and tissue oxygenation in diabetic patients: further clues to the aetiology of diabetic neuropathy? Diabetologica 1992; 35: 1146-1150.

KAPITEL 4   **Laser Doppler**

4.1   Eindimensionale Laser Doppler Fluxmetrie   122
4.1.1   Geschichte der Laser Doppler   122
4.1.2   Untersuchungsprinzip   123
4.1.3   Meßtechnik   125
4.1.4   Klinische Anwendung   129
4.1.5   Normalwerte   136
4.1.6   Periphere arterielle Verschlußkrankheit   141
4.1.7   Chronische venöse Insuffizienz   145
4.1.8   Diabetes mellitus   146
4.1.9   Raynaud-Phänomen und Kollagenosen   149
4.1.10   Plastische und rekonstruktive Chirurgie   152
4.1.11   Irritative Hautreaktionen   155
4.1.12   Psoriasis   155
4.1.13   Atopische Dermatitis   156
         Literatur   157

4.2   Laser Doppler Scanning   162
4.2.1   Geschichte des Laser Doppler Scanning   162
4.2.2   Untersuchungsprinzip   163
4.2.3   Meßtechnik   163
4.2.4   Klinische Anwendung   164
4.2.5   Meßwerte   167
4.2.6   Funktionstests   167
4.2.7   Atopische Dermatitis   170
4.2.8   Psoriasis vulgaris   176
4.2.9   Progressive systemische Sklerodermie   176
4.2.10   Akrale Perfusionsstörungen   178
4.2.11   UVB-Erythem   179
4.2.12   Typ IV Reaktion   180
4.2.13   Hautirritantien   181
4.2.14   Postherpetische Neuralgie   181
4.2.15   Plastische Chirugie   182
4.2.16   Kryochirugie   184
4.2.17   Verlaufskontrolle bei der Therapie mit vasoaktiven Substanzen   184
         Literatur   185

4.3   Laser Doppler Anemometrie   188
4.3.1   Geschichte der Laser Doppler Anemometrie   189
4.3.2   Mikroskopische Laser Doppler Anemometer   190
4.3.3   Klinische Anwendung   192
4.3.4   Methodenvergleich und Ausblick   196
         Literatur   198

Laser Doppler werden heutzutage in fast allen Bereichen der Medizin angewandt. Nicht zuletzt aufgrund der Einfachheit der Bedienung und der Möglichkeit, kurzfristig und nicht-invasiv Informationen über den Durchblutungszustand eines Gewebes wie z. B. der Haut oder eines Gefäßes zu erhalten, hat sich die Laser Doppler Technik sehr schnell etabliert. Häufige Anwendungsfelder sind neben der experimentellen Mikrozirkulationsforschung die Angiologie, die Dermatologie und die plastische Chirurgie. Inzwischen gibt es zahlreiche käuflich erwerbliche Geräte. In diesem Kapitel sollen die eindimensionale Laser Doppler Fluxmetrie, das Laser Doppler Scanning und die Laser Doppler Anemometrie vorgestellt werden.

4.1
Eindimensionale Laser Doppler Fluxmetrie

Die eindimensionale Laser Doppler Fluxmetrie ist eine Methode zur punktuellen Messung der Perfusion, wobei man in der Laser Doppler Fluxmetrie unter Perfusion das Produkt aus der Geschwindigkeit der Erythrozyten und deren Konzentration im Meßvolumen versteht. Obwohl durch bestimmte biologische und optische Phänomene der Meßwert nicht in allen Situationen durch das gesamte Produkt bestimmt wird, wird in der deutschsprachigen Literatur in der Regel der Begriff „Flux" für die erfaßten Signale verwendet. Im Englischen ist der Begriff „Flow" gebräuchlicher.

4.1.1
Geschichte der Laser Doppler

Die Laser Doppler Technik ist im Vergleich zur Kapillarmikroskopie und der transkutanen Sauerstoffmessung noch eine recht junge Methode. Sie hat sich nach ihrer Einführung (Stern 1973) und der Entwicklung von tragbaren Geräten, welche in der Klinik eingesetzt werden können (Watkins und Holloway 1978), sehr schnell etabliert. Innerhalb weniger Jahre gelang die Verbesserung der Signal-zu-Rausch-Ratio durch Einführung der Differentialkanalschaltung in der Signalprozesskette (Nilsson et al. 1980). Weitere wichtige Entwicklungen waren die Einführung eines neuen Signalprozessors, mit dessen Hilfe die Linearität des Signals auch bei höheren Erythrozytengeschwindigkeiten gewährleistet ist (Nilsson 1984). Die häufigen Artefakte durch Bewegung der Lichtleiter während der Messung konnten durch die Entwicklung von dünneren Fasern vermindert werden, so daß heutzutage technisch sehr ausgereifte Geräte zu Verfügung stehen.

4.1.2
Untersuchungsprinzip

Die Laser Doppler Technik erlaubt anhand des optischen Dopplershifts von Laserlicht, welches an sich in den Gefäßen bewegenden Erythrozyten reflektiert wird, eine Aussage über den Durchblutungszustand der Haut. Hierzu strahlt man Laserlicht in die Haut ein, empfängt es nach Reflexion in der Haut wieder und wandelt es mittels eines Photodetektors in einen Photostrom um, mit dessen Hilfe die Perfusion bestimmt werden kann.

4.1.2.1
Theoretische Grundlagen

Der Laser Doppler Fluxmetrie liegen folgende theoretischen Überlegungen aus der angewandten Optik und Laserphysik zugrunde:

Wenn Licht in Materie eindringt, kommt es zu den Phänomenen Transmission, Absorption und Reflexion. Dabei muß man zwischen der Reflexion von Licht an statischem Gewebe und der Reflexion von Licht an Teilchen, die sich in Bewegung befinden, unterscheiden. Lichtphotonen, welche an statischer Materie reflektiert werden, verändern zwar ihre Richtung, die Frequenz und Wellenlänge verändern sich jedoch nicht. Licht hingegen, das an Teilchen reflektiert wird, welche sich in Bewegung befinden, ändert nach dem optischen Dopplereffekt seine Wellenlänge und Frequenz.

Treten Lichtphotonen in die menschliche Haut ein, dominieren Reflexionsphänomene deutlich über Absorptionsvorgänge. Bei der Reflexion verteilen sich die Photonen des Lichtes isotrop in einem 1-2 mm Durchmesser messenden halbkugelförmigen Meßvolumen. Die Photonen werden bei ihrem Weg durch das Gewebe in der Regel multipel reflektiert - man kann von durchschnittlich 15 Kollisionen pro Photon ausgehen. Der Weg der Photonen wird hierbei so stark verändert, daß die Photonen in einem bestimmten Umkreis um die Sonde herum wieder aus der Haut austreten und registrierbar werden. Da die menschliche Haut ein Gewebe ist, welches sowohl aus statischen Elementen als auch aus Teilchen besteht, welche sich in Bewegung befinden - vereinfacht betrachtet sind das hauptsächlich Erythrozyten - kommen beide oben genannten Formen der Reflexion vor. So wird ein Teil des Lichtes auf seinem Weg durch die Haut wenigstens einmal auch an einem Erythrozyten reflektiert. Der Anteil dieser Photonen, die während ihres Weges durch das Hautgewebes wenigstens auch einmal an einem Erythrozyten reflektiert werden, der sich in Bewegung befindet,

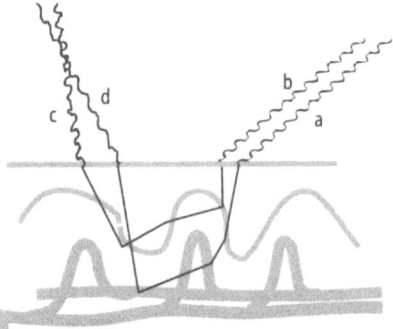

Abb. 12. Interaktion des Lichtes mit Gewebe. Fällt Licht in die Haut, treten nach dem Teilchenmodell des Lichtes die Photonen des Lichtes mit der Materie in Form von Reflexion und Absorption in Wechselwirkung. Wird ein Photon wenigstens einmal an einer Blutzelle, die sich in Bewegung findet, reflektiert, resultiert daraus eine Veränderung der Frequenz und der Wellenlänge des Lichtes, welche man beim Austritt aus der Materie detektieren kann. Wird ein Teilchen nur an statischer Materie reflektiert, resultiert keine Veränderung, das Licht tritt nach mehrfacher Reflexion unverändert aus der Haut heraus. (a) Eine Welle tritt nach Reflexion an einem Erythrozyten mit einer Wellenlänge aus dem Gewebe heraus, die sich von der ursprünglichen unterscheidet (d). (b) Eine an statischer Materie reflektierte Welle tritt unverändert aus der Materie heraus (c).

liegt wahrscheinlich unter 0,1%, so daß dieser Vorgang ein relativ seltenes Ereignis ist (Abb. 12).

Folglich behält ein Teil des monochromatischen, zeitlich und räumlich kohärenten Laserlichtes, welches man in die Haut einstrahlt, seine ursprünglichen Eigenschaften, wohingegen ein anderer Teil mit einer neuen Frequenz zurückreflektiert wird. Da die Frequenzänderung des Dopplereffektes wesentlich von der Geschwindigkeit der reflektierenden Teilchen abhängt und die Erythrozyten viele verschiedene Geschwindigkeiten haben, entsteht bei der Reflexion ein ganzes Spektrum neuer Frequenzen. Das resultierende Frequenzgemisch aus der Frequenz des Laserlichtes und den neu entstandenen Dopplerfrequenzen bewirkt an der Oberfläche eines Photodetektors einen zeitlich fluktuierenden Photostrom, der aus einem Wechselstromanteil und einem Gleichstromanteil besteht. Hierbei hat der Wechselstromanteil des Photostroms dieselbe Frequenzzusammensetzung wie das aus der Haut reflektierte Licht. Das Verteilungsspektrum der Frequenzen im Photostrom läßt sich analog mit einem Spektrumanalyser oder digital mit Hilfe einer Fourieranalyse bestimmen. Mittels komplizierter Rechenoperationen läßt sich dann der Flux errechnen (Shephard und Öberg 1990).

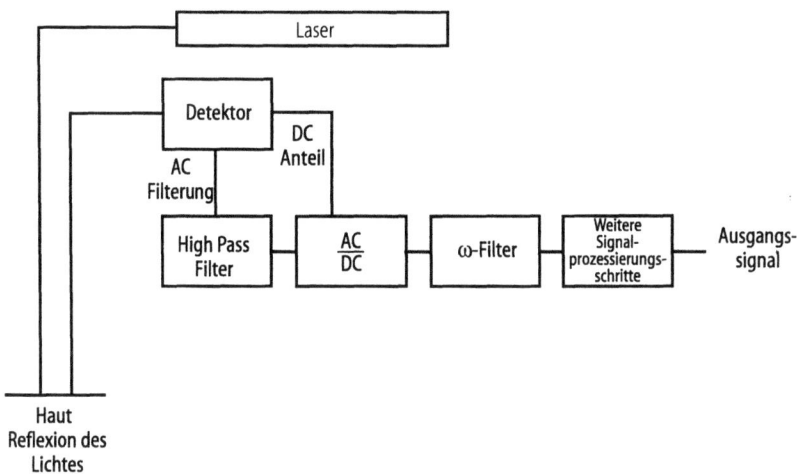

Abb. 13. Schema zum Aufbau eines Laser Dopplers

4.1.3
Meßtechnik (Abb.13)

Die vier wesentlichen Bauteile eines herkömmlichen Laser Dopplers sind eine Laserlichtquelle, eine optische Einrichtung, mit der man das Laserlicht in die Haut einstrahlt und das aus der Haut reflektierte Licht wieder aufnimmt, ein Photodetektor und eine Signalprozesskette, in der das Laser Doppler Signal generiert wird (Öberg 1990).

Laserlichtquelle und Lichtleitung
In vielen Laser Dopplern wird ein He-Ne Gaslaser mit 632,8 nm als Lichtquelle verwendet. In manchen Geräten werden auch Halbleiterlaserdioden, welche Licht mit einer Wellenlänge im infraroten Bereich um 800 nm emittieren, eingesetzt (Kolari 1984, de Mul et al. 1984). Ein Vorteil der Laserdiode gegenüber dem Gaslaser ist ihre geringe Größe. Sie läßt sich daher als Lichtquelle in wesentlich kleineren Gerätegehäusen unterbringen. Es wurde sogar ein Laser Doppler entwickelt, in dem die Laserdiode in die

Meßsonde eingebaut wurde und damit auf die gegen Bewegung anfälligen Lichtleiter verzichtet werden konnte (de Mull et al. 1984, Mito et al. 1993).

Nicht alle eindimensionalen Laser Doppler haben nur eine Lichtquelle. In manchen Geräten ist ein He-Ne Gaslaser mit 632,8 nm Wellenlänge mit einer Laserdiode, welche Infrarotlicht der Wellenlänge 710 nm emittiert, kombiniert (Obeid et al. 1990). Auch ist ein Laser Doppler beschrieben, welcher neben einem He-Ne Gaslaser mit der Wellenlänge 632,8 nm einen Argonlaser der Wellenlänge 457,9 nm als Lichtquelle enthält (Duteil et al. 1985). Ziel der Kombination zweier Lichtquellen unterschiedlicher Wellenlänge ist, aufgrund der unterschiedlichen Eindringtiefe der Laser gesonderte Informationen über die Durchblutung in unterschiedlichen Gewebetiefen zu erhalten.

Bei der eindimensionalen Laser Doppler Fluxmetrie wird das emittierte Laserlicht mit Hilfe einer Linse in einem flexiblen optischen Lichtleiter fokussiert und dann über diese als efferente Leitung in die Haut gelenkt. Das aus der Haut reflektierte Licht wird mit einer oder mehreren Fasern als afferentem Lichtleiter aufgenommen und an die Oberfläche des Photodetektors transportiert. Afferente und efferente Fasern können auch identisch miteinander sein. In der Regel werden die efferenten Fasern um die afferenten Fasern angeordnet. Verschiedene Anordnungen sind möglich und auch üblich (Johansson et al. 1991). In der Regel werden Fasern mit einem Durchmesser von 50-2000 μm verwendet. Die Fasern mit den kleineren Durchmessern sind in der Regel weniger anfällig gegen Bewegung (Midwinter 1979, Gush und King 1987). Bewegungsartefakte können weiter vermieden werden, wenn man die afferente Faser von der efferenten Faser trennt (Gush und King 1987).

Photodetektor und Signalprozessor
Als Photodetektoren werden Photodioden oder Photomultiplier eingesetzt. In der Signalprozesskette findet sich ein „High-pass Filter" zur Trennung von Gleichstrom- und Wechselstromanteil des Photostroms, sowie ein ω-weighting Filter zur Filterung der Frequenzen, denen kein Frequenzshift an den Erythrozyten zugrunde liegt, sondern ein Frequenzshift durch Bewegung des Meßvolumens bzw. Frequenzen, die durch Rauschen entstanden sind. Am Ende der Signalprozeßkette finden sich dann Schaltelemente zur Quadrierung und Integration des Meßsignals (Wardell et al. 1993).

4.1.3.1
Meßtiefe

Die Frage nach der Meßtiefe der Laser Doppler ist so alt wie die Methodik selber und bis heute nicht eindeutig zu beantworten. Experimentelle Ergebnisse von Computersimulationen wie dem Monte Carlo Modell und tierexperimentelle Ansätze zeigen, daß die Meßtiefe des Laser Doppler besonders stark von der Geometrie der Sonde, vom Gewebe, von der Homogenität der Durchblutung sowie von der Gefäßverteilung im Gewebe abhängt (Johansson et al. 1991, Jakobsson und Nilsson 1993).

Sondengeometrie
Hat die optische Faser einen geringen Durchmesser von zum Beispiel 120 µm und ist die Distanz zwischen den Zentren der emittierenden und der empfangenden Fasern mit zum Beispiel 250 µm ebenfalls eher gering, so ist auch die Meßtiefe gering. Werden sowohl der Faser-Durchmesser als auch der Abstand zwischen emittierender und empfangender Faser auf jeweils 700 µm vergrößert, steigt auch die Meßtiefe (Johansson 1991). Daher haben Meßsysteme mit kleineren Abmessungen eine höhere Sensitivität für den oberflächlichen Blutfluß als die Meßsysteme mit größeren Abmessungen, welche eine höhere Sensitivität für tiefere Gefäße haben.

Homogenität der Durchblutung
Die mediane Meßtiefe eines Laser Dopplers mit einem Faserdurchmesser von 120 µm und 250 µm Abstand zwischen den Zentren der emittierenden und der empfangenden Faser beträgt bei homogen und gleichmäßig durchblutetem Hautgewebe 146 µm (Jakobsson et al. 1993). Sie steigt in einem Gewebe, welches in den oberen 100 µm keine und bei 100 µm beginnend eine homogene Durchblutung hat auf 221 µm. Wird in einem solchen Gewebe, in dem eine homogene Perfusion ab 100 µm vorliegt, die Durchblutung ab 100 µm jede 100 µm kontinuierlich experimentell gesteigert, steigt die Meßtiefe auf 308 µm, wird sie jeweils verdoppelt steigt sie auf Werte von 387 µm (Jakobsson et al. 1993). Diese Ergebnisse machen deutlich, daß die Durchblutungsverteilung einen Einfluß auf die Meßtiefe hat. So haben stark perfundierte Bezirke in tieferen Hautarealen einen größeren Einfluß auf das Signal, wenn die oberflächlichen Hautareale schwächer durchblutet sind.

Gewebeart
Die Meßtiefe wird unabhängig von den hämodynamischen und technischen Bedingungen auch durch den Gewebetyp bestimmt. In der menschlichen Haut ist sie größer als in der Leber, aber niedriger als im Gehirn (Johansson et al. 1991).

Zusammenfassend wird der Hauptanteil des Laser Doppler Signals im subpapillären Gefäßplexus generiert, und man kann daher die mittlere Meßtiefe in diesem Bereich erwarten.

4.1.3.2
Eindringtiefe

Von der Meßtiefe zu unterscheiden ist die Eindringtiefe des Lichtes in die Haut, welche nicht mit der Meßtiefe identisch ist. Während die Meßtiefe eine Aussage über die Tiefe macht, in der der signalbestimmende Teil des Lichtes reflektiert wird, welcher schließlich dopplerverschoben in das Signal eingeht, bezeichnet die Eindringtiefe lediglich die Tiefe, bis zu der das Licht in die Haut eindringen kann. Sie ist im Vergleich zur Meßtiefe bei normaler Durchblutung wesentlich höher und wird in menschlicher Haut mit wenigstens 0,6–1,5 mm angegeben (Öberg et al. 1983). Ein Teil des Lichtes kann aber auch Tiefen bis zu 3 mm erreichen (Johansson et al. 1991).

4.1.3.3
Laser Doppler Signal

Das Laser Doppler Signal wird als Zahl in arbiträren Einheiten (A.U.) oder als Prozentzahl mit einer Skala von 0–100 % angegeben. Man kann, wenn auch nicht alle Geräte dafür eingerichtet sind, zumindestens theoretisch drei verschiedene Signale empfangen. Zum einen kann man die Geschwindigkeit der Erythrozyten im Meßvolumen messen. Dies wäre dann ein Signal mit der Einheit mm/s (siehe auch Laser Doppler Anemometrie). Weiter kann man die Konzentration der sich im Meßvolumen bewegenden Teilchen messen. Eine dritte und mit Abstand am häufigsten angewandte Möglichkeit ist die Errechnung eines sogenannten Fluxsignales. Der Flux ist eigentlich das Produkt aus der Geschwindigkeit der Erythrozyten im Meßvolumen und deren Konzentration. Die Größe, welche diese Information enthält, wird auch Perfusion genannt. Geschwindigkeit und Konzentration der Teilchen gehen jedoch nicht unbedingt zu gleichen Teilen in das Signal ein. So kann im Einzelfall zum Beispiel bei einer venösen Stauung die Konzentration deutlich erhöht sein, obwohl die Geschwindigkeit eher erniedrigt ist. Dies kann zum gleichen Ergebnis führen, wie wenn Konzentration Geschwindigkeit gleichzeitig erhöht sind. Andererseits kann die langsamere Erythrozytenfließgeschwindigkeit in der Peripherie des Gefäßquerschnittes im Vergleich zum Zentrum des Gefäßes zu einer Unterschätzung der mittleren Fließgeschwindigkeit im Gesamtgefäß führen. Alle diese Signale sind stets relative Signale und müssen in Bezug zu Ausgangswerten gesetzt werden. Sie werden in der Regel nie vollständig Null, da immer ein Minimum an Bewegungen der Erythrozyten oder der Gefäßwände, welche dann auch die Erythrozyten bewegen, vorhanden ist. Das Signal, welches bei absolutem Durchblutungsstillstand etwa bei suprasystolischer Stauung entsteht und auf die autochthone Gefäßaktion und Bewegung im Gewebe zurückzuführen ist, wird „biological zero" genannt. Neben der Darstellungsweise des Signals als Zahl oder Spannung kann man auch die spektrale Verteilung der Frequenzen als Fourier-Analyse, sogenannte Power Spektren angeben. Man kann in diesen Power Spektren die Häufigkeit bestimmter Frequenzen ermitteln und feststellen, welche Frequenzen und damit auch welche Geschwindigkeiten besonders stark in das Signal eingegangen sind. Sie bieten daher eine wichtige und detaillierte Zusatzinformation.

4.1.4
Klinische Anwendung

4.1.4.1
Untersuchungsprozedere

Messungen werden in der Regel am liegenden Patienten oder Probanden durchgeführt. Jeder Untersuchung geht eine Akklimatisationsphase von etwa 20 min voraus. Die Meßstelle richtet sich nach der Fragestellung. Während man bei Patienten mit peripherer arterieller Verschlußkrankheit die Messungen am Unterschenkel oder Fußrücken durchführt, werden Messungen bei einem Raynaud-Syndrom an den Händen durchgeführt. Zu Beginn der Untersuchung erfolgt zur Bestimmung des initialen Durchblutungsniveaus eine Ruhemessung über etwa fünf Minuten. Man wird dann je nach Fragestellung ein Provokationsmanöver durchführen, um die Durchblutungsdynamik und die funktionelle Kapazität der Gefäße zu bestimmen. Aufgrund der sensiblen und kurzfristigen Reaktionsweise des Dopplersignals können die Untersuchungen in recht kurzer Zeit durchgeführt werden.

4.1.4.2
Faktoren, welche die Laser Doppler Messung beeinflussen

Geschlecht
Während Alter und Rasse offenbar keinen Einfluß auf die Laser Doppler Messung beim Erwachsenen haben (Berardesca und Maibach 1988), ist der Einfluß des Geschlechts auf den Blutfluß nicht eindeutig geklärt. Es gibt Untersuchungen, in denen bei Frauen im Liegen signifikant niedrigere Fluxwerte als bei Männern gemessen werden konnten, was für einen Einfluß des Geschlechts auf den Blutfluß sprechen würde (Bongard und Fagrell 1990).

Meßstelle
Die Haut wird regional sehr unterschiedlich durchblutet, daher kann man an verschiedenen Hautstellen auch sehr unterschiedliche Signalstärken empfangen. Die Ruhe-Fluxsignale sind an den Akren höher als an anderen Körperstellen wie Rumpf oder Unterschenkel (Tur et al. 1983). Dies dürfte am ehesten auf die vermehrten arterio-venösen Shunts zurückzuführen sein, in denen der Blutfluß besonders stark ist und in denen das Signal des Laser Dopplers offenbar zu einem erheblichen Teil generiert wird. Hierin unterscheidet sich die Laser Doppler Fluxmetrie von der transkutanen Sauerstoffpartialdruckmessung und der Kapillarmikroskopie, welche nur den nutritiven Blutfluß erfassen, die Durchblutung des subpapillären Plexus oder der arteriovenösen Shunts jedoch weitgehend unberücksichtigt lassen. Daher korrelieren die Ergebnisse der Laser Doppler Fluxmetrie einerseits und der Kapillarmikroskopie und der transkutanen Sauerstoffpartialdruckmessung andererseits nicht immer miteinander und es ist daher sinnvoll, diese Techniken kombiniert anzuwenden, um den nutritiven Blutfluß mit dem Gesamtblutfluß in der Haut vergleichen zu können.

Intraindividuelle- und interindividuelle Einflüsse
Die intra- wie interindividuellen Unterschiede im Laser Doppler Signal sind zum Teil beträchtlich. So konnten in irritativen Patch-Testreaktionen, die zweimal an derselben Stelle durchgeführt wurden, intraindividuelle Schwankungen der Laser Doppler Werte von im Mittel 25% nachgewiesen werden. Die interindividuelle Streuung betrug etwa 50% (Tenland et al. 1983; Agner und Serup 1990).

Zeitliche Fluktuationen

Die Durchblutung der Haut zeigt starke zeitliche Schwankungen, welche sich auch im Fluxsignal wiederspiegeln. Im Gegensatz zu Tag-zu-Tag Schwankungen (Tenland et al. 1983), welche nicht in allen Studien bestätigt werden (Sundberg 1984), scheint die Tageszeit, ob Morgen oder Nachmittag, keinen wesentlichen Einfluß auf das Laser Doppler Signal zu haben (Müller et al. 1987). Kurzfristige rhythmische Schwankungen des Laser Doppler Signals sind durch Herzaktion, Atemexkursion und Vasomotion bedingt.

Fluxmotion und Vasomotion

Neben der räumlichen Variabilität zeigt das Fluxsignal auch eine ausgeprägte zeitliche Variabilität. Ursache dieser zeitlichen Variabilität des Signals sind vor allem die Herzaktion, welche zu einer periodischen Schwingung des Fluxsignals führt, sowie die Vasomotion als an den peripheren Gefäßen auftretende Kontraktionen. Die hierdurch hervorgerufenen Veränderungen im Fluxsignal werden analog zu dem Terminus Vasomotion Fluxmotion genannt. Beim Gefäßgesunden ist fast immer eine Fluxmotion zu registrieren (Franzeck et al. 1990). Da man mit Hilfe des Laser Dopplers alle rhythmischen Aktivitäten in den Gefäßen, die sich bis in die Peripherie ausbreiten, erfaßt, erhält man im Laser Doppler Signal über die Zeit ein komplexes Gemisch mehrerer Wellenbewegungen. Die Gesamtheit aller Wellen bilden das sichtbare Fluxmotionsmuster.

Grundsätzlich können beim Gesunden drei Formen der Fluxmotion unterschieden werden. Niederfrequente Wellen (low frequency) mit großer Amplitude, bei denen man 2-10 Wellen pro Minute registrieren kann, hochfrequente Wellen mit kleiner Amplitude, bei denen man 15-25 Wellen pro Minute registrieren kann sowie pulssynchrone Wellen, welche die Frequenz der Herzaktion widerspiegeln (Hoffmann et al. 1991, Bongard und Fagrell 1990, Seifert et al. 1988).

Diese drei Formen der Fluxmotion können unterschiedlich kombiniert in verschiedenen Fluxmotionsmustern auftreten. Man hat fünf verschiedene Fluxmotionsmuster definiert:

1) niederfrequente und pulsatile Fluxwellen
2) niederfrequente und pulsatile Wellen sowie teilweise höherfrequente Komponenten
3) nur niederfrequente Wellen
4) niederfrequente und höherfrequente Wellen
5) keine relevante Fluxmotion.

Beim Gesunden dominieren in Ruhe niederfrequente Fluxmotionsmuster (Bollinger et al. 1991). Bei 85% (Hoffmann et al. 1991) bis 100% (Bongard und Fagrell 1991) aller Messungen finden sich niederfrequente Wellen, welche mit einer pulssynchronen Rhythmik kombiniert sind. Die Frequenz dieser Wellen sinkt bei einem orthostatischen Manöver wie zum Beispiel beim Übergang vom Liegen zum Sitzen (Frequenz im Liegen: 3,5 ± 1,2 Wellen/min, Frequenz im Sitzen: 2,1 ± 1,4 Wellen/min) signifikant (Bongard und Fagrell 1990). Auch die Amplitude der Wellen fällt beim Übergang vom Liegen zum Stehen signifikant ab.

Neben den niederfrequenten Wellen finden sich bei 15 (Hoffmann et al. 1991) bis 25 % liegender Probanden (Bongard und Fagrell 1990) und bei 50 % sitzender Probanden, in anderen Untersuchungen nur bei 8 % oder weniger als 5 % zusätzlich zu den niederfrequenten und pulsatilen Wellen höherfrequente Wellen mit einer Frequenz von 20 ± 1,3 Wellen/min im Liegen und 19,4 ± 2,4/min im Sitzen (keine signifikanten Unterschiede) (Bongard und Fagrell 1990, Seifert 1988, Scheffler und Rieger 1988). Die Wellen treten sowohl im Liegen als auch im Sitzen lediglich passager auf und sind aperiodisch, daß heißt, es sind keine konstanten Phasen zu erkennen. Die Amplitude der Wellen ändert sich durch orthostatische Manöver nicht. Es können keine geschlechtsspezifischen Unterschiede erfaßt werden (Bollinger und Fagrell 1990). In seltenen Fällen tritt beim Gefäßgesunden ein rein niederfrequentes Fluxmotionsmuster auf (Hoffmann et al. 1991). Neben der Fluxmotion in Ruhe kann man Phasen von Vasomotionen durch Manöver provozieren, welche mit einer Mehrdurchblutung der Gefäße einhergehen, wie bei postokklusiver reaktiver Hyperämie oder Hitze. Durch Applikation von Lokalanästhetika können Vasomotionen unterdrückt werden (Wilkin 1986, Wilkin 1988, Wilkin 1989).

Der Ursprung der Vasomotionen ist nicht endgültig geklärt. Die pulssynchrone Fluxmotion und Vasomotion hat sicherlich ihren Ursprung in der Herzaktion. Als Entstehungsgsort der nieder- und höherfrequenten Vasomotionen werden die terminalen Arteriolen angesehen (Coluantoni et al. 1984). Die Frage, ob nieder- und hochfrequente Vaso- und Fluxmotion einen rein peripheren Ursprung haben und somit als rein peripherer autochtoner Gefäßvorgang anzusehen wären, oder ob sie einer zentralen Regulation unterliegt, ist nicht abschließend beantwortet.

In einigen Untersuchungen konnte man an verschiedenen Körperstellen synchrones Auftreten der niederfrequenten rhythmischen Aktivität nachweisen, was als Hinweis auf eine zentrale Steuerung gesehen werden kann. So konnten in 60% der Fälle synchrone Verläufe gemessen werden (Schechner und Braverman 1992). Hier wäre denkbar, daß zum Beispiel der Sympathikus einen zentralen Grundrhythmus vorgibt und lokale Einflüsse zu einer Modulation der Vasomotion führen, passager sogar den synchronen Ablauf der Vasomotion in der Peripherie beseitigen (Schechner und Braverman 1992). Andere Untersuchungen wiederum sprechen dafür, daß der Sympathikus nur in bestimmtem Situationen wie bei der Induktion der Barorezeptorantwort aktiv die Fluxmotion synchronisiert (Bernardi et al. 1989) und im Ruhezustand eher ein asynchroner Zustand vorherrscht. Andere Messungen zur Synchronisation der Vasomotion konnten diese Ergebnisse nicht bestätigen (Wilkin 1986). Ein Argument, welches zumindestens für einen entscheidenden Einfluß lokaler Faktoren spricht, ist die Tatsache, daß Vasomotion durch lokale Provokationsmanöver wie suprasystolische Stauung oder Lokalanästhesie beeinflußt werden kann (Wilkin 1986, Bollinger et al. 1991).

Auch für die hochfrequenten Fluxmotionen gibt es nur Hinweise zum Entstehungsgeschehen. Da zum Beispiel bei Apnoe die hochfrequenten Fluxmotionen verschwinden und mit Erhöhung der Atemfrequenz auch die Frequenz der Fluxmotion steigt, scheint die Fluxmotion zumindest zum Teil durch die Atemexkursion zu entstehen (Bollinger et al. 1991).

Körperliche und geistige Aktivität
Sowohl körperliche Anstrengung als auch geistige Aktivität wie das Lösen einer Rechenaufgabe steigern die Durchblutung zumindest in den akralen Regionen, in denen sich zahlreiche arteriovenöse Shunts befinden. Daher ist stets eine ausreichende Ruhe- und Entspannungsphase vor jeder Laser Doppler Messung anzustreben (Wilkin und Trotter 1987).

Nutritive Einflüsse und Rauchen
Einflüsse von Nahrungsmitteln auf die Laser Doppler Messung konnten bisher nicht gefunden werden. Rauchen soll sowohl kurzfristig als auch langfristig einen Einfluß auf das Doppler Signal haben. Der basale Flux bei habituellen Rauchern in rauchfreien Intervallen ist vom Flux bei Gesunden nicht signifikant zu unterscheiden. Während manche Autoren keine Veränderungen des basalen Flusses während des Rauchens feststellen konnten (Tur et al. 1992) wurde von anderen Autoren eine signifikante Abnahme der Ruhewerte beschrieben (Goodfield et al. 1990). Im postokklusiven Hyperämie-Test ist bei habituellen Rauchern eine signifikant verlängerte Erhohlungszeit nach postokklusiver reaktiver Hyperämie zu registrieren. Sie beträgt 10,3 ± 3,9 s bei Rauchern gegenüber 7,0 ± 2,1 s bei Nichtrauchern.

Die beiden anderen wesentlichen Charakteristika der postokklusiven hyperämischen Reaktion, die Amplitude des Maximalflusses und die Zeitspanne zwischen Öffnen der Okklusion und dem Maximalfluß sind im rauchfreien Intervall nicht verändert. Unmittelbar nach dem Rauchen einer Zigarette hingegen ist der postokklusive Maximalflux in den Gefäßen signifikant vermindert (Tur et al. 1992). Der abgeschwächte Maximalfluß während einer reaktiven Hyperämie nach dem Rauchen einer Zigarette spricht für eine direkte Wirkung der Inhaltsstoffe einer Zigarette auf die Gefäße.

Auch wenn die Effekte von Alkohol auf die Gefäße und die Durchblutung der Haut nicht lückenlos bekannt sind, so muß Alkohol als potentiell vasoaktive Substanz angesehen werden (Gilespie 1967). Es konnte bei Gefäßgesunden gezeigt werden, daß eine hitze-induzierte Hyperämie durch Alkohol signifikant gesteigert werden kann. Bei Probanden mit peripherer arterieller Verschlußkrankheit war dieser Effekt nicht zu sehen (Proano und Perbeck 1994).

Medikamente

Die Einnahme eines jeden vasoaktiven Pharmakons kann das Laser Doppler Signal beeinflussen. Pharmaka, bei denen ein Einfluß auf das Doppler Signal zu erwarten ist, sind unter anderem Vasodilatantien (z. B. Nitroglycerin, Prazosin). Desweiteren können nicht-steroidale und steroidale Antiphlogistica sowie Nikotinsäure und Nikotinsäureesther einen Einfluß auf das Laser Doppler Signal haben. Auf eine Medikamentenanamnese vor der Messung sollte daher nicht verzichtet werden. Einheitliche Richtlinien zu Messungen unter Einnahme vasoaktiver Medikamente existieren nicht, im Zweifelsfall sollte man bei experimentellen Untersuchungen die Probanden welche suspekte Medikamente einnehmen ausschließen oder je nach der Halbwertzeit der Medikamente die Messungen später durchführen.

Laborparameter

In kaum einer Studie wurden parallel zu den Laser Doppler Messungen Laborwerte erhoben. Der Einfluß von pathologischen wie auch physiologischen Laborwerten ist daher nicht sicher abzuschätzen. Denkbar ist jedoch wie bei der transkutanen Sauerstoffpartialdruckmessung, daß zum Beispiel eine Hyperglykämie aufgrund eines verminderten Insulinspiegels zu einer Verminderung der Hautdurchblutung führen kann.

Umgebungsfaktoren

Die wesentlichen Umgebungsfaktoren, welche die Laser Doppler Messung beeinflussen, sind die Umgebungstemperatur, die Temperatur an der Meßstelle sowie Luftfeuchtigkeit und Luftströmung. Es ist daher notwendig, die Konstanz der Umgebungsbedingungen zu registrieren.

Sowohl die Umgebungstemperatur als auch die Hauttemperatur haben einen regional unterschiedlichen Einfluß auf das Fluxsignal, da der größte Teil des Laser Doppler Signals im thermoregulativen Strombett generiert wird. Besonders das akrale Hautgefäßsystem mit seinen zahlreichen arteriovenösen Shunts, welches unter starkem Einfluß des Sympathikus steht, ist maßgeblich in die Thermoregulation des Organismus einbezogen. Temperaturänderungen führen daher zu leicht zu erfassenden Veränderungen des Blutflusses.

Die Umgebungstemperatur und der damit verbundene Thermoregulationszustand hat nicht nur Einfluß auf die absoluten Perfusionswerte, sondern auch auf die vasomotorischen Reflexe. Ein Beispiel ist der sogenannte „Inspiration gap", das Phänomen, daß es im Ruhezustand beim Gesunden während tiefer Inspiration aufgrund einer sympathisch vermittelten Vasokonstriktion zu einer kurzfristigen und kurzzeitigen Abnahme der Perfusion kommt. Liegt jedoch ein verstärkter Kältereiz in der Umgebung vor, so reagiert der Proband nicht mehr mit einer Vasokonstriktion, sondern mit einer Vasodilatation der Gefäße, was somit zu einer Mehrperfusion führt. Bei erhöhter Umgebungstemperatur, in der die Gefäße eine Neigung zur Vasodilatation haben, kommt es hingegen bei tiefer Inspiration zu einer Vasokonstriktion (Oberle et al. 1988). Diese Ergebnisse zeigen, daß nicht nur die lokale Hauttemperatur, sondern auch der thermoregulative Zustand des gesamten Körpers wesentlich die lokal zu messende Perfusion beeinflußt.

Gesicht

Indirekter Kälteeinfluß durch Kühlung des Körpers führt zu keiner signifikanten Erniedrigung des Flux im Gesicht (Rasch und Cabanac 1993), sondern das Durchblutungsniveau bleibt konstant. Erwärmung der Haut des Körpers auf eine Temperatur von 29 ± 0,6°C hat jedoch einen drei- bis sechsfachen Anstieg des Blutflusses in der Gesichtshaut zur Folge. Dieses Phänomen ist durch eine thermoregulative Vasodilatation der Gefäße des Gesichtes zu erklären (Rasch und Cabanac 1993). Offenbar dominiert in den Gefäßen der Gesichtshaut in normo- wie auch hypothermen Zuständen ein vasokonstriktorischer Tonus, im hyperthermen Zustand hingegen ein vasodilatatorischer Tonus.

Extremitäten
Der Aufbau des Gefäßsystems der Haut zeigt regionalspezifische Besonderheiten. Mit zunehmenden akraler Lage nimmt die Dichte arteriovenöser Shunts zu, der Blutfluß in diesen Regionen wird höher. Dementsprechend kann man unterschiedliche Reaktionsmuster und -stärken zum Beispiel auf Wärmereize registrieren. So führt eine direkte Erwärmung der Hautoberfläche der Fingerspitze zu einem linearen Anstieg der Durchblutung auf das Dreifache des Ausgangswertes (Rendell et al. 1993). Am Ellenbogen, an dem der basale Flux deutlich niedriger ist, zeigt sich bei Erhitzen ein zweiphasiger Anstieg einer Fluxerhöhung. So steigt der Flux bis zu einer Oberflächentemperatur von 38 °C nur langsam an. Daraufhin folgt eine starke Zunahme des Fluxsignales mit steilem Anstieg. Das Fluxsignal steigt bei 44°C auf das Zehnfache der Ruhewerte an. An den Fingerrücken kann eine intermediäre Form des Durchblutungsanstieges gefunden werden, welche jedoch von ihrer Charakteristik eher vergleichbar mit der Reaktion an den Ellenbogen ist. Während der lineare Anstieg des Fluxsignals an der Fingerspitze auf die Eröffnung von arteriovenösen Shunts zurückzuführen ist, liegt die Durchblutungsvermehrung an Ellenbogen und Fingerrücken an einer Verminderung des Tonus der präkapillären Sphinkter (Rendell et al. 1993).

Technisch bedingte Einflüsse
Die Laser Doppler Technik ist eine ausgereifte, relativ wenig anfällige Methode. Eines der wesentlichen technischen Probleme waren lange Zeit Artefakte durch Bewegungen der Lichtleiter während einer Messung. Die Konstruktion neuer dünnerer optischer Lichtleiter mit weniger optischem Rauschen hat dieses Problem deutlich gemildert (Midwinter 1979, Gush und King 1987).

4.1.5
Normalwerte

Im Gegensatz zur Kapillarmikroskopie und der transkutanen Sauerstoffpartialdruckmessung werden bei der Laser Doppler Fluxmetrie keine absoluten Werte, sondern relative Werte gemessen. Insgesamt sind die inter- und intraindividuellen Schwankungen aufgrund der räumlichen und zeit-

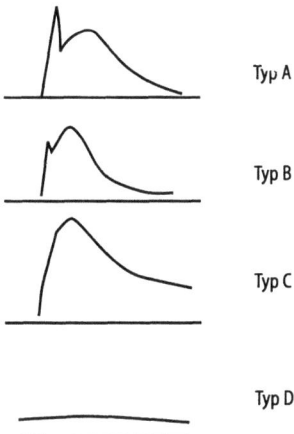

Abb. 14. Verschiedene Typen der reaktiven Hyperämie.
A,B: biphasische Typen
C: monophasischer Typ
D: keine Hyperämie

lichen Inhomogenität des kutanen Gefäßbettes groß, so daß sowohl ein inter- wie auch intraindividueller Vergleich von Ruhewerten nur relativ selten sinnvoll ist. Umso wichtiger sind Hautfunktionstests in der Laser Doppler Fluxmetrie. Man verwendet vor allem Wärme- und Kälteprovokationen, die suprasystolische Stauung sowie vasomotorische Reflexe, mit deren Hilfe man nicht nur den Funktionszustand der Gefäße sondern auch den Zustand der Innervation messen kann. Im folgenden sind die wichtigsten dieser Tests und ihre physiologischen Charakteristika aufgeführt:

4.1.5.1
Suprasystolische Stauung

Die postokklusive reaktive hyperämische Reaktion der Gefäße ist eine der am besten geeigneten Provokationsversuche, um den Durchblutungszustand der Haut unabhängig von absoluten Fluxwerten zu erfassen.

Qualitativ kann man vier Hyperämietypen (A–D) unterscheiden (Franzeck et al. 1990), zwei biphasische und einen monophasischen Typ (Abb.14). Beim Typ A zeigt sich innerhalb der ersten 25 Sekunden nach Öffnen der Okklusion ein scharfer Peak des Laser Doppler Signals, mit schnellem Anstieg und Abfall des Signals. Diesem scharfen Peak folgt ein zweites Maximum innerhalb der nächsten 60 Sekunden. Während des ersten Peaks kommt es zu einem signifikanten Anstieg von Amplitude und Frequenz der Vasomotion, die während des zweiten Anstiegs wieder abnimmt. Auch der

Tabelle 19. Häufigkeitsverteilung der Hyperämietypen bei Gesunden und Diabetes mellitus.

	biphasischer Typ A/B	monophasischer Typ C	keine Hyperämie Typ D
Gesunde Kontrollgruppe	80 %	20 %	0 %
Kurzzeitdiabetes	75 %	25 %	0 %
Langzeitdiabetes	60 %	32 %	8 %

Typ B hat eine biphasische Charakteristik. Hier kommt es zunächst zu einem scharfen ersten Peak, dem eine zweite Welle folgt. Im Gegensatz zum Typ A ist die Amplitude des ersten Peaks jedoch kleiner als die Amplitude der Welle. Der biphasische Charakter der postokklusiven hyperämischen Reaktion läßt auf eine biphase muskuläre Reaktion in den Gefäßwänden schließen. Offenbar kommt es nach einer ersten, kurzfristigen Reaktion zu einer weiteren, prolongierten Reaktion in den Gefäßwänden. Den biphasischen Typen stellt man einen monophasischen Typ C gegenüber. Bei diesem Typ hat die postokklusive Reaktion den Charakter einer auf- und absteigenden Welle. Die initiale schnelle Antwort der Gefäßmuskulatur fehlt offenbar. Während bei Gesunden die biphasischen Typen mit 80 % am häufigsten vorkommen, sind monophasische Typen bei pathologischen Zuständen wie dem Diabetes mellitus häufiger. Ein Typ D, der vorliegt, wenn keine postokklusive hyperämische Reaktion zu registrieren ist, kann man beim Gesunden in der Regel nicht finden (Tab. 19) (Franzeck et al. 1990).

Quantitativ läßt sich die reaktive Hyperämie mit Hilfe von vielen verschiedenen, meist zeitabhängigen Parametern beschreiben (Tab. 20). Ein sehr häufig benutzter Parameter ist die Zeitspanne zwischen dem Öffnen der Stauung und dem Auftreten des Maximalflux pLDF (peak laser Doppler flux). Während der reaktiven Hyperämie kommt es zum verstärkten Auftreten von Fluxmotionen (Wilkin 1986, Wilkin 1989).

Die Zeit, in der die Fluxwerte vom Maximalflux auf die Ruhewerte abfallen, ist sauerstoffsensibel. Durch Inhalation von hyperbarem Sauerstoff kann die Zeit signifikant von 129 ± 34 s auf 54 ± 27 s verkürzt werden. Die Amplitude des Fluxmaximums verändert sich hingegen bei der Inhalation von Sauerstoff nicht. Offenbar hängt die Dauer der reaktiven Hyperämie, in der die Werte auf die Ruhewerte abfallen, von der Sauerstoffspan-

Tabelle 20. Parameter zur Beschreibung einer reaktiven Hyperämie mittels Laser Doppler Fluxmetrie (nach Fagrell 1990).

Parameter	Definition
rLDF	Ruheflux
pLDF	Maximalflux nach Okklusion
tpLDF	Zeitintervall zwischen Öffnen der Okklusion und Maximalflux
FRT	Zeit zwischen Öffnen der Okklusion und Beginn der reaktiven Hyperämie
Erholungszeit	Zeit nach der nach Öffnen der Okklusion Ruhewerte erreicht werden
Halbwertszeit der Hyperämie	Zeit zwischen Öffnen der Okklusion und dem Zeitpunkt, bis reaktiver Flux auf 50 % zurückgegangen ist
Hyperämiezeit	Dauer der Hyperämie, Zeitspanne zwischen Öffnen der Okklusion und erreichen der Ruhewerte
TR	Zeit zwischen Maximalfluß und erreichen des Ruheflusses
$TR_{1/2}$	Zeit zwischen Maximalflux und dem Abfall auf den halben Maximalflux

nung im Gewebe ab. Die initiale postokklusive Reaktion dürfte dagegen eher myogen gesteuert sein (Khan et al. 1991).

4.1.5.2
Wärmereaktion

Applikation von Wärme bzw. die Erhöhung der Sondenheiztemperatur führt zu einem signifikanten Anstieg des Laser Doppler Signals. Die Erwärmung der akralen Regionen wie der Fingerspitzen von 35 °C auf 44 °C führt zu einem Fluxanstieg auf etwa 200 %. Der maximale Fluxanstieg findet sich im Bereich des Ellenbogens, wo es bei Erwärmung des Meßfeldes um 9 °C zu einem Anstieg des Flux auf 800 % kommt (Rendell et al. 1992).

Je nach Lokalisation gehen die Faktoren Blutzellgeschwindigkeit und -konzentration unterschiedlich stark in das Signal ein. In den akralen Regionen kommt die Erhöhung des Fluxsignals vor allem durch die signifikant zunehmende Erythrozytengeschwindigkeit bei Öffnung der arteriovenösen Shunts durch lokale Wärmeeinwirkung zustande. Am Knie, an dem solche arteriovenösen Shunts in geringerem Maße existieren, wird das Fluxsignal sowohl durch eine gesteigerte Geschwindigkeit als auch durch eine Zunahme der Konzentration der Erythrozyten erhöht (Rendell et al. 1992).

4.1.5.3
Orthostasereaktion

Der Übergang von der horizontalen in die sitzende oder stehende Körperposition führt bei normaler Hauttemperatur zur Erhöhung des hydrostatischen Druckes im kapillären Strombett der Beine mit konsekutiver Konstriktion der präkapillären Sphinkter (venoarteriolärer Reflex), (Henriksen 1977). Hierdurch kommt es zu einer Flußverminderung, was sich als signifikant fallendes Laser Doppler Signal darstellt. Die Fluxwerte fallen beim Übergang vom Liegen mit zum Beispiel 7,7 ± 3,5 A.U. zum Sitzen mit 3,7 ± 1,5 A.U. auf etwa die Hälfte ab (Bongard und Fagrell 1990).

4.1.5.4
Vasomotorische Reflexe zur Untersuchung der Funktion des Sympathikus

Tiefe Inspiration
Die tiefe Inspiration induziert sympathikusvermittelt in den Akren, die unter starkem sympathischen Einfluß stehen, eine Vasokonstriktion (Bolton et al. 1936). Bei der Registrierung mittels Laser Doppler zeigt sich unmittelbar nach tiefer Inspiration eine signifikante Abnahme des Flux, die auch als „inspiratory gap" bezeichnet wird (Mück-Weymann et al. 1995).

4.1.5.5
Sauerstoff-Inhalation

Inhalation von Sauerstoff führt beim Gefäßgesunden zu einer peripheren Vasokonstriktion der Gefäße mit Verminderung der Durchblutung. Analog kommt es bei der Laser Doppler Fluxmetrie bei Inhalation von 40 prozentigem Sauerstoff zu einem prolongierten signifikanten Abfall der Fluxwerte um im Mittel 3 % (47 % bis 9 %). Die Inhalation von 100 prozentigem Sauerstoff führt sogar zu einem noch stärkeren Abfall der Fluxwerte um im Mittel 41% (75 % bis 44 %) (Bongard et al. 1992).

4.1.6
Periphere arterielle Verschlußkrankheit

Die arterielle Verschlußkrankheit zeigt neben einer Verminderung der basalen Durchblutung der kutanen Gefäße wie der großen Arterien eine erheblich verminderte Reaktivität der Gefäße, welche sich mit Hilfe der empfindlichen Laser Doppler Fluxmetrie sehr gut darstellen läßt. Desweiteren ist die spontane Aktivität der Gefäße, die Vasomotion, verändert, was sich in veränderten Fluxmotionsmustern im Laser Doppler Signal wiederspiegelt. Bei der Laser Doppler Untersuchung von Patienten mit unterschiedlichen Stadien der peripheren arteriellen Verschlußkrankheit nach Fontaine unterscheidet man in der Regel neben dem Gefäßgesunden lediglich Patienten mit Claudicatio intermittens von Patienten mit kritischer Ischämie.

4.1.6.1
Ruheflux

Der Ruheflux in der unteren Extremität bei peripherer arterieller Verschlußkrankheit ist abhängig von Lokalisation und Stadium der peripheren arteriellen Verschlußkrankheit. Patienten mit einer Claudicatio intermittens sind mit Hilfe der Ruhefluxwerte jedoch nicht immer von gefäßgesunden Personen zu unterscheiden. Sie zeigen wie beim Gesunden an der Spitze des großen Fußzehes eine signifikant höhere Perfusion im Vergleich zum Fußrücken, den Unter- oder Oberschenkeln (Kvernbo et al. 1988). Patienten mit kritischer Ischämie (Stadium III und IV nach Fontaine) zeigen hingegen einen niedrigeren Ruheflux an der Spitze des Großzehens im Vergleich zu weiter proximal gelegenen Meßlokalisationen. Desweiteren ist der Flux an der Spitze des großen Zehens bei kritischer Ischämie signifikant niedriger als bei gesunden Kontrollpersonen und Patienten mit Claudicatio intermittens.

Eine Korrelation zwischen dem Knöchel-zu-Arm-Blutdruckindex als Wert für die Beurteilung der peripheren Makrozirkulation und den Laser Doppler Fluxwerten kann nicht gefunden werden. Häufig kann zwar ein Laser Doppler Signal, aber kein Blutdruck mehr gemessen werden. Dies trifft vor allem für die kritische Ischämie zu. Aber auch im Stadium der Claudicatio intermittens wird keine lineare Korrelation zwischen dem Knöchel-zu-Arm Index und dem Laser Doppler Fluxsignal gefunden (Kvernebo et al. 1988). Dies zeigt, daß der systemische Blutdruck nur einen begrenzten Einfluß auf das Laser Doppler Signal hat.

4.1.6.2
Suprasystolische Stauung

Bei Patienten mit peripherer arterieller Verschlußkrankheit findet sich eine im Vergleich zu Gesunden deutlich verlängerte Zeitspanne bis zum Peak-Flux nach Öffnen der Okklusion. Während bei den Patienten 19 s (7,5–95 s), bis zum postokklusiven Perfusionsmaximum vergehen, dauert dies bei Gefäßgesunden nur 6 s (3–15 s). Außerdem ist auch die Amplitude des Maximalflusses signifikant vermindert. Während es beim Gefäßgesunden zu einem Anstieg um 130 % (53–690 %) nach Öffnen der Okklusion kommt, steigen die Ruhefluxwerte beim Erkrankten nur um 14 % (0–82 %) (Bongard und Fagrell 1990 b).

4.1.6.3
Orthostasereaktion

Patienten mit einer Claudicatio intermittens haben eine gegenüber dem Gesunden abgeschwächte vasokonstriktorische Reaktion beim Übergang vom Liegen ins Stehen. Das Laser Doppler Signal nimmt dementsprechend beim orthostatischen Manöver weniger stark ab (Creutzig et al. 1988, Wahlberg et al. 1993).

4.1.6.4
O_2-Inhalation

Die Reaktion des Hautgefäßsystems auf einen erhöhten Sauerstoffgehalt im Blut durch Inhalation hyperbaren Sauerstoffs ist sehr komplex und bei Patienten mit peripherer arterieller Verschlußkrankheit nicht einheitlich. Mißt man die Hautdurchblutung der Zehen mittels Laser Doppler bei Inhalation von hyperbarem Sauerstoff, kommt es bei einem Teil der Patienten ähnlich wie beim Gesunden zu einer signifikanten Abnahme des Fluxes um 15 % (11,4–41%), was auf eine intakte Reaktionsbereitschaft der Gefäße schließen läßt. Bei einem anderen Teil der Patienten kommt es hingegen zu einer Erhöhung des Fluxsignals an den Zehen um 20,6 % (2 % bis 78 %). Dies läßt auf eine Vasodilatation der Gefäße schließen (Bongard et al. 1992). Eine Steigerung der Perfusion nach Sauerstoffinhalation tritt signifikant häufiger bei schwerer arterieller Verschlußkrankheit als bei milder peripherer arterieller Verschlußkrankheit auf und weist auf eine veränderte Reagibilität der stärker geschädigten Gefäße auf Sauerstoff hin.

Offenbar wird das Blut von den in Ruhe besser perfundierten Gefäßen etwa des Unterschenkels zu den in Ruhe schlechter perfundierten Gefäßen der Zehen umverteilt. Durch eine paradoxe Sauerstoffreaktion der kranken Gefäße kommt es hier zur Vasodilatation und die Kapazität der Gefäße steigt. In den gesunden Gefäßen kommt es hingegen zu einer Vasokonstriktion und die Perfusionskapazität der Gefäße sinkt. Das Blut gelangt daher verstärkt aus den Regionen mit Vasokonstriktion in die Gefäße mit Vasodilatation, so daß das Laser Doppler Signal steigt. Diese paradoxe Perfusionssteigerung in den akralen ischämischen Abschnitten könnte sich in schweren Fällen von arterieller Verschlußkrankheit therapeutisch ausnutzen lassen, zumal diese Reaktion auch zu einem Anstieg des transkutanen Sauerstoffpartialdruckes führt.

Während die Inhalation von Sauerstoff beim Gesunden keinen Einfluß auf die Fluxmotion hat, stimuliert hyperbarer Sauerstoff bei Patienten mit peripherer arterieller Verschlußkrankheit die Fluxmotion. So steigt die Prävalenz großer niederfrequenter Wellen von 53 % in Ruhe auf 100 % bei Inhalation von 40 %igem Sauerstoff. Die Prävalenz von kleinen höherfrequenten Wellen bleibt dagegen unbeeinflußt (Bongard et al. 1992).

4.1.6.5
Fluxmotion

Eine der markantesten Veränderungen der Fluxmotion ist das signifikant häufigere Auftreten von höherfrequenten Fluxmotionen mit Frequenzen von 15–25 Wellen pro Minute bei Patienten mit peripherer arterieller Verschlußkrankheit. Das Fehlen von Fluxmotionen ist in der Regel mit schwerster Ischämie assoziiert (Bollinger et al. 1991).

Statistische Analysen zeigen bei Claudicatio intermittens das inhomogenste Spektrum an Fluxmotionsmustern. Es findet sich in 44% der Fälle ein niederfrequentes Fluxmotionsmuster kombiniert mit pulssynchronen Wellen, in 14 % der Fälle niederfrequente Fluxmotionen mit pulssynchronen und höherfrequenten Fluxmotionen, in 15 % der Fälle ausschließlich niederfrequente Wellen, in 21% der Fälle nieder- und höherfrequente Fluxmotionen kombiniert sowie in 6 % der Fälle keine Fluxmotion. Die breite Streuung der Befunde bei Claudicatio intermittens zeigt die Inhomogenität der Hautkomplikationen in diesem Stadium. Physiologische Befunde treten genauso auf wie Befunde, die bei schwerster Ischämie zu finden sind.

Bei Patienten mit schwerer Ischämie finden sich zunehmend mehr höherfrequente Fluxmotionen, in schwersten Fällen allerdings gar keine Fluxmotion. Bei Untersuchungen zur Häufigkeit der einzelnen Formen der Fluxmotion ergab sich mit einem Anteil von 45 % am häufigsten ein Nebeneinander von niederfrequenten und höherfrequenten Wellen. Ausschließlich niederfrequente Wellen finden sich in 22 % der Fälle, in 25 % der Fälle zeigt sich gar keine relevante Fluxmotion. Das physiologische Fluxmotionmuster mit einer pulssynchronen Welle findet sich bei schwerer Ischämie nur selten (Hoffmann et al. 1991).

Die Fluxmotionsänderungen bei peripherer arterieller Verschlußkrankheit sind aber nicht nur ein Indikator für die Durchblutungsstörung und den Gefäßschaden, sondern sie können auch als Therapiekontrolle benutzt werden. So zeigte sich ein signifikanter Rückgang der höherfrequenten Fluxmotionen nach erfolgreicher Lumeneröffnung der Beinarterien (Bollinger et al. 1991).

Die Ursache für das häufigere Auftreten von höherfrequenten Fluxmotionen bei Patienten mit peripherer arterieller Verschlußkrankheit ist nicht geklärt. Eine Möglichkeit ist, daß durch das Verschwinden der niederfrequenten langsamen Wellen vor allem bei der fortgeschrittenen peripheren arteriellen Verschlußkrankheit höherfrequente Anteile der Vasomotion, welche normalerweise durch niederfrequente Fluxmotionen unterdrückt werden, nicht länger unterdrückt werden und somit meßbar werden. Eine andere Hypothese ist, daß bei Wegfall der lokal generierten Vasomotion höherfrequente ateminduzierte Fluxmotionen bis in die Peripherie getragen werden könnten (Bollinger et al. 1991).

Stenoselokalisation
Eine Stenose in den großen Gefäßen des Beines geht nicht immer mit einer Veränderung der Durchblutung des Hautgefäßsystems einher. Anastomosen und lokale Kompensationsmechanismen können die Makrozirkulationsstörung so ausgleichen, daß die Perfusion in der Peripherie normal erscheint. Deshalb ist auch die Stenoselokalisation mittels der Laser Doppler Fluxmetrie problematisch und weder mit absoluten Fluxwerten noch mit dem Verteilungsmuster der Areale, in denen der venoarterioläre Reflex aufgehoben ist, hinreichend möglich (Wahlberg et al. 1993). Wählt man den venoarteriolären Reflex als Kriterium zur Stenoselokalisation und sagt, daß eine Aufhebung des venoarteriolären Reflux direkt unterhalb des Knies für eine suprainguinale Stenose spricht und die Aufhebung des venoarteriolorären Reflex erst im unteren Unterschenkel für eine infrainguinale Stenose,

so soll man im Vergleich zur Angiographie die Stenose mit einer Sensitivität von 76 % und einer Spezifität von 100 % lokalisieren können (Wahlberg et al. 1993).

Amputationslevel
Gangrän und Ruheschmerzen können eine Indikation für eine Amputation sein. In diesem Fall muß die Amputationsgrenze festgelegt werden, um einerseits die Funktionsfähigkeit der Extremität soweit wie möglich erhalten zu können, andererseits Wundheilungsstörungen zu vermeiden, indem man in ausreichend perfundierten Arealen operiert. So soll ein Anstieg des Laser Doppler Signals um 5 A.U. nach Wärmeprovokation auf einen komplikationslosen Wundheilungsverlauf nach Amputation hindeuten (Gebuhr et al. 1989).

4.1.7
Chronische venöse Insuffizienz

Bisher ist die Laser Doppler Fluxmetrie zur Erfassung von Mikrozirkulationsstörungen bei der chronischen venösen Insuffizienz nur relativ selten eingesetzt worden. Die meisten Untersuchungen wurden im Stadium II nach Widmer, speziell bei Dermatoliposklerose durchgeführt.

Dermatoliposklerose
Bei der Dermatoliposklerose sind die Ruhefluxwerte im Vergleich zu Gesunden und Patienten mit unkomplizierter Varikosis signifikant erhöht. Während bei Patienten mit einer Dermatoliposklerose Werte von 76 A.U. gemessen werden können, werden bei Patienten mit einer unkomplizierten Varikosis Werte um 47 A.U. gemessen (bei gesunden Kontrollpersonen 49 A.U.). Dies ist wahrscheinlich auf die stauungsbedingte Erhöhung der Erythrozytenkonzentration zurückzuführen. In allen Gruppen sind vorzugsweise niedrigfrequente Fluxmotionen zu registrieren. So war bei der Dermaliposklerose in Ruhe die Frequenz mit im Median 3,3 Wellen pro Minute signifikant im Vergleich zu Gesunden (2,7 Wellen pro Minute) erhöht. Die Frequenzerhöhung gegenüber der Gruppe mit unkomplizierter Varikosis (mediane Frequenz von 2,5 Wellen pro Minute) war jedoch nicht signifikant erhöht (Cheatle et al. 1991).

Bei Aufheizen der Sonde auf 43 °C erhöht sich die Frequenz der Fluxmotion bei den Gesunden (Median = 4,5 Wellen pro Minute) und den Patienten mit unkomplizierter Varikosis (Median = 4 Wellen pro Minute) signifikant, bei Dermatoliposklerose (Median = 3 Wellen pro Minute) bleibt die Frequenz jedoch unverändert. Möglicherweise schränken die morphologisch nachweißbaren Veränderungen um die Hautgefäße, wie Fibrinmanschetten und die starke Anhäufung von Leukozyten verbunden mit einer Endothelaktivierung die Reagibilität der Gefäße ein. Desweiteren könnte die chronische Druckerhöhung im Gefäßsystem Nerven schädigen, welche die Gefäße begleiten. Dieser Erklärungsansatz würde eine nervale Beteiligung an der Regulation der Vasomotion voraussetzen (Cheatle et al. 1991).

Bei der chronischen venösen Insuffizienz kann durch Hochlagerung der Beine der venöse Rückstrom intensiviert werden. Der Effekt dieser Therapie läßt sich mit Hilfe der Laser Doppler Fluxmetrie nachweisen. Bei der Dermatoliposklerose ist das Fluxsignal aufgrund der erhöhten Konzentration der Erythrozyten signifikant gesteigert. Bei Elevation des Beines steigt das Fluxsignal um weitere 45 % signifikant an. Dies dürfte am ehesten auf die Erhöhung der Geschwindigkeit in den Erythrozyten zurückzuführen sein (Abu-Own et al. 1994).

4.1.8
Diabetes mellitus

Wesentliche Komplikationen des Diabetes mellitus sind die Mikroangiopathie mit der Retinopathie, die Makroangiopathie, welche sich als periphere arterielle Verschlußkrankheit äußert und die Neuropathie, welche alle Fasersysteme betreffen kann. Da Teile der Nervenfasern in vasomotorische Reflexe einbezogen sind, kann es auch auf dem Boden einer Neuropathie zu Störungen in der Mikrozirkulation der Haut kommen. Mit Hilfe der Laser Doppler Fluxmetrie und Provokationsmanövern wie der suprasystolische Stauung, der Wärmeprovokation sowie vasokonstriktorischen Reflexen kann man einen großen Teil dieser typischen Störungen untersuchen und Hinweise auf den Funktionsstatus von Gefäßen und Nerven erhalten.

4.1.8.1
Typ I-Diabetes

Suprasystolische Stauung
Bei der postokklusiven Hyperämie von Diabetikern zeigen sich Unterschiede je nach Erkrankungsdauer. Bei Typ I-Diabetikern mit einer Erkrankungsdauer von bis zu einem Jahr ist die Amplitude der postokklusiven Hyperämie genauso groß wie bei Gesunden. Bei länger erkrankten Patien-

Tabelle 21. Postokklusive hyperämische Reaktion bei Kurzzeit- und Langzeitdiabetikern im Vergleich zu einer gesunden Kontrollgruppe (nach Franzeck et al. 1990).

	Ruhewert	postokklusive hyperämische Reaktion					
	LDF im Liegen bei 37 °C (AU)	LDF Max. 1 (AU)	LDF Max. 2 (AU)	LDF% Anstieg Max. 1 (%)	LDF% Anstieg Max. 2 (%)	Zeit Max. 1 (s)	Zeit Max. 2 (s)
Kontrollgruppe	525,6 ± 133,59	1129,9 ± 504,69	1912,4 ± 883,24	190,1 ± 146,73	291,7 ± 203,25	15,0 ± 7,85	57,3 ± 20,56
Diabetes Gruppe 1	546,8 ± 260,48	1092,0 ± 990,86	1482,4 ± 54,47	98,0 ± 11,44	164,0 ± 144,71	14,3 ± 5,61	73,0 ± 42,52
Diabetes Gruppe 2	442,7 ± 310,03	1186,9 ± 773,22	1149,4[1] ± 612,57	192,9 ± 143,33	172,2 ± 99,78	18,8 ± 21,42	70,6 ± 33,05

[1] signifikant p < 0,01

ten mit einer Erkrankungsdauer von 18,6 ± 8,9 Jahren ist die Amplitude der postokklusiven hyperämischen Reaktion signifikant niedriger (Franzeck et al. 1990). Die reaktive hyperämische Reaktion ist beim Diabetiker in vier verschiedenen Mustern ausgeprägt, zwei biphasischen Reaktionen vom Typ A und Typ B und einer monophasischen Reaktion vom Typ C. Liegt keine reaktive Hyperämie vor, so spricht man vom Typ D. Während bei Gesunden die Typen A und B in 80 % der Fälle und der Typ C in 20 % der Fälle vorkommen, ist der Typ D bei Gesunden nicht zu finden. Bei Kurzzeit-Diabetes findet man in 75 % der Fälle einen biphasischen Typ A oder B, in 25 % der Fälle einen Typ C, ein Typ D findet sich nicht. Bei Langzeitdiabetikern findet sich lediglich in 60 % der Patienten ein biphasischer Typ, aber bei 32 % der Patienten ein monophasischer Typ. In 8 % der Fälle fehlt die reaktive Hyperämie. Die unterschiedliche Verteilung der Hyperämietypen bei Diabetes mellitus kann auf Veränderungen in den Gefäßwänden zurückgeführt werden (Franzeck et al. 1990) (Tab. 19 und 21).

Hitze-induzierte Hyperämie
Erwärmt man die Haut von 35°C auf 44°C, steigt bei Typ I-Diabetikern mit diabetischer Retinopathie als Zeichen einer Vaskulopathie das Laser Doppler Signal signifikant schwächer an als bei unkompliziertem Diabetes mellitus oder gesunden Probanden.

Induziert man am Fußrücken durch Erhöhung der Elektrodenheiztemperatur auf 45 °C eine Hyperämie und mißt das Zeitintervall bis der Flux die dreifache Amplitude erreicht hat, findet sich beim komplizierten Diabetes mellitus mit 80 (60–110) s ein signifikant verlängertes Intervall sowohl im Vergleich zum Gesunden, bei dem diese Zeit 30 (30–40) s beträgt, als auch im Vergleich zum Patienten mit unkompliziertem Diabetes mellitus, bei dem 50 (40–60) s vergehen. Offenbar kann man mit Hilfe der Wärmeprovokation Gesunde und Diabetiker ohne Vaskulopathie von Patienten mit manifester Vaskulopathie unterscheiden (Wilson et al. 1992).

Vasokonstriktorische Reflexe
Typ I-Diabetiker mit Polyneuropathie zeigen an der Fingerspitze signifikant verminderte vasokonstriktorische Reflexe sowohl bei tiefer Inspiration als auch bei indirekter Kühlung. Die Amplitude des Dopplersignals fällt bei Patienten mit Neuropathie bei tiefer Inspiration nur um 15,3 ± 11,7 % gegenüber 67,2 ± 18,1 % bei Gesunden ab. Die Reaktion von Patienten mit Retinopathie als Zeichen einer Vaskulopathie und von Diabetikern ohne Komplikationen ist mit 66,9 ± 16,1 % und 51,6 ± 33,6 % gegenüber Gesunden nicht verändert. Gleiches gilt für die Kältereaktion. Während bei Gesunden die Amplitude des Dopplersignals nach Kältereiz um 71,1± 13,3 % sinkt, sinkt sie bei Patienten mit diabetischer Polyneuropathie mit 23,5 ± 14,7 % signifikant schwächer. Die Amplitude des Dopplersignals sinkt nach Kühlung bei unkompliziertem Diabetes mellitus (59,2 ± 29,7 %) und bei Patienten mit Retinopathie (48,9 ± 34,3 %) tendenziell schwächer als bei Gesunden (Abbot et al. 1993).

Die orthostatische Reaktion beim Typ I-Diabetiker ist bei Patienten vor und nach der Pubertät unterschiedlich. Typ I-Diabetiker zeigen vor der Pubertät keine signifikant schwächere orthostatische Reaktion. Während eines Orthostasemanövers sinkt das Dopplersignal an dem Großzehen auf 69,8 % (7,2–192,7 %) des Ausgangswertes ab, beim Gesunden auf 60,4 % (7,0–164,9 %). Nach der Pubertät zeigt sich bei Diabetikern im Vergleich zum Gesunden eine signifikant schwächere Abnahme des Signals (40,6 % (7,9–140,2 %) vom Ausgangswert gegenüber 20,5 % (5,9–101,7 %)) (Shore et al. 1994).

4.1.8.2
Typ II-Diabetiker

Suprasystolische Stauung
Der maximale Flux einer postokklusiven reaktiven hyperämischen Reaktion nach einer Stauungszeit von 5 min ist bei Patienten mit einem nicht-insulinabhängigen Diabetes mellitus und einer Krankheitsdauer von 16,2 ± 2,3 Jahren signifikant erniedrigt (9,42 ± 0,70 A.U. beim Diabetiker versus 12,2 ± 0,9 A.U. beim Gesunden). Die Zeitspanne vom Öffnen der Okklusion bis zur postokklusiven Maximalgeschwindigkeit ist mit 0,31 ± 0,04 s gegenüber 0,31 ± 0,02 s bei Gesunden nicht verlängert (Tur et al. 1991).

Inspirationsreflex
Bei diabetischer Polyneuropathie ist die sympathikusvermittelte vasokonstriktorische Reaktion bei tiefer Inspiration in die Brust verringert oder sogar aufgehoben (Kahn et al. 1991, Mück-Weymann et al. 1995).

4.1.9
Raynaud-Phänomen und Kollagenosen

Das Raynaud-Phänomen geht ungeachtet, ob es sich um ein primäres oder sekundäres Raynaud-Phänomen handelt, stets mit einer erhöhten Kälteempfindlichkeit der Gefäße einher. Daher wird in der Laser Doppler Fluxmetrie die Kälteprovokation zur Untersuchung der Reagibiltät der Gefäße zur Objektivierung eines Raynaud-Phänomens am häufigsten angewendet.

4.1.9.1
Primäres Raynaud-Phänomen

Ähnlich den Patienten mit einem sekundären-Raynaud Phänomen können auch bei den Patienten mit einem primären Raynaud-Phänomen signifikant verminderte Ruhefluxwerte gefunden werden (zum Beispiel 32,3 ± 5,1 A.U. bei Gefäßgesunden gegenüber 12,7 ± 3,7 A.U. bei Probanden mit primärem Raynaud-Syndrom) (Wollersheim et al. 1991). Die Reagibilität des sympathischen Nervensystems und die damit verbundenen neurovaskulären Reaktionen scheinen hingegen bei den Patienten mit primären Raynaud-Syndrom nicht verändert zu sein. So führt weder die tiefe Inspiration noch ein Orthostasemanöver zu einem stärkeren oder schwächeren

Abfall der Fluxwerte bei den Patienten mit einem Raynaud-Syndrom im Vergleich zu Gefäßgesunden. So fällt das Fluxsignal am Finger während eines Valsalva-Manövers um 17,4 ± 4,8% bei Gesunden und um 22 ± 7,3 % bei Patienten mit primärem Raynaud-Syndrom ab. Auch bei tiefer Inspiration unterscheiden sich die beiden Gruppen nicht. Das Fluxsignal sinkt beim Gesunden um 31,1 ± 8,3 %, beim Patienten mit primären Raynaud-Syndrom um 31,5 ± 10,6 %. Orthostase vermindert das Fluxsignal beim Patienten mit Primärem Raynaud-Syndrom tendenziell um 10,3 ± 17,3 %. Beim Gesunden findet sich hingegen eine signifikante Abnahme des Flux um 34,9 ± 18,5 % (Wollersheim et al. 1991).

Diese Befunde sprechen für die These, daß der Raynaudanfall am ehesten durch eine Verstärkung der bereits in Ruhe verminderten Perfusion durch einen Sympathikusreiz zustandekommt. Eine normale sympathikusvermittelte vasokonstriktorische Reaktion addiert sich zu einem pathologischen Ruhezustand. Es kommt offenbar nicht wie ursprünglich angenommen aufgrund einer übersteigerten Reagibilität des Sympathikus zu einem Raynaud-Anfall. Untersuchungen, die auf eine übersteigerte Sympathikusreaktion hindeuten (Olsen et al. 1991), erfolgten am nutritiven Gefäßbett. Da aber das sympathische Nervensystem erheblichen Einfluß auf die Perfusion des subpapillären Plexus mit den akral besonders häufigen arteriovenösen Shunts hat, ist eine Untersuchung des nutritiven Gefäßsystems unter dieser Fragestellung nur bedingt aussagekräftig. Man kann damit die Funktion und Reagibilität des Gefäßsystems auf einen Sympathikusstimulus meist nicht hinreichend beurteilen. Die These, daß bei Patienten, mit einem primären Raynaud Syndrom ein erhöhter Ruhetonus des Sympathikus vorliegt, wird durch die signifikant erhöhten Ruhespiegel von Norepinephrin in der Blutbahn gestützt. So können beim Patienten mit primärem Raynaud-Syndrom Norepinephrinspiegel von 2,25 ± 0,33 nmol/l im Vergleich zu 1,31 ± 0,11 nmol/l beim Gesunden gefunden werden (Wollersheim et al. 1991).

4.1.9.2
Progressive systemische Sklerodermie

Mikrozirkulationsstörungen sind bei der progressiven systemischen Sklerodermie eines der führenden Symptome. Sowohl der Ruhefluß als auch die funktionelle Kapazität der Gefäße können beeinträchtigt sein.

Ruhefluß
Der basale Ruhefluß am Handrücken ist in der Laser Doppler Fluxmetrie bei Patienten mit progressiver systemischer Sklerodermie sowohl im Vergleich zu Gesunden (Albrecht et al. 1993) als auch zu Patienten mit primärem Raynaud Phänomen signifikant vermindert (7,64 ± 0,62 bei Gesunden versus 10,2 ± 1,56 bei primärem Raynaud versus 3,86 ± 0,65 bei systemischer progressiver Sklerodermie) (Wigley et al. 1990).

Suprasystolische Stauung
Einer suprasystolischen Stauung am linken Ringfinger über fünf Minuten folgt ein im Vergleich zu Gesunden oder Patienten mit primärem Raynaud-Syndrom signifikant niedrigerer postokklusiver Maximalfluß. So beträgt das Maximum des postokklusiven Fluxes bei progressiver systemischer Sklerodermie nur ein Drittel des postokklusiven Fluxes beim Gesunden oder beim Patienten mit primären Raynaud-Syndrom. Die Zeit, welche zwischen Öffnen der Okklusion und dem Maximalflux vergeht, ist mit 123 ± 19,0 s gegenüber 18,8 ± 2,33 s beim Gesunden sowie 42,5 ± 7,66 s beim Patienten mit primärem Raynaud-Syndrom signifikant verlängert (Wigley et al. 1990, Albrecht et al. 1993).

Wärmereaktion
Erwärmung der Haut des Patienten mit Sklerodermie und signifikant erniedrigten Rhefluxwerten führt zu einer signifikant schwächeren Zunahme des Fluxes beim Heizen, was eine verminderte Regulationsweite der Gefäße andeutet (Albrecht et al. 1993).

4.1.9.3
Zirkumskripte Sklerodermie (Morphea)

Der entzündlich aktive Herd einer zirkumskripten Sklerodermie zeigt typischerweise zentral eine weißlich schimmernde Sklerose der Haut, umgeben von einem entzündlichen, lividrot gefärbtem Saum, dem sogenannten Lilac Ring. In den sklerotischen Hautarealen ist der Ruheflux auf 60 % der Umgebungswerte vermindert. In der entzündlich alterierten Haut des Lilac Rings hingegen beträgt der Ruheflux 420 % der Vergleichswerte in einem gesunden Hautareal. Nach erfolgreicher intravenöser Therapie mit Penicillin G fällt der Flux im Lilac Ring und steigt im sklerotischen Hautareal wieder an (Klycsz et al. 1995). Eine Therapiekontrolle mit Hilfe der Laser Doppler Fluxmetrie erscheint möglich.

4.1.10
Plastische und rekonstruktive Chirugie

4.1.10.1
Autologe Gewebetransplantation

Zur perioperativen Überwachung von Hauttransplantaten ist die Laser Doppler Fluxmetrie inzwischen eine etablierte Methode. Ihr Nutzen konnte in Langzeituntersuchungen belegt werden. Ziel solcher Messungen ist es, Ischämien frühzeitig zu erkennen, um den Untergang von Lappengewebe verhindern zu können. In die Analyse werden absolute Werte, Relativverschiebungen und gewebespezifische Perfusionswerte einbezogen. Die Überwachung freier autologer Hauttransplantate mittels Laser Doppler ist über einen Zeitraum von vier bis sechs Tagen interessant.

Der Durchblutungsstatus eines freien Hauttransplantates läßt sich in vier Kategorien einteilen (Clinton et al. 1991). Zum einen findet man einen normalen Durchblutungszustand ohne Unterschied zu gesunder Vergleichshaut. Zum anderen unterscheidet man drei Stadien mit verminderter Perfusion. Ist der Flux leicht vermindert, ist eine strengere Überwachung angezeigt. Fällt der Flux über einen Zeitraum von 30 min oder länger unter 50 % der Ausgangswerte, besteht die potentielle Gefahr der Schädigung des Gewebes. Fällt der Flux unter 40 %, handelt es sich um einen pathologischen Zustand, der sofortiges Handeln erfordert. In solchen Fällen findet sich stets eine pathologische behandlungsbedürftige Ursache für die Ischämie, die behoben werden muß. Sehr häufige Ursachen für einen verminderten Blutfluß oder eine Ischämie sind eine arterielle oder venöse Okklusion, Hämatome, Ödeme oder zu feste Nähte. Bei starker Verminderung der Perfusion muß eine intensivierte klinische Überwachung erfolgen. Bei anhaltender Minderperfusion ist eine Revision mit Entfernung der Nähte sowie eine operative Exploration des Transplantates indiziert. Mit Hilfe des Laser Dopplers ist es möglich, Perfusionsänderungen in freien autologen Hauttransplantaten 1–3 Stunden vor dem Auftreten klinischer Komplikationen zu detektieren. Führt man eine konsequente Überwachung der Lappen durch, zeigt sich eine deutlich erhöhte Überlebenszeit der Hauttransplantate. Auch läßt sich die Zahl der Transplantate, welche trotz vaskulärer Komplikationen zu retten sind, steigern (Clinton et al. 1991). Vor Einführung der Laser Doppler Fluxmetrie wird der Anteil der initial erfolgreich verlaufenden freien Hauttransplantationen bei klinischer Beurteilung mit 87,2% angegeben. Unter den gefährdeten Transplantaten wurden 50 % gerettet. Die endgültige Erfolgsrate lag damit bei 92,6 % (Goldberg et al. 1990, Clinton et al. 1991). Nach Einführung der Laser Doppler Fluxmetrie zum perioperativen Monitoring konnte die endgültige Erfolgsrate auf 97,8 % gesteigert werden. Die Zahl der zu rettenden Transplantate stieg von 50 % auf 82,4 % (Clinton et al. 1991). Damit liegt bei Anwendung eines Laser Dopplers sowohl die Rate der Transplantate, die bei vaskulären Komplikationen gerettet werden können, als auch die Gesamterfolgsrate der freien Hauttransplantation signifikant höher als ohne Anwendung des Laser Dopplers.

4.1.10.2
Hautexpander

Wenngleich der Laser Doppler heute zu den sensitivsten Methoden zur Überwachung der Hautdurchblutung bei Dehnung der Haut mittels Hautexpandern gehört, so ist seine klinisch-praktische Bedeutung auf diesem Gebiet trotzdem eher gering. Die gefährlichste Komplikation beim Gebrauch von Hautexpandern ist die Nekrose der Haut infolge zu hohen Druckes im Expander, welcher durch Kompression der Gefäße in der gedehnten Haut zur Ischämie des Gewebes führt. Bei der Füllung eines Hautexpanders spielen zwei Schwellenwerte eine Rolle. Zum einen die sogenannte kritische Schwelle, d. h. der Druck, der angewandt werden muß, um die Perfusion im Lappen auf Null zu senken. Zum anderen die Schmerzschwelle, d. h. der Druck, der angewandt werden muß, bis der Patient Schmerzen angibt.

Bei Erreichen der Schmerzschwelle zeigt sich bei einem Teil der Patienten eine initiale Abnahme des Flux, bei einem großen Teil bleibt die Durchblutung trotz Schmerzen unbeeinträchtigt. Somit geht der Schmerz einer kutanen Perfusionsstörung voraus (Hallock und Rice 1993). Eine Überwachung mit Hilfe eines Laser Dopplers bringt somit nur bedingt Zusatzinformationen. Anders ist dies jedoch, wenn anästhesierte oder denervierte Hautareale gedehnt werden und die Patienten keine sichere Aussage über Schmerzen im gedehnten Hautareal machen können. In diesen Fällen kann eine externe, nicht-invasive Überwachung sinnvoll sein.

Die Laser Doppler Fluxmetrie zeigt ein empfindlicheres Ansprechen bei Erreichen der kritischen Schwelle als die transkutane Sauerstoffpartialdruckmessung. Das Fluxsignal sinkt signifikant früher ab als der transkutane Sauerstoffpartialdruck (Hallock und Rice 1993). Entfernt man Flüssigkeit aus dem Hautexpander kann im Gegensatz zur transkutanen

Sauerstoffpartialdruckmessung mit Hilfe des Laser Dopplers ein unmittelbarer Anstieg der Durchblutung registriert werden.

4.1.10.3
Narben und hypertrophe Narben

Die Ursachen der Entstehung von hypertrophen Narben sind nicht abschließend geklärt. Ausgehend von dem dreiphasigen Modell der Wundheilung, welches bei der Wundheilung eine erste exsudative Phase von der zweiten proliferativen Phase und der dritten modellierenden Phase unterscheidet, vermutet man, daß bei hypertropher Narbenbildung die proliferative Phase verlängert ist und der Bindegewebs- und speziell der Kollagenstoffwechsel abnorm gesteigert ist.

Bei Verbrennungen am Thorax wird im Vergleich zum Ruheflux von etwa 43 ± 13 A.U. während der physiologischen Narbenentstehung ein signifikant erhöhter Flux gemessen. So kann man in den ersten ein bis zwei Wochen Fluxwerte von 442 ± 361 A.U. messen, was einer Verzehnfachung der Werte entspricht. Innerhalb eines Intervalles von etwa 13 Wochen können mit Werten von 47 ± 10 A.U. wieder Normalwerte registriert werden (Ehrlich und Kelley 1992).

Narben, welche zu einer hypertrophen Narbe werden, zeigen ebenfalls in den ersten 10–14 Tagen eine signifikante Zunahme des Laser Dopplersignals (570 ± 330 A.U. gegenüber 43 ± 13 A.U. in gesunder Haut). Im Gegensatz zur physiologischen Narbenentstehung erreichen die Fluxwerte jedoch nicht nach 13 Wochen die Normalruhewerte. Vielmehr können in der hypertrophen Narbe auch nach 13 Wochen noch Fluxwerte von 187 ± 94 A.U. gemessen werden. Sogar nach 50 Wochen sind die Werte mit 99 ± 22 A.U. deutlich erhöht. Dieser erhöhte Blutfluß in hypertrophen Narben im Gegensatz zu unauffälligen Narben läßt auf eine erhöhte Stoffwechselaktivität in hypertrophen Narben schließen. Die Diskrepanz zwischen den Laser Dopplerwerten um die 13. Woche nach Verletzung zeigt, daß es spätestens zu diesem Zeitpunkt möglich sein kann, die Progredienz der Narbenbildung zu einer hypertrophen Narbenbildung vorherzusagen (Ehrlich und Kelley 1992). Eine routinemäßige Untersuchung von solchen Narben erscheint daher interessant, da man mit rechtzeitiger Therapie, wie zum Beispiel einer Unterspritzung mit Triamcinolon versuchen kann, die hypertrophe Narbenbildung zu bremsen.

4.1.11
Irritative Hautreaktionen

Das klinische Charakteristikum der irritativen Hautreaktion ist das Erythem. Analog hierzu erfolgt die klinische Quantifizierung von künstlich hervorgerufenen irritativen Hautreaktionen anhand des entstandenen Erythems mit Hilfe eines visuellen Scores. Häufig wird ein fünfstufiger visueller Score eingesetzt, bei dem die Zahl 0 für kein sichtbares Erythem steht, die Zahl drei für ein sehr intensives Erythem und drei weitere Werte (0,5; 1 und 2) Zwischenstufen darstellen (Willis et al. 1988, van Neste und de Brouwer 1992). Die klinische Bewertung der Erytheme nach epikutaner Applikation von Hautirritantien und die entsprechenden Laser Doppler Fluxwerte korrelieren sehr gut für Hautirritantien wie das 0,5 %ige Benzalkoniumchlorid, das häufig angewandte 5 %ige Sodiumlaurylsulfat, das 0,8 %ige Crotonöl 0,8 % in gelben Paraffin oder Propylenglykol (r = 0,9 p ≤ 0,01) (Willis et al. 1988, Nilsson 1982, Blanken 1986). In einigen Untersuchungen war es im Vergleich zum klinischen Score sogar möglich, einzelne Stadien mit Hilfe der Fluxwerte zu diskriminieren. Eine signifikante Unterscheidung der Reaktionstärke der Testreaktionen war zwischen dem Fehlen einer Reaktion (Wert 0) und einer Reaktion der Stärke 0,5 sowie zwischen einer Reaktion der Stärke 1 im Vergleich zu einer Reaktion der Stärke 2 möglich. Hingegen ist eine Reaktion der Stärke 2 nicht von einer Reaktion der Stärke 3 zu unterscheiden gewesen (Willis et al. 1988). Diese Erfahrung konnte jedoch nicht von allen Autoren bestätigt werden (Staberg u. Serup 1988).

4.1.12
Psoriasis

Bei der Psoriasis vulgaris ist der Ruheflux in einem Psoriasisplaque (324 ± 152 A.U.) signifikant größer als der Fluxwert in nicht-befallener Haut (62 ± 27 A.U.) und bei hautgesunden Kontrollpersonen (53 ± 19 A.U.). Die Fluxwerte in unbefallener Haut bei Patienten mit Psoriasis unterscheiden sich nicht signifikant von den Ruhefluxwerten der gesunden Kontrollgruppen (Khan et al. 1987). Die Erhöhung der Fluxwerte in einem Psoriasisplaque ist nicht homogen, vielmehr ist der Flux an den sogenannten aktiven Kanten, an denen die größte Ausbreitungstendenz besteht, um 2,5 bis 4,5 mal höher als an der sogenannten inaktiven Seite (Hull et al. 1989). Desweiteren finden sich in einem Saum klinisch gesunder Haut mit einer

Breite von 2,4 mm um den Psoriasis Plaque an den sogenannten aktiven Kanten signifikant erhöhte Fluxwerte (Speight et al. 1992).

4.1.13
Atopische Dermatitis

Die atopische Dermatitis geht gehäuft mit funktionellen Gefäßstörungen wie dem weißen Dermographismus oder dem delayed blanching Phänomen nach Acetylcholin sowie einer paradoxen Reaktion auf Nikotinsäureesther einher. Die Ursachen dieser Störungen sind nicht endgültig geklärt. Man vermutet jedoch neurovaskuläre Störungen bzw. Störungen des Prostaglandinstoffwechsels in der Haut. Fluxveränderungen in klinisch gesunden Arealen findet man im Vergleich zu Gesunden nicht (Heyera at al. 1989).

Weißer Dermographismus
Eine der charakteristischsten Hautgefäßreaktionen bei der atopischer Dermatitis ist der weiße Dermographismus. Durch mechanische Einwirkungen auf die Haut, etwa Kratzen mit einem Holzspatel, entsteht an der jeweiligen Stelle nicht wie beim Gesunden eine Rötung, sondern eine Weißfärbung der Haut. Die Ursache dieses paradoxen Phänomens ist bis heute nicht geklärt. Grundsätzlich sind zwei Auslöser denkbar. Zum einen kann es zu einer überschießenden Vasokonstriktion (Champion 1963), zum anderen zu einem Ödem in der Haut kommen (Ramsay 1969), welches die Hautdurchblutung vermindert, was klinisch als Weißfärbung der Haut zu sehen ist. Der weiße Dermographismus beim Atopiker tritt gegenüber dem roten Dermographismus beim Gesunden deutlich verzögert auf. Sowohl im weißen Dermographismus des Atopikers als auch im roten Dermographismus des Hautgesunden kommt es zu einer Erhöhung des Fluxsignals. Hierbei steigt jedoch bei einem Nicht-Atopiker der Flux signifikant stärker an. Die Fluxwerte liegen beim Hautgesunden dreimal höher als bei Atopikern (Hornstein et al. 1991).

Histaminreaktion
Patienten mit atopischer Dermatitis reagieren qualitativ auf Histamin wie Gesunde. Teilweise durch direkte Einwirkung, teilweise via Axonreflex entsteht bei Applikation von Histamin eine Quaddel, welche von einer Rötung umgeben ist. An der Applikationsstelle herrscht in der Regel Juckreiz. Diese typische Histaminreaktion der Haut erreicht ein Plateau nach etwa 10 Minuten. Die Fluxwerte steigen sowohl beim Gesunden wie auch

beim Patienten mit atopischer Dermatitis im Areal der Rötung an. Die Gefäßreaktion tritt nach iontophoretisch kontrollierter Applikation innerhalb der ersten 30 Sekunden auf. Die Werte steigen bei Reaktionsbeginn steil an und erreichen nach etwa zwei Minuten das Plateau der Reaktion (Heyer et al. 1989). Bei intensivierter iontophoretischer Applikation zeigen „Atopiker" einen signifikant schwächeren Anstieg der Fluxwerte als Gesunde. So kann die hyperämische Fläche beim Gesunden bis doppelt so groß sein wie beim Patienten mit atopischer Dermatitis (Heyer et al. 1989).

Literatur

Abbot NC, Swanson Beck J, Wilson SB, Khan F. Vasomotor reflexes in the fingertip skin of patients with type 1 diabetes mellitus and leprosy. Clinical Autonomic Res 1993; 3: 189-193.

Abu-Own A, Scurr JH, Coleridge Smith PD. Effect of leg elevation on the skin microcirculation in chronic venous insufficiency. J Vasc Surg 1994; 20: 705-710.

Agner T, Serup J. Individual and instrumental variations in irritant patch-test reactions - clinical evaluation and quantification by bioengineering methods. Clin Exp Dermatol 1990; 15: 29-33.

Albrecht HP, Hiller D, Hornstein OP, Bühler-Singer S, Mück M, Gruschwitz M. Microcirculatory functions in systemic sclerosis: additional parameters for therapeutic concepts? J Invest Dermatol 1993; 101: 211-215.

Berardesca E, Maibach HI. Sodium-lauryl-sulphate induced cutaneous irritation. Comparison of white and hispanic subjects. Contact Dermatitis 1988; 19: 136-140.

Bernardi L, Rossi M, Fratino P, Finardi G, Mevio E, Orlandi C. Relationship between phasic changes in human skin blood flow and autonomic tone. Microvasc Res 1989; 37: 16-27.

Bollinger A, Hoffmann U, Franzeck UK. Evaluation of fluxmotion in man by the laser Doppler technique. Blood Vessels 1991; 28: 21-26.

Bolton B, Carmichael EA, Sturrup G. Vasoconstriction following deep inspiration. J Physiol 1936; 306: 537-552

Bongard O, Bounameaux H, Fagrell B. Effects of oxygen inhalation on skin microcirculation in patients with peripheral arterial disease. Circulation 1992; 86: 878-886.

Bongard O, Fagrell B. Discrepancies between total and nutritional skin microcirculation in patients with peripheral arterial occlusive disease (PAOD). VASA 1990; 19: 105-111.

Bongard O, Fagrell B. Variations in laser Doppler flux and flow motion patterns in the dorsal skin of the human foot. Microvasc Res 1990; 39: 212-222.

Champion RH. Abnormal vascular reactions in atopic eczema. Br J Dermatol 1963; 75: 12-15.

Cheatle TR, Shami SK, Stibe E, Coleridge Smith PD, Scurr JH. Vasomotion in venous disease. J Roy Soc Med 1991; 84: 261-263.

Clinton MS, Sepka RS, Bristol D, Pederson WC, Barwick WJ, Serafin D. Establishment of normal ranges of laser Doppler blood flow in autologous tissue transplants. Plastic Reconst Surg 1991; 87: 299-309.

Coluantoni A, Bertuglia S, Intaglietta M. Quantification of rhythmic diameter changes in arterial microcirculation. Am J Physiol 1984; 246: H508-517.

Creutzig A, Caspary L, Alexander K. Disturbances of skin microcirculation in patients with chronic arterial disease and venous incompetence. VASA 1988; 17: 77-82.

Creutzig A, Caspary L, Hertel RF, Alexander K. Temperature-dependent laser Doppler fluxmetry in healthy and patients with peripheral arterial disease. Int J Microcirc: Clin Exp 1987; 6: 381-390.

de Mul FFM, van Spijker J, van der Plas D, Greve J, Aarnoudse JG, Smits TM. Mini laser-Doppler (blood) flow monitor with diode laser source and detection integrated in the probe. Appl Opt 1984; 23: 2970-2973.

Duteil L, Bernengo C, Schalla W. A double wavelength laser Doppler system to investigate skin microcirculation. IEEE Trans Biomed Eng 1985; 32: 439-447.

Ehrlich HP, Kelley SF. Hypertrophic scar: an interruption in the remodeling of repair-a laser Doppler blood flow study. Plast Reconstr Surg 1992; 90: 993-998.

Franzeck UK, Stengele B, Panradl U, Wahl P, Tillmanns H. Cutaneous reactive hyperemia in short-term type I-diabetes - contineous monitoring by a combined laser Doppler and transcutaneous oxygen probe. VASA 1990; 19: 8-15.

Gebuhr P, Sörgensen JP, Volmer-Larsen B. Estimation of amputation level with a laser Doppler flowmetry. J Bone Joint Surg (BR) 1989; 71: 514-517.

Gilespie JA. Vasodilatator properties of alcohol. Br Med J 1967; 2: 274-277.

Goldberg J, Sepka RS, Perona BP, Pederson W, Klitzman B. Laser Doppler blood flow measurements of common cutaneous donor sites for reconstructive surgery. Plast Reconstr Surg 1990; 85: 581.

Gush RJ, King TA. Investigation and improved performance of optical fibre probes in laser Doppler blood flow measurement. Med Biol Eng Comput 1987; 25: 391-396.

Hallock GG, Rice D. Increased sensitivity in objective monitoring of tissue expansion. Plast Reconstr Surg 1993; 91: 217-222.

Henriksen O. Local sympathic reflex mechanism in regulation of blood flow in human subcutaneous adipose tissue. Acta Physiol Scand 1977; 45 (Suppl): 7-48.

Heyer G, Hornstein OP, Handwerker HO. Skin reactions and itch sensation induced by epicutaneous histamine application in atopic dermatitis and controls. J Invest Dermatol 1989; 93: 492-496.

Hoffmann U, Yanar A, Franzeck UK, Bollinger A. Fluxmotionsmuster bei Gesunden und Patienten mit peripherer arterieller Verschlußkrankheit. VASA 1991; 20 (Suppl) 33: 273-277.

Hornstein OP, Boissevain F, Wittmann H. Non-invasive measurement of the vascular dynamics of dermographism. J Dermatol 1991; 18: 79-85.

Hull SM, Goodfield M, Wood EJ, Cunliffe WJ. Active and inactive edges of psoriatic plaques: identification by tracing and investigation by laser-Doppler flowmetry and immunocytochemical techniques. J Invest Dermatol 1989; 92: 782-785.

Jakobsson A, Nilsson GE. Prediction of sampling depth and photon pathlength in laser Doppler flowmetry. Med Biol Eng Comput 1993; 31: 301-307.

Johansson K, Jakobsson A, Lindahl K, Lindhagen J, Lundgren O, Nilsson GE. Influence of fibre diameter and probe geometry on the measuring depth of laser Doppler flowmetry in the gastrointestinal application. Int J Microcirc: Clin Exp 1991; 10: 219-229.

Kahn F, Spence VA, Wilson SB, Abbot NC. Quantification of sympathic vascular response in skin by laser Doppler flowmetry. Int J Microcirc: Clin Exp 1991; 10: 145-153.
Khan A, Schall LM, Tur E, Maibach HI, Guy RH. Blood flow in psoriatic lesions: the effect of treatment. Br J Dermatol 1987; 117: 193-201.
Khan F, Carnochan FMT, Abbot NC, Wilson SB. The effect of oxygen supplementation on post-occlusive reactive hyperaemia in human forearm skin. Int J Microcirc: Clin Exp 1991; 10: 43-53.
Klyscz T, Hahn M, Jünger M. Laser-Doppler-Flux-Messungen zur Therapiekontrolle bei zirkumskripter Sklerodermie. Hautarzt 1995; 46: 421-424.
Kolari PJ. Optoelectronic Doppler velocimetry based on semiconductor laser diode for measurements of cutaneous blood flow. Int J Microcirc: Clin Exp 1984; 3: 476.
Kvernebo K, Slagsvold CE, Stranden E, Kroese A, Larsen S. Laser Doppler flowmetry in evaluation of lower limb resting skin circulation. A study in healthy controls and atherosclerotic patients. Scan J Clin Lab Invest 1988; 48: 621-626.
Lantsberg L, Goldman M. Laser Doppler flowmetry, transcutaneous oxygen tension measurements and Doppler pressure compared in patients undergoing amputation. Eur J Vasc Surg 1991; 5: 195-197.
Midwinter JE. Optical fibers for transmission. New York: John Wiley & Sons 1979.
Mito K, Ikeda H, Sumi M, Shinohara S. Self-mixing effect of the semiconductor laser Doppler method for blood flow measurement. Med Biol Eng Comput 1993; 31: 308-310.
Mück-Weymann ME, Leppek R, Albrecht HP, Hornstein OP, Klose KJ, Bauer RD. Farbcodierte Duplex-Sonographie und Laser-Doppler-Fluxmetrie in Fingerkuppen Gesunder. Bildgebung 1995; 62: 132-137.
Müller Ph, Keller R, Imhof P. Laser Doppler flowmetry a reliable technique for measuring pharmacologically induced changes in cutaneous blood flow? Methods Find Exp Clin Pharmacol 1987; 9: 409-420.
Neste van D, Brouwer de B. Monitoring of skin response to sodium lauryl sulphate: clinical scores versus bioengineering methods. Contact Dermatitis 1992; 7: 151-156.
Nilsson GE, Tenland T, Öberg PÅ. A new instrument for continous measurement of tissue blood flow by light beating spectroscopy. IEEE Trans Biomed Eng 1980; 27: 12-19.
Nilsson GE. Signal processor for laser Doppler tissue flowmeter. Med Biol Eng Comput 1984; 22: 343-348.
Obeid AN, Dougherty G, Pettinger S. In vivo comparison of twin wavelength laser Doppler flowmeter using He-Ne and laser diode sources. J Biomed Eng Tech 1990; 14: 102-110.
Öberg PÅ, Tenland T, Nilsson GE. Laser-Doppler Flowmetry - a non-invasive and continuous method for blood flow evaluation in microvascular studies. Acta Med Scand 1984; 17 (Suppl): 17-24.
Öberg PÅ. Laser Doppler Flowmetry. Biomed Eng 1990; 18: 125-163.
Oberle J, Elam M, Karlsson T, Gunnar Wallin B. Temperature-dependent interaction between vasoconstrictor and vasodilator mechanisms in human skin. Acta Physiol Scand 1988; 132: 459-469.
Olsen N, Petring OU, Rossing N. Exaggerated postural vasoconstrictor reflex in Raynaud´s phenomenon. Br Med J 1987; 294: 1186-1188.

Proano E, Perbeck L. Effect of exposure to heat and intake of ethanol on the skin circulation and temperature in ischaemic limbs. Clinical Physiol 1994; 14: 305-310.
Ramsay C. Vascular changes accompanying white dermographism and delayed blanch in atopic dermatitis. Br J Dermatol 1969; 81: 37-44.
Rasch W, Cabanac M. Vasomotor of the human face: laser-Doppler measurements during mild hypo- and hyperthermia. Acta Physiol Scand 1993; 147: 431-436.
Rendell MS, Gitter M, Bamisedun O, Davenport K, Schultz R. The laser Doppler analysis of posturally induced changes in skin blood flow at elevated temperatures. Clin Physiol 1992; 12: 241-252.
Rendell MS, Kelly ST, Bamisedun O, Luu T, Finney DA, Knox S. The effect of increasing temperature on skin blood flow and red cell deformability. Clin Physiol 1993; 13: 235-245.
Salerud EG, Tenland T, Nilsson GE, Öberg PÅ. Rhythmical variations in human skin blood flow. Int J Microcirc: Clin Exp 1983; 2: 91-102.
Schechner JS, Bravermann IM. Synchronous vasomotion in the human cutaneous microvasculature provides evidence for central modulation. Microvasc Res 1992; 44: 27-32.
Scheffler A, Rieger H. Signalverlaufmuster des Laser-Doppler-Fluxes bei peripherer arterieller Verschlußkrankheit und ihre Beziehung zum systolischen Knöchelarterienindex. In: Proceeding of the 12th Annual Meeting of the Schweizerischen Gesellschaft für Mikrozirkulation. Bern 1988, 73-77.
Seifert H, Jäger K, Bollinger A. Analysis of flow motion by the laser Doppler technique in patients with peripheral arterial occlusive disease. Int J Microcirc: Clin Exp 1988; 7: 233-236.
Shephard AP, Öberg PÅ. Laser Doppler Flowmetry. Norwell: Kluwer Academic Publishers Group 1990.
Shore AC, Price KJ, Sandeman DD, Tripp JH, Tooke JE. Posturally induced vasoconstriction in diabetes mellitus. Arch Dis Childhood 1994; 70: 22-26.
Speight EL, Essex TJH, Farr PM. The study of plaques of psoriasis using a scanning laser-Doppler velocimeter. Br J Dermatol 1993; 128: 519-524.
Staberg B, Serup J. Allergic and irritant skin reactions evaluated by laser Doppler flowmetry. Contact Dermatitis 1988; 18: 40-45.
Stern MD. In vivo evaluation of microcirculation by coherent light scattering. Nature 1975; 254: 56-58.
Stücker M, Heese A, Hoffmann K, Röchling A, Altmeyer P. Precision of laser Doppler scanning in clinical use. Clin Exp Dermatol 1995; 20: 371-376.
Suiches HE, Aarnoudse JG, Wouda AA, Jentink HW, de Mul FFM, Greve J. Digital blood flow in cooled and contralateral finger in patients with Raynaud´s phenomenon. Comparative measurements between photoelectrical phlethysmography and laser Doppler flowmetry. Angiology 1992; 43: 134-141.
Sundberg S. Acute effects and long-term variation in skin blood flow measured with laser Doppler flowmetry. Scand J Clin Lab Invest 1984; 44: 341-345.
Tenland T, Salerud EG, Nilsson GE, Öberg PA. Spatial and temporal variations in human skin blood flow. Int J Microcirc: Clin Exp 1983; 2: 81-90.
Tooke JE, Östergren J, Fagrell B. Synchronous assessment of human skin microcirculation by laser Doppler flowmetry and dynamic capillaroscopy. Int J Microcirc: Clin Exp 1983; 2: 277-284.

Tur E, Tur M, Maibach HI, Guy RH. Basal perfusion of the cutaneous microcirculation: measurements as a function of anatomic position. J Invest Dermatol 1983; 81: 442-446.

Tur E, Yosipovitch G, Bar-On Y. Skin reactive hyperemia in diabetic patients. A study with laser Doppler flowmetry. Diabetes Care 1991; 14: 958-962.

Wahlberg E, Olofsson P, Swedenborg J, Fagrell B. Level of arterial obstruction in patients with peripheral arterial occlusive disease (PAOD) determined by laser Doppler fluxmetry. Eur J Vasc Surg 1993; 7: 684-689.

Wardell K, Jakobsson A, Nilsson GE. Laser Doppler perfusion imaging by dynamic light scattering. IEEE Trans Biomed Eng 1993; 40: 309-316.

Watkins D, Holloway GA. An instrument to measure cutaneous blood flow using the Doppler shift of laser light. IEEE Trans Biomed Eng 1978; 25: 28-33.

Wigley FM, Wise RA, Mikdashi J, Schaefer S, Spence RJ. The post-occlusive hyperemic response in patients with systemic sclerosis. Arthritis Rheum 1990; 33: 1620-1625.

Wilkin JK, Trotter K. Cognitive activity and cutaneous blood flow. Arch Dermatol 1987; 123: 1503-1506.

Wilkin JK. Periodic cutaneous blood flow during aldehyde provoked hyperemia. Microvasc Res 1988; 35: 287-294.

Wilkin JK. Periodic cutaneous blood flow during postocclusive reactive hyperemia. Am J Physiol 1986; 250: H765-H768.

Wilkin JK. Poiseulle, periodicity, and perfusion: rhythmic oscillatory vasomotion in the skin. J Invest Dermatol 1989; 93: 113S-118S.

Willis CM, Stephens CJM, Wilkinson JD. Assessment of erythema in irritant contact dermatitis. Comparison between visual scoring and laser Doppler flowmetry. Contact Dermatitis 1988; 18: 138-142.

Wilson SB, Jennings PE, Belch JJF. Detection of microvascular impairment in type I-diabetes by laser Doppler flowmetry. Clin Physiol 1992; 12: 195-208.

Wollersheim H, Droste H, Reyenga J, Thien T. Laser Doppler evaluation of skin vasomotor reflexes during sympathetic stimulation in normals and in patients with primary Raynaud's phenomenon. Int J Microcirc: Clin Exp 1991; 10: 33-42.

4.2
Laser Doppler Scanning

Die herkömmlichen Methoden der Laser Doppler Fluxmetrie erfassen Durchblutungswerte eines einzelnen Meßpunktes. Bedenkt man aber die starke räumliche und zeitliche Inhomogenität der Hautdurchblutung und die große Zahl von pathologischen Vorgängen, welche sich in einem flächigen Muster präsentieren können, wird die Bedeutung von zweidimensionalen Meßmethoden unterstrichen. Das Laser Doppler Scanning ist eine solche Technik, mit der man mittels optischen Dopplereffekt zweidimensionale Perfusionsmuster bestimmen kann.

4.2.1
Geschichte des Laser Doppler Scanning

Das Laser Doppler Scanning ist eine recht junge Technik. Seine Geschichte ist mit der Geschichte der eindimensionalen Laser Doppler Fluxmetrie, aus der das Laser Doppler Scanning weiterentwickelt wurde, eng verbunden. Nachdem Laser Doppler annähernd zwei Jahrzehnte in der klinischen und experimentelle Medizin angewandt wurden, zeigte sich, daß bei bestimmten Fragestellungen die eindimensionale Fluxmessung nicht ausreicht. Auch ist die Berührung der Haut durch die Meßsonde oder den Sondenhalter während der Messung ein Nachteil der eindimensionalen Laser Doppler. Es wurden daher die Laser Doppler Scanner (Tab. 22) entwickelt, mit denen berührungsfreie Messungen zweidimensionaler Areale möglich sind (Essex und Byrne 1991, Wardell 1993).

Tabelle 22. Die käuflich erwerblichen Laser Doppler Scanner.

	Laser Doppler Perfusion Imager Lisca Development	Laser Doppler Imager Moor Instruments
Laser/Wellenlänge	2 mW He-Ne/632,8 nm	2 mW He-Ne/638 nm* 1 mW Infrarot/850 nm* Laserdiode 780 nm* Laserdiode 830 nm*
maximale Meßfeldgröße in Pixel	bis zu 64 × 64	bis zu 256 × 256

* Wahlweise einsetzbar

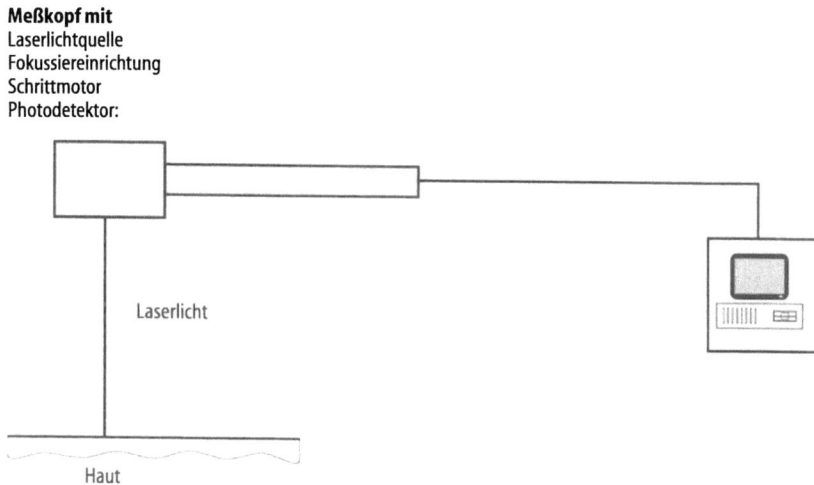

Abb. 15. Schema zum Aufbau eines Laser Doppler Scanners

4.2.2
Untersuchungsprinzip

Das Meßprinzip des Laser Doppler Scannings und die theoretischen Grundlagen, welche zur Generierung eines Fluxsignals notwendig sind, sind mit denen der herkömmlichen Laser Doppler Fluxmetrie identisch. Man strahlt Licht in die Haut ein, welches zu einem Teil dopplerverschoben aus der Haut zurückreflektiert wird. Anhand des dabei neu auftretenden Frequenzspektrums errechnet man dann den Fluxwert (Abb.15). Die entscheidende Weiterentwicklung ist die Möglichkeit, den Laserstrahl während der Messung frei über die Haut zu bewegen.

4.2.3
Meßtechnik

Der Laser Doppler Scanner besteht aus einer Laserlichtquelle, deren Licht in einem Meßkopf auf ein Spiegel- und Linsensystem geleitet wird, welches wiederum das Licht auf die Haut richtet. Die Spiegel werden mit Hilfe eines Schrittmotors kontinuierlich bewegt, so daß der Laser mäanderförmig über die Haut gelenkt werden kann.

Photodetektor und Signalgenerierung
Das von der Haut reflektierte Licht wird mit Hilfe eines Photodetektors aufgenommen, der sich ebenfalls im Meßkopf des Gerätes befindet. Von hier wird der Photostrom in die Signalprozesskette weitergegeben, welche prinzipiell denselben Aufbau wie die Signalprozesskette eines herkömmlichen Laser Dopplers hat (Wardell et al. 1993). Die Linearität des Signals konnte mit Flußsimulationsmessungen bestätigt werden (Wardell et al. 1993). Desweiteren konnte in einem Vergleich mit herkömmlichen Laser Dopplern gezeigt werden, daß das Laser Doppler Scanning der räumlichen und zeitlichen Inhomogenität in besonderem Maße Rechnung trägt. So gibt es Hautareale mit geringeren Fluxwerten und Hautareale mit höheren Fluxwerten. Auch nach Perfusionssteigerung ändert sich dieses grundlegende Perfusionsmuster nicht (Wardell et al. 1994).

Meßtiefe
Die mediane Meßtiefe wird nach den Überlegungen zur Geometrie der Meßsonde, des Laserstrahls und der Eindringtiefe des Lichtes in die Haut (Johansson et al. 1991) bei einem Durchmesser des Laserstrahls von 800 µm am Monte Carlo Modell mit 235 µm angegeben. Damit würden insbesondere Signale aus dem oberen korialen Gefäßplexus das Meßsignal bestimmen.

Meßparameter
Mit Hilfe des Laser Doppler Scanners lassen sich ein- und zweidimensionale Parameter bestimmen. Während einer Messung können primär die absoluten Fluxwerte im Meßareal, der Perfusionsmittelwert und das Perfusionsmaximum bestimmt werden. Mit Hilfe eines zusätzlichen Auswerteprogramms lassen sich außerdem die Fläche eines definierten Meßareals in Anzahl der Pixel sowie der mittlere Flux mit dessen Standardabweichung sowie der maximale Flux im Meßareal bestimmen. Die Fläche der hyperämischen Reaktion kann entweder mit einem geometrischen Umrechnungsfaktor in cm² angegeben werden oder aber mit Hilfe der Zahl der Pixel (Speight et al. 1993).

4.2.4
Klinische Anwendung

Meistens werden bei der klinischen Anwendung hyperämische Reaktionen gemessen, welche mit einer Vermehrung der Durchblutung einhergehen. Vasokonstriktorische Prozesse, bei denen man eine Verminderung der

Perfusion erwartet, sind ungleich schwerer zu erfassen (Noon et al. 1996). So kann es beim Blanching der Haut nach Applikation lokaler Glukokortikosteroide sogar zu einem Anstieg des Fluxsignales kommen, da es in den vasokonstringierten Gefäßen zu einer Steigerung der Erythrozytenfließgeschwindigkeit kommen kann (Neumann 1996).

4.2.4.1
Untersuchungsprozedere

Die Wahl der Untersuchungsstelle richtet sich, wie bei anderen Methoden auch, nach der Fragestellung. Während man zum Beispiel hyperämische pharmakologische Reaktionen sehr gut an der Haut des Rückens messen kann (Stücker et al. 1996), wird man zur Kontrolle plastisch-chirugischer Eingriffe stets das Operationsareal auswählen (Stücker et al. 1995). Nach Akklimatisation des Probanden oder des Patienten wird der Meßkopf des Scanners mit der Detektorseite parallel zur Hautoberfläche ausgerichtet. Der Detektor-Meßkopf Abstand variiert zwischen verschiedenen Geräten und kann zwischen 15–20 cm (Wardell et al. 1993) und 60 cm-2 m betragen (Essex und Byrne 1991). Vor der Messung ist darauf zu achten, daß der Patient bequem gelagert ist, um Bewegungen während der etwa vierminütigen Meßdauer zu vermeiden. Je nach Geräte-Typ wird während der Messung das Meßlabor abgedunkelt, um Interferenzen zwischen Tageslicht und Laserlicht zu vermeiden, was zu einer Auslöschung des Signals führen kann. Wenn das Gerät gestartet wird, wird das Untersuchungsareal durch den Laserstrahl mäanderförmig abgetastet. Die Daten werden on-line in ein Rechnersystem eingeladen, in dem dann bereits während der Messung ein farbkodiertes Fluxbild generiert wird.

4.2.4.2
Reproduzierbarkeit

Das Laser Doppler Scanning zeigt eine hervorragende räumliche und zeitliche Reproduzierbarkeit (Tab. 23) sowohl für die absoluten Fluxwerte als auch für die hyperämische Fläche in Pixel oder cm^2 (Stücker et al. 1995).

Beim Vergleich zwischen Laser Doppler Scanning und der herkömmlichen Laser Doppler Fluxmetrie zeigen sich eine signifikante und lineare Korrelation zwischen den absoluten Fluxwerten der eindimensionalen Fluxmetrie und den absoluten Fluxwerten des Laser Doppler Scannings, wobei die Höhe der Korrelation schwankt. Sie liegt 48 h nach der Applika-

Tabelle 23. Laser Doppler Scanning: Zeitliche und räumliche Reproduzierbarkeit anhand der Hautreaktion von Carbachol 10 Minuten nach Injektion im Vergleich mit der Planimetrie, der Colorimetrie und der Laser Doppler Fluxmetrie (nach Stücker et al. 1995).

Methode	Parameter	räumliche Reproduzierbarkeit		zeitliche Reproduzierbarkeit	
		r ≥	P ≤	r ≥	P ≤
Planimetrie	Erythemfläche	ns 0,579	0,001	ns 0,616	0,0001
Colorimetrie	A*Wert	s 0,781	0,0001	ns −0,029	0,8600
LDF	LDF Flux Quotient	ns 0,569	0,0001	ns 0,161	0,3960
LDS	Zahl der hyperämischen Pixel	s 0,972	0,0001	s 0,92	0,0001
LDS	totaler Flux im hyperämischen Areal	s 0,972	0,0001	s 0,863	0,0001
LDS	mittlerer Flux im hyperämischen Areal	s 0,963	0,0001	s 0,914	0,0001
LDS	totaler Flux im hyperämischen Areal	s 0,946	0,0001	s 0,900	0,0001
LDS	mittlerer Flux in 10×10 Pixel großem Areal	s 0,847	0,0001	s 0,771	0,0001
LDS	mittlerer Flux in 10×10 Pixel großem hyperämischen Areal im Vergleich zum Hintergrund	s 0,882	0,0001	s 0,797	0,0020

LDF = eindimensionale Laser Doppler Fluxmetrie
LDS = zweidimensionale Laser Doppler Scanning
ns = nicht signifikant
signifikante Reproduzierbarkeit bei r ≥ 0,75

tion von Recallantigenen wie Tuberkulin zwischen $r = 0,72$ und $r = 0,93$ (Harrison et al. 1993, Stücker et al. 1995).

Beim Vergleich zwischen der klinisch bestimmbaren Erythemgröße und dem hyperämischen Areal zeigt sich eine signifikante lineare Korrelation mit $r = 0,98$ und $p \leq 0,001$ (Speight et al. 1993), wobei die hyperämischen Flächen im Laser Doppler Scanner Bild größer als die klinisch sichtbaren sind. Hier werden Vergrößerungen um den Faktor 1,2 (Speight et al. 1993) bis 6,8 angegeben (Stücker et al. 1995). Offensichtlich können Perfusionssteigerungen erfaßt werden, die klinisch nicht als Erythem sichtbar sind. Die Sensitivität des Laser Doppler Scanning scheint im Vergleich zu anderen nicht-invasiven Techniken wie der herkömmlichen Laser Doppler Fluxmetrie und der Erfassung hyperämischer Reaktionen zumindestens identisch, wenn nicht bei bestimmten Fragestellungen günstiger (Stücker et al. 1996, Quinn et al. 1993).

Zur Erfassung hyperämischer Reaktionen ist die Sensitivität der Methode die gleiche wie bei den visuellen Scores, der planimetrischen Erythemfläche oder der konventionellen Laser Doppler Fluxmetrie (Quinn et al. 1993).

4.2.5
Meßwerte

Im Gegensatz zur eindimensionalen Laser Doppler Fluxmetrie spielen beim Laser Doppler Scanning die absoluten Fluxwerte eine größere Rolle. Da man die Fluxwerte über ein bestimmtes Meßareal mitteln kann, sind sie eher repräsentativ. Die starke räumliche Inhomogenität, welche bei punktförmigen Messungen zu schlecht reproduzierbaren Signalen führen kann, wird stärker berücksichtigt. Als hyperämisch werden in der Regel alle Fluxwerte bezeichnet, welche mehr als die doppelte Standardabweichung von den mittleren Ruhefluxwerten abweichen. Da jedoch die absoluten Fluxwerte nur bis auf bestimmte Maximalwerte steigen, hat man ab einer bestimmten Fluxhöhe keine Möglichkeit mehr, die Stärke der hyperämische Reaktionen auf lokal applizierte Stimuli mit Hilfe absoluter Fluxwerte zu unterscheiden. Hier ist es nützlich, die Fläche der hyperämischen Reaktion in Pixelzahl oder cm^2 zu bestimmen (Stücker et al. 1996). Oft ist so noch die Diskriminierung von hyperämischen Reaktionen mit gleich hohen absoluten mittleren Fluxwerten möglich.

4.2.6
Funktionstests

Neben den absoluten Fluxwerten und der zweidimensionalen Ausdehnung einer Hautreaktion als Meßgrößen zur Quantifizierung einer Hyperämie an der Haut stehen auch für das Laser Doppler Scanning mehrere Testverfahren zu Verfügung, mit denen der funktionelle Status der Hautgefäße beurteilt werden kann. Hier sind vor allem die Kälteprovokation und die Applikation von hyperämisierenden Substanzen zu nennen.

4.2.6.1
Wärme- und Kälteprovokation

Thermische Provokationen, direkt oder indirekt appliziert, führen zunächst entweder zu einer Durchblutungsverminderung oder Durchblutungsvermehrung. Während die indirekte Provokation sympathikusgesteuerte vasoaktive Wirkungen vermittelt, handelt es sich bei der direkten Reaktion primär um einen lokalen vasoaktiven Vorgang, der sich später aber auch über die systemische Ausbreitung der Wärme im Blutgefäßsystem als Sympathikus-vermittelter Vorgang an der Haut mit Vermehrung oder Verminderung der Durchblutung manifestieren kann. So kann man zum Beispiel Wasserbäder der Hände anwenden. Die Reproduzierbarkeit solcher Tests ist allerdings eher schlecht (Stücker et al. 1995).

4.2.6.2
Pharmakologische Tests

Die Applikation von Pharmaka, welche zu einer Hyperämie führen, wie das Acetylcholin bzw. Carbacholin, das Histamin, die Nikotinsäureester oder das Capsaicin, sind sehr gut zur Untersuchung der Reagibilität des Hautgefäßsystems sowohl in gesunder wie auch in kranker Haut geeignet.

Acetylcholin
Acethylcolin ist eine endothelial wirksame Substanz, welche zu einer Hyperämie der Hautgefäße führt (Warren 1994). Bei intrakutaner Injektion von Acetylcholin kommt es zu einer Quaddelbildung mit umliegendem Erythem, was im Laser Doppler Scanner-Bild als zentrale Minderperfusion mit umliegender Hyperämie zu registrieren ist.

Histamin
Histamin ist eine in der dermatologisch-allergologischen Diagnostik häufig eingesetzte Substanz. Die vasoaktiven Effekte von Histamin lassen sich durch verschiedene Mechanismen erklären. So induziert Histamin an Gefäßen mit einem Durchmesser unter 80 µm eine merkliche Vasodilatation, wodurch es zur Hyperämie kommt. Desweiteren werden H_1-Rezeptoren an den Endothelzellen erregt. Diese kontrahieren sich, so daß die Lücken zwischen den Endothelzellen größer werden und die Permeabilität der Gefäße erhöht wird. Die Folge ist ein Ödem. Diese direkte Reaktion des Histamins auf das Gefäßsystem ist in der Regel auf ein Areal von 5 mm

Abb. 16. Funktionstest: Reaktion auf intrakutane Histamininjektion: Im Perfusionsbild zeigt sich im Bereich der Histaminquaddel eine Minderperfusion infolge Gefäßkompression durch das interstitielle Ödem. Um die Urtika herum zeigt sich korrespndierend zum klinisch sichtbaren Erythem eine deutliche Fluxerhöhung.

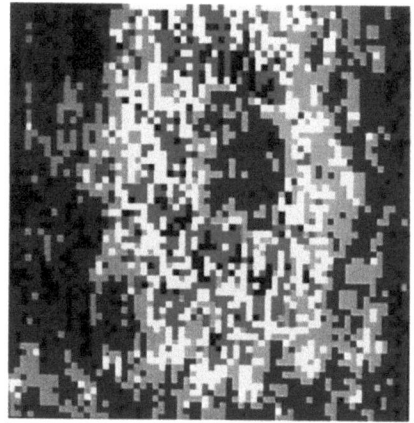

Durchmesser um die Injektionsstelle bzw. auf den iontophoretischen Applikationsort beschränkt. Klinisch imponiert das Ödem als Urtica bzw. Quaddel.

Zusätzlich zu diesen Effekten übt das Histamin eine Wirkung auf die C-Fasern aus. Es ist potenter Stimulator polymodaler Nozizeptoren. So kommt es über den sogenannten Axonreflex zu einer Rötung der Haut mit Juckreiz, der regelhaft schon innerhalb von Sekunden nach Injektion von Histamin auftritt (Heyer et al. 1989, Lewis und Grant 1924).

Im Laser Doppler Scanning (Abb.16) zeigt sich eine relativ scharf abgrenzbare hyperämische Reaktion mit erhöhtem Flux, wobei sich im Zentrum der Reaktion eine Erniedrigung des Fluxes findet. Diese wird durch die zentrale Quaddel hervorgerufen, da das Ödem des Koriums die Gefäße komprimiert und damit den Flux vermindert. Die Dosis-Wirkungsbeziehung zwischen dem Logarithmus der Histaminkonzentration und der hyperämischen Fläche zeigt eine lineare Charakteristik. Die Dosis-Wirkungs-Beziehung der absoluten Fluxwerte zeigt zunächst ebenfalls eine lineare Charakteristik, welche jedoch später in ein Plateau übergeht (Quinn et al. 1991). Deshalb können insbesondere anhand der Fläche hyperämische Histaminreaktionen aller Reaktionsstärken unterschieden werden.

Untersuchungen zur Wirksamkeit von Antihistaminika

Da sich die typische Reaktion der Hautgefäße auf intrakutan injiziertes Histamin gut mit Antihistaminika unterdrücken läßt, kann man die Wirkung solcher Therapeutika über Hauttests gut evaluieren. So ist in der Regel mit einsetzender Wirkung des Antihistaminikums ein Rückgang der Perfusion um die Quaddel zu erwarten. Sehr gut für die Vermessung der hyperämischen Reaktion eignet sich neben der eindimensionalen Laser Doppler Fluxmetrie (Hoffmann et al. 1994) das Laser Doppler Scanning, mit dem man zusätzlich zu den absoluten Fluxwerten auch noch die Fläche der hyperämischen Reaktion um das Ödem vermessen kann und somit einen zusätzlichen Parameter zur Charakterisierung der Histaminreaktion hat (Hoffmann et al. 1996).

Nikotinsäureester

Der genaue Mechanismus, der zur Vasodilatation durch Nikotinsäureester (z.B. Nicoboxil) führt, ist nicht geklärt. Man weiß aber, daß sich die Wirkung durch Prostaglandinbiosynthesehemmer signifikant hemmen läßt. Eine Wirkung über die Ausschüttung von Prostaglandinen aus den Endothelien der Hautgefäße erscheint daher sehr wahrscheinlich (Wilkin et al. 1985). Nikotinsäureester können somit zu den endothelial wirksamen Hyperämika gezählt werden.

Capsaicinderivate

Capsaicin und seine zum Teil synthetisch hergestellten Analoga (z.B. Nonivamid) lösen an der Haut eine starke hyperämische Reaktion aus. Auch hier ist der Mechanismus, der zur Hyperämie führt, nicht endgültig geklärt. Man vermutet jedoch, daß sich das Capsaicin an einen spezifischen Rezeptor an den Endigungen von C-Fasern bindet, was zur Entleerung bzw. Depletion der Speicher der vasoaktiven Substanz P in den Nervenendigungen führt. Der Substanz P werden vasodilatatorische Eigenschaften zugesprochen.

4.2.7
Atopische Dermatitis

Die atopische Dermatitis geht gehäuft mit einer vaskulären Dysregulation der Hautgefäße einher. Dies zeigt sich klinisch durch mehrere paradoxe Phänomene bei Reizung der Haut bzw. des Hautgefäßsystems.

Mechanischer Dermographismus
Die wohl bekannteste paradoxe Gefäßreaktion bei Patienten mit atopischer Dermatitis ist der weiße Dermographismus (Ramsay 1969, Klemp und Staberg 1982, Boissevain 1989, Schönberger et al. 1988). Am häufigsten wird der Dermographismus durch Reiben, Strichziehen oder Kratzen mit harten Gegenständen (Reflexhammer, Spatel, Sicherheitsnadel) ausgelöst (Ramsay 1969). Schon einige Sekunden nach starkem Reiben färbt sich die Haut bei vielen Patienten mit atopischer Dermatitis weiß, wo sich beim Hautgesunden eigentlich ein Erythem zeigt (Ebbecke 1917, Müller 1913, Lewis 1927). Das Phänomen des weißen Dermographismus wird zwar bei Atopikern gehäuft beobachtet, ist jedoch nicht pathognomonisch.

Wenn Patienten mit atopischer Dermatitis einen roten Dermographismus ausbilden, ist dieser häufig schwächer als bei gesunden Probanden ausgeprägt (Boissevain et al. 1989). Patienten, die während eines schweren Schubes der atopischen Dermatitis einen weißen Dermographismus ausprägen, können bei Besserung des Hautzustandes einen Wechsel zum roten Dermographismus zeigen. (Whitefield 1938, Uehara und Ofugji 1978, Klemp und Staberg 1982). Der weiße Dermographismus kann bei Atopikern sowohl in ekzematös veränderter Haut als auch in gesunder Haut auftreten. Man findet ihn bei 20 % bis 90 % der Erkrankten (Uehara und Ofuji 1978, Klemp und Staberg 1982, Schönberger et al. 1988, Boissevain et al. 1989).

Während die Entstehung eines roten Dermographismus weitgehend auf eine Freisetzung vasoaktiver Mediatoren mit nachfolgender Vasodilatation und kutaner Hyperämie sowie auf die Freisetzung von vasodilatatorisch wirkenden Neuropeptiden (Substanz P, calcitonin gene related peptide) via Axonreflex zurückgeführt wird (Müller 1913, Ebbecke 1917, Lewis 1928, Whitefield 1938, Stüttgen und Schäfer 1974, Uehara und Ofuji 1977), gibt es im Hinblick auf die Enstehung des weißen Dermographismus keine allgemein anerkannte Theorie. Einige Autoren befürworten die Theorie einer aktiven Vasokonstriktion (Lobitz und Campbell 1953, Korting 1954, Korting 1960, Kaltz und Fekete 1960, Ramsay 1964, Stüttgen und Schäfer 1974, Klemp und Staberg 1982) aufgrund der Freisetzung gefäßverengender Mediatoren, beispielsweise Noradrenalin. Es gelang auch, eine bei Atopikern vermehrte Noradrenalinfreisetzung nach Inokulation von Acetylcholin zu zeigen (Juhlin 1962). Ebenso wurden von anderen Autoren bei Atopikern im Vergleich zu Gesunden erhöhte Noradrenalinkonzentrationen im Hautgewebe und im Plasma gemessen (Solomon und Wentzel 1963, Solomon et al. 1964), wobei die Relevanz dieses Befundes umstritten bleibt

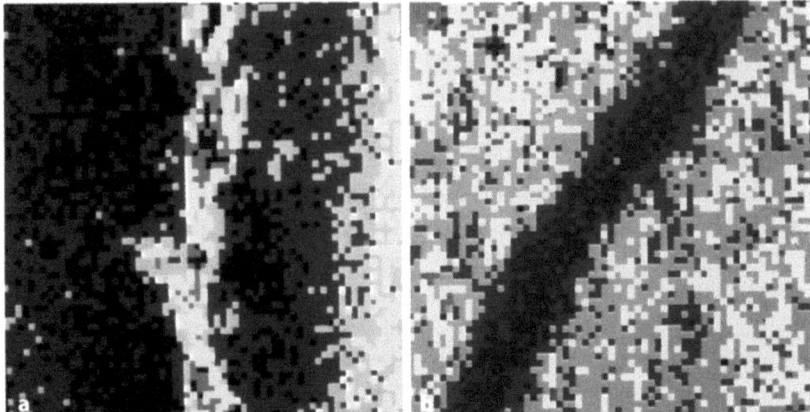

Abb 17. a Roter Dermographismus: Im Perfusionsbild zeigt sich der rote Dermograhismus als eine recht scharf abgegrenzte, auf diesem Bild vor allem rot kodierte Mehrperfusion. **b** Weißer Dermographismus: Beim weißen Dermographismus ist das klinisch weißschimmernde Areal schwächer als in der Umgebung perfundiert

(Schönberger et al. 1988). Bei einem Teil der Patienten können Hinweise auf eine aktive Vasokonstriktion gefunden werden (Staberg und Klemp 1982). Kapillarmikroskopische Studien (Lobitz und Campbell 1953, Reed und Kierland 1958, Davis und Lawler 1958) zeigten jedoch eine Vasodilatation zumindestens der beobachteten Kapillaren auch bei klinisch deutlich erkennbarer Ablassung, wobei zu bedenken ist, daß die intrapapillären Gefäße nur in geringem Maße zur Hautfarbe, welche im wesentlichen von der Blutfüllung des subpapillären Plexus abhängt (Ryan 1991a), beitragen.

Ein Teil der Autoren hält ein perivaskuläres Ödem, welches zu einer mechanischen Kompression der Gefäße führt, für eine zusätzliche Komponente für die Entstehung eines weißen Dermographismus (Davis und Lawler 1958, Copeman und Winkelman 1969, Ramsay 1969, Grosshans et al. 1977, Ryan 1991b).

Im Bild des Laser Doppler Scanning zeigt sich beim weißen Dermographismus im Gegensatz zum roten Dermographismus am Ort der mechanischen Einwirkung eine Verminderung der Fluxwerte. Der mittlere Flux in einem 10x10 Pixel großen Areal war bei weißem Dermographismus signifikant kleiner als der mittlere Flux in einem korrespondieren Feld im roten Dermographismus des Gesunden (Abb. 17a und 17b).

Auch bei Atopikern, welche mit einem roten Dermographismus reagieren, sind die Fluxwerte der Patienten im Bereich der mechanischen Einwirkung signifikant niedriger als bei hautgesunden Probanden.

Nikotinsäureester
Der Atopiker zeigt in 70–80 % der Fälle nach kutaner Applikation von Nikotinsäureestern eine Abblassung der Haut (Illig 1952, Korting 1954, Murrel 1959, Korting 1960, Uehara und Ofuji 1978, Thune und Rajka 1980), im Gegensatz zum Gesunden, der nach Applikation eines Nikotinsäueesters mit einer Hyperämie und einem Erythem reagiert. Die paradoxe Reaktion tritt bei akuter Erkrankung mit Hautveränderungen häufiger als im erscheinungsfreien Intervall auf (Uehara und Ofuji 1977, Heyer et al. 1995). Wenn die Reaktion bei Patienten mit einer atopischen Dermatitis erfolgt, ist sie gegenüber dem Gesunden deutlich schwächer ausgeprägt (Illig 1952, Uehara und Ofuji 1978).

Durch welchen Mechanismus die paradoxe Abblassung nach Applikation von Nikotinsäureestern entsteht, ist bislang noch nicht abschließend geklärt. Ebenso wie beim weißen Dermographismus wird von einigen Autoren eine aktive Vasokonstriktion diskutiert, die zu einer Ablassung der Haut führt (Heyer et al. 1995), von anderen Autoren ein perivaskuläres Ödem, welches zu einer mechanischen Okklusion der Gefäße und damit zur sichtbaren Abblassung der Haut führt (Ryan 1991b). Inwiefern die bei Patienten mit atopischer Dermatitis bestehenden Anomalien des Prostaglandinstoffwechsels am Entstehen der paradoxen Reaktion auf Nikotinsäurester beteiligt sind, ist bisher nicht bekannt (Tab. 24).

Die paradoxe Reaktion der Haut auf Nikotinsäureester läßt sich mit Hilfe des Laser Doppler Scannings nachvollziehen. Nach 10 Minuten zeigt sich zentral eine Zone mit geringen Fluxwerten umgeben von einem stark hyperämischen Hof. Der mittlere Flux in einem 20x20 Pixel großen zentral gelegenen Feld ist signifikant kleiner als in der gesunden Kontrollgruppe. Trotz der zentralen Fluxminderung ist der mittlere Flux im gesamten Testareal nicht signifikant vermindert.

Aufgrund dieses Erscheinungsbildes der paradoxen Reaktion auf Nikotinsäureester ist als Mechanismus der Entstehung die Ausbildung eines Ödems wahrscheinlich. Zentral kommt es zu einer lokal hohen Konzentration von vasodilatatorisch wirkenden Prostaglandinen, die zu einer starken Gefäßdilatation mit Permeabilitätssteigerung und konsekutiv zu einer Ödembildung führt. Diese Ödeme bewirken eine Kompression der kleinen Gefäße und schließlich eine Durchblutungsminderung. In der Peripherie

Tabelle 24. Hautreaktion auf Nikotinsäureester (nach 10 Minuten) bei Patienten mit atopischer Dermatitis und Hautgesunden.

Parameter	Kontrollgruppe (n = 23) $\mu \pm \sigma$	Patienten (n = 27) $\mu \pm \sigma$	Signifikanz-niveau
Zahl der hyperämischen Pixel	1312,48 ± 732,3	1717 ± 800,47	n.s.
Summe der Fluxwerte im hyperämischen Areal	6772,18 ± 4697,92	8444,25 ± 5593,46	n.s.
Mittlerer Fluxwert im hyperämischen Areal [AU]	4,91 ± 1,6	4,68 ± 1,32	n.s.
Mittlerer Flux in einem 20 × 20 Pixel großen Areal im Zentrum der hyperämischen Reaktion [AU]	6,10 ± 2,24	4,91 ± 1,97	$p \leq 0,05$

n.s. = nicht signifikant

hingegen zeigt sich eine massive Durchblutungssteigerung durch die hier in geringerer Konzentration vorliegenden und aus dem Einwirkungsareal der Nikotinsäureester abdiffundierten vasodilatorisch wirkenden Prostaglandine. Dieses Konzept erscheint schlüssiger, als die Annahme einer zentral bestehenden aktiven Vasokonstriktion, umgeben von einer Zone mit Vasodilatation und massiver Hyperämie, ausgelöst durch ein jeweils identisches Agens (Prostaglandine).

Intrakutane Histamininjektion
Eine gegenüber Gesunden verminderte Reagibilität auf intrakutan appliziertes Histamin ist ein weiteres Merkmal der atopischen Dermatitis. Sowohl bei Atopikern wie auch bei Gesunden entsteht nach intrakutaner Injektion von Histamin ein Erythem, in dessen Zentrum sich eine Quaddel entwickelt. Eine signifikant niedrigere Erythembildung bei Atopikern im Vergleich zu Gesunden wurde beobachtet, jedoch keine signifikanten Unterschiede in Bezug auf die Größe der sich zentral entwickelnden Histaminquaddel (Uehara 1982, Schönberger et al. 1987, Wahlgren 1991, Heyer et al. 1995). Nur wenige Autoren beschrieben zusätzlich auch eine geringere Ausprägung der Histaminquaddel (Haustein und Kunz 1986). Als Ursache für diese veränderte Reagibilität wird eine tachyphylaxieähnliche Änderung der Sensibilität der Histaminrezeptoren vermutet (Haustein und Kunz

1986), die aufgrund der lokal permanent erhöhten Histaminkonzentration entstehen soll (Juhlin 1962, Ruzicka und Glück 1983, Amon et al. 1994).

Mit Hilfe des Laser-Doppler-Scanning konnten bisher keine signifikanten Unterschiede in Bezug auf die Ausdehnung der hyperämischen Reaktion zwischen Gesunden und Patienten mit atopischer Dermatitis festgestellt werden. In den Fluxwertbildern der Patienten mit atopischer Dermatitis konnte im Vergleich zu den Probanden der Kontrollgruppe eine signifikant höhere Durchblutung im Bereich der Histaminquaddel nachgewiesen werden. So ist der mittlere Flux in einem 6x6 Pixel großen Areal, welches der Quaddel entspricht bei den Patienten signifikant höher als bei Gesunden. Dies steht im Einklang mit den erwähnten Befunden einer schwächeren Ausprägung der Histaminquaddel bei Patienten mit atopischer Dermatitis (Haustein und Kunz 1986). Es ist vorstellbar, daß es beim Patienten mit atopischer Dermatitis aufgrund der schwächeren Ausprägung des Ödems im Bereich der Histaminquaddel zu einer weniger starken Einschränkung der Durchblutung kommt als beim Gesunden.

Alle anderen Parameter wie der mittlere Flux im gesamten hyperämischen Areal und die hyperämische Fläche waren gegenüber Gesunden nicht signifikant verändert (Heese 1996).

Acetylcholin
Bei Patienten mit atopischer Dermatitis tritt das sogenannte delayed-blanching Phänomen nach intrakutaner Injektion von Acetylcholin und seinen Analoga auf (Davis und Lawler 1958, Kalz und Fekete 1960, Ramsay 1969, Grosshans et al. 1977, Uehara und Ofuji 1978). Bei Gesunden kommt es nach Injektion von Acetylcholin zur Ausbildung eines Erythems mit zentraler Quaddel. Patienten mit atopischer Dermatitis hingegen zeigen gehäuft nach dem initialen Auftreten eines lokalen Erythems mit zentraler Quaddel eine verzögert (nach 5–10 min) einsetzende Abblassung, welche die weiterhin vorhandene Quaddel umgibt (delayed-blanching). Das delayed blanching-Phänomen läßt sich bei Patienten mit atopischer Dermatitis auch in unbefallener Haut auslösen (West 1962, Schönberger 1995). Das Auftreten dieses Phänomens soll besonders gehäuft bei einem aktiven Krankheitsbild zu sehen sein. Die Entstehungsweise der paradoxen Reaktion auf intrakutane Injektion von Acetylcholin bzw. Carbacholin ist weitgehend unklar. Die Ausbildung eines Ödems, welches konsekutiv eine Durchblutungsminderung bewirkt, wird diskutiert. Eine weitere Möglichkeit ist eine aktive Vasokonstriktion (Juhlin 1962).

4.2.8
Psoriasis vulgaris

Die Psoriasis vulgaris geht als erythemato-squamöse Erkrankung mit plaqueartigen, scharf abgegrenzten flächigen Hautveränderungen einher. Daher ist der Einsatz des Laser Doppler Scanners als Methode, mit der man die räumliche Ausbreitung eines hyperämischen Prozesses erfassen kann, zur Quantifizierung der Hautveränderungen geeignet.

Der psoriatische Plaque stellt sich im Laser Doppler Scanner als eine scharf umschriebene hyperämische Region dar. Die absoluten Fluxwerte sind signifikant gegenüber den Fluxwerten in gesunder Haut erhöht (Speight et al. 1994). Die Größe eines Plaques kann in Pixel oder auch in cm^2 angegeben werden. Die mittels Laser Doppler Scanning bestimmten Flächen korrelieren linear mit den klinisch bestimmbaren Flächen ($r = 0,98$, $p < 001$), sind jedoch um den Faktor $1,25 \pm 0,19$ größer als die klinisch bestimmbaren Plaqueflächen. Eine Besonderheit zeigt die unmittelbare Umgebung um den Psoriasis Plaque, welcher klinisch gesund erscheint. Das Laser Doppler Scanning zeigt in dem progredienten 2–4 mm breiten Saum um den Psoriasis-Plaque erhöhte Fluxwerte (Speight et al. 1993), was für eine verstärkte Perfusion auch um den klinisch sichtbaren Psoriasis-Plaque herum spricht. Die Möglichkeit, Psoriasisplaques mit Hilfe des Laser Doppler Scanners zu vermessen, macht dieses Gerät für die Therapiekontrolle besonders geeignet (Stücker et al. 1996). So konnte zum Beispiel anhand der hyperämischen Fläche der Psoriasisplaques der Nutzen einer Kombinationstherapie aus Calcipotriol und PUVA gegenüber der Monotherapie mit PUVA gezeigt werden (Speight und Farr 1994). Feingeweblich geht die Fluxerhöhung mit einer Vasodilatation einher (Auer et al. 1994) (Abb. 18a und 18b).

4.2.9
Progressive systemische Sklerodermie

Bei der progressiven systemischen Sklerodermie ist die Gefäßsymptomatik neben den sonographisch faßbaren Veränderungen des kutanen Bindegewebes für Verlaufskontrollen bei dieser chronischen Erkrankung besonders leicht zugänglich. Das Laser Doppler Scanning kann die akralen Perfusionsstörungen in den Händen in seiner kompletten Ausdehnung erfassen.

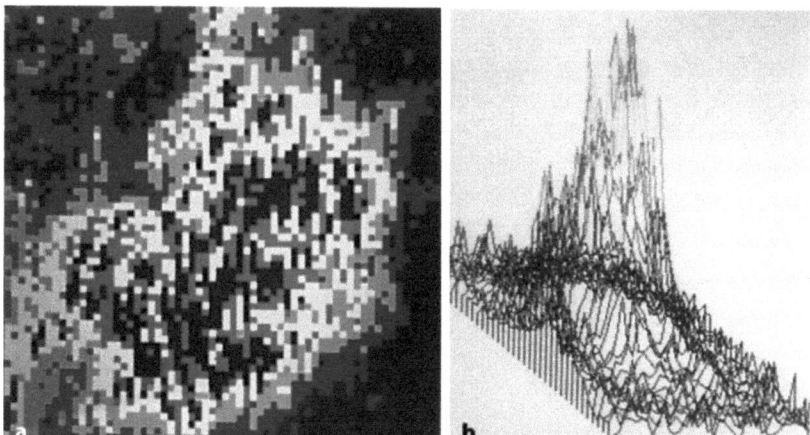

Abb. 18. a Psoriasis-Plaque unbehandelt. Der Psoriasis-Plaque stellt sich im Laser Doppler Scanning als vermehrt perfundierter Bezirk dar. **b** Dreidimensionale Darstellung der Fluxwerte. Auch in der dreidimensionalen Darstellung zeigen sich erhöhte Fluxwerte. Zusätzlich läßt sich in dieser Darstellung die starke Schwankungsbreite der Fluxwerte auch in eng beieinander liegenden Hautarealen veranschaulichen

In der Regel findet sich beim Gesunden ein typisches Perfusionsmuster an den Händen, mit einer homogenen Durchblutung des Handrückens und einer zu den Fingerspitzen zunehmenden Perfusion der Finger. Das Maximum der Fluxwerte findet sich an den Fingerspitzen. Bei vielen Patienten mit progressiver systemischer Sklerodermie ist dieses Perfusionsmuster verändert (Stücker et al. 1995). So kommt es zu einer Abnahme statt einer Zunahme der Fluxwerte nach akral, wobei einzelne oder mehrere Finger betroffen sein können. Teilweise finden sich komplette Perfusionsabbrüche, insbesondere an den Fingern mit Nekrosen. So ist der mittlere Flux in den einzelnen Fingergliedern der Patienten mit einer Akrosklerose (PSS Typ I und II) (Arbeitsgruppe Sklerodermie der Arbeitsgemeinschaft Dermatologische Forschung (ADF) 1986) gegenüber einer gesunden Kontrollgruppe signifikant vermindert. Die Patienten mit Akrosklerose (PSS Typ I und II) wiesen niedrigere Werte als die Patienten mit Stammsklerose auf. Die Patienten mit Stammsklerose scheinen keine signifikant erniedrigten mittleren Fluxwerte an den Fingerspitzen aufzuweisen. Bei direktem Erhitzen der Finger in einem Wasserbad bei Patienten mit einer progressiven systemischen Sklerodermie vom Typ I oder II steigen die mittleren Fluxwerte signifikant an. Trotzdem sind die mittleren Fluxwerte noch signifikant geringer als bei einer gesunden Kontrollgruppe. Nach einer direkten Kühlung der Finger in einem Eisbad kommt es zu einem signifikanten Abfall der mittleren Fluxwerte. Analog zu der Wärmeprovokation sind auch die mittleren Fluxwerte nach Kühlung signifikant niedriger als die mittleren Fluxwerte einer Vergleichsgruppe. Diese Ergebnisse bestätigen eine Störung der Reagibilität der Gefäße in den Händen von Sklerodermiepatienten sowohl auf Wärmereiz wie auch auf Kältereiz hin. Außerdem zeigt sich eine Perfusionsstörung auch in Ruhe, was auf eine permanente Alteration der Gefäße hindeutet.

4.2.10
Akrale Perfusionsstörungen

Analog zu den akralen Durchblutungsstörungen bei der progressiven systemischen Sklerodermie lassen sich mit Hilfe des Laser Doppler Scannings Durchblutungsstörungen bei der Thrombangitis obliterans (M. Winiwarter-Bürger) und Vaskulitiden zeigen. Den Arealen mit verminderten Fluxwerten im Laser-Doppler-Scanner Bild entsprechen in der digitalen Subtraktionsangiographie Stenosen oder Okklusionen der Arteriae digitales (Abb.19a und 19b). Desweiteren ist es möglich, traumatisch bedingte Durchblutungsveränderungen in der Hand und deren operative Wiederherstellung zu überwachen. Das Laser Doppler Scanning bietet die Möglichkeit, die Perfusion der ganzen Hand zu erfassen und perioperativ den Durchblutungszustand zu erfassen, was insbesondere in der rekonstruktiven Handchirugie von großem Interesse ist.

Beispiel: Bei einer traumatischen Ruptur der Arteria ulnaris bzw. der Arteria radialis kann entweder die Arterie ligiert werden, da in der Regel genügend Kollateralen zur Versorgung der Haut vorhanden sind, oder die Arterie durch Gefäßnähte rekonstruiert werden. Beide Operationsmethoden führen zu einer guten Perfusion der Hand in Ruhe. Die Hände sind in Ruhe nicht mit Hilfe des Perfusionsmusters zu unterscheiden. Werden die Hände jedoch 10 Minuten in einem 9 °C kalten Wasserbad gekühlt, zeigt sich bei den Patienten, bei denen eine Ligatur durchgeführt wurde, ein signifikant stärkerer und prolongierterer Abfall der Durchblutung in den Händen (Bornmyr et al. 1994). Während bei den rekonstruierten Gefäßen 90% der Patienten schon nach 10 Minuten wieder eine normale Perfusion aufwiesen, zeigte sich bei den Patienten mit ligierten Gefäßen auch noch nach 15 und 20 Minuten eine deutlich verminderte Perfusion. Dieses Er-

Laser Doppler Scanning

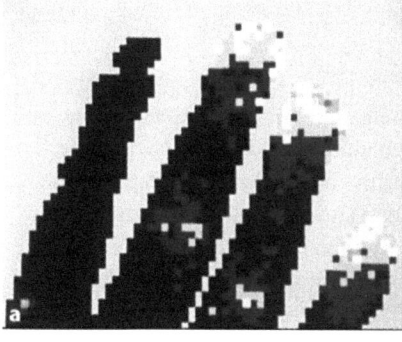
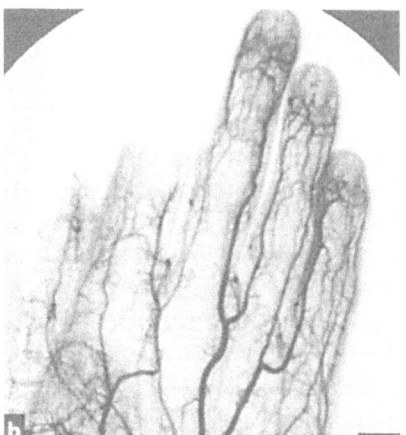

Abb. 19a. Mikrozirkulationsstörung in der Hand bei Thrombangitis obliterans. Akral zeigt sich eine Minderperfusion des Zeigefingers: Blau kodierte Perfusionswerte überwiegen deutlich, teilweise werden sogar keine Perfusionswerte gemessen, es kommt zu einem völligen Abbruch des Perfusionsbildes. **b** Vergleich mit dem radiologischen Bild: In der digitalen Subtraktionsangiographie wird der Befund des Laser Doppler Scanning bestätigt. Es zeigen sich Gefäßabbrüche vor allem am Zeigefinger

gebnis zeigt einer Verminderung der Durchblutungsreserve bei Patienten mit Ligatur einer Arterie. Demnach ist der Rekonstruktion der Gefäße nach einem traumatischem Ereignis gegenüber der Ligatur des Gefäßes der Vorzug zu geben (Bornmyr et al. 1994).

4.2.11
UVB-Erythem

UVB-induzierte Erytheme können sich im Laser-Doppler Scanner Bild als hyperämische Reaktion darstellen. Mit Hilfe des Laser Doppler Scannings läßt sich eine sigmoide Dosis-Wirkungsbeziehung für die Applikation von UVB-Licht aufzeichnen. So steigen bei niedriger Dosis die Fluxwerte und die hyperämische Fläche nur langsam an, wohingegen diese bei mittleren Dosen mit der Dosiserhöhung linear ansteigen. Bei höheren Dosen kommt es dann zu keinem weiteren Anstieg der Fluxwerte und der hyperämischen Fläche. Die UVB-induzierten Erytheme wurden bisher als Entzündungsmodell zur Evaluation des Laser Doppler Scannings eingesetzt (Quinn et al. 1991).

4.2.12
Typ IV Reaktion

Das Laser Doppler Scanning wurde mehrfach zur Charakterisierung und Quantifizierung von Typ IV Reaktionen auf Recall-Antigene wie Tuberkulin und auf Kontaktallergene, welche zum Beispiel mittels Patch-Test auf die Haut aufgebracht wurden, eingesetzt (Quinn et al. 1993, Harrison et al. 1993, Stücker et al. 1995). Es scheint zur objektiven Quantifizierung von Patch-Test Reaktionen sensitiver als der eindimensionale Laser Doppler zu sein. So werden beim Laser Doppler Scanning schon bei geringeren Konzentrationen von Allergenen hyperämische Fluxwerte gemessen als bei der eindimensionalen Laser Doppler Fluxmetrie. Die Sensitivität zur Erkennung einer Patch-Test Reaktion ist jedoch nicht höher als die einer klinischen Beurteilung (Quinn et al. 1993), d.h. die Konzentrationen eines Allergens, welche notwendig sind, um eine für das menschliche Auge sichtbare Reaktion und um eine mit dem Laser Doppler Scanning erfaßbare Reaktion auszulösen, sind gleich. Die Ergebnisse bei Vermessung einer kontaktallergischen Reaktion mittels des zweidimensionalen Laser Doppler Scanners haben einen geringeren Variationskoeffizient als bei der eindimensionalen Laser Doppler Fluxmetrie. Beim Vermessen der Typ IV-Reaktionen ergibt sich eine zunächst linear ansteigende Dosis-Wirkungsbeziehung, die für größerere Konzentrationen eines Kontaktallergens in ein Plateau übergeht, da die Fluxwerte nur bis zu einem gewissen Maximum ansteigen können. Mißt man die hyperämische Fläche in Abhängigkeit der Konzentration des Kontaktallergens, so zeigt sich hier keine sigmoide Kurve. Vielmehr steigt auch bei hohen Konzentrationen von Kontaktallergen die hyperämische Fläche weiter an (Quinn et al. 1993). Hier liegt ein Unterschied zur Dosis-Wirkungsbeziehung bei Hautirritantien oder der UVB-Reaktion, bei denen auch die hyperämische Fläche bei höheren Dosen in ein Plateau übergeht. Dieser Unterschied begründet sich in den Streureaktionen bei allergischen Kontaktreaktionen, die zu einer Ausdehnung der hyperämischen Fläche über des Applikationsareal hinausführen.

In der Tuberkulinreaktion sowie in den Reaktionsarealen anderer Recall-Antigene kann in vielen Fällen bereits nach 24 h eine Fluxerhöhung gemessen werden, das Maximum wird in der Regel nach 48 h Stunden erreicht (Harrison et al. 1993, Stücker et al. 1995). Meist ist auch nach 72 h noch eine Fluxerhöhung meßbar. Hierbei korrelieren die im Laser Doppler Scanner meßbaren Fluxwerte mit der eindimensionalen Fluxmetrie ($r = 0,93$, $p \leq 0,001$) (Stücker et al. 1995).

4.2.13
Hautirritantien

Die Reaktion der Haut auf Hautirritantien wie das Natrium-Lauryl-Sulfat kann als hyperämische Reaktion gemessen werden. Wie bei der UVB-Reaktion zeigt sich für die absoluten Fluxwerte eine sigmoide Charakteristik der Dosis-Wirkungsbeziehung. Die Fluxwerte der eindimensionalen Laser Doppler Fluxmetrie und des Laser Doppler Scanning korrelieren bei der hyperämischen Reaktion auf Natrium-Lauryl-Sulfat signifikant (Quinn et al. 1991).

4.2.14
Postherpetische Neuralgie

Die postherpetische Neuralgie ist eine je nach Alter und Dermatom unterschiedlich häufig auftretende Schmerzfolgeerkrankung bei Patienten, die an einem Herpes Zoster gelitten haben. Sie ist klinisch gekennzeichnet durch brennende Schmerzen, Dysästhesie, Hyperalgesie, Hypalgesie, Hypästhesie und sympathische Funktionsstörungen sowie bei bis zu 80% der Patienten mit einer Allodynie im zuvor erkrankten Dermatom. Die Ursache dieser Schmerzsymptomatik ist nicht abschließend geklärt. Alle Erklärungsversuche sind daher als nach wie vor hypothetisch anzusehen. So ist eine Annahme, daß es durch Entzündung von Nerven zur Degeneration und mangelnder Reparatur von auf Schmerzleitungen inhibitorisch wirkenden Nervenfasern kommt, so daß Schmerzsensationen verstärkt bzw. Schmerzreize leichter ausgelöst werden können. Schäden werden insbesondere an peripheren Nerven mit dicken Myelinscheiden sowie inhibitorischen Interneuronen in Spinalganglien und Hinterhörnern angenommen.

Die intrakutane Applikation von Histamin in einem Dermatom, welches von einer postzosterischen Neuralgie befallen ist, führt im Vergleich zum kontralateralen Dermatom zu einer signifikant schwächeren hyperämischen Reaktion. So ist die hyperämische Fläche infolge intrakutaner Histamininjektion im kranken Dermatom mit einer Fläche von im Mittel 751 ± 557,8 mm² gegenüber 1476,2 ± 781,9 mm² beim Gesunden signifikant kleiner. Die hyperämischen Flächen in den Arealen mit postzosterischer Neuralgie unterscheiden sich um den Faktor 3,3 von der kontralateralen gesunden Seite. Der mittlere Flux der gesamten Reaktion unterscheidet sich zwischen gesundem und krankem Areal nicht signifikant. Im kranken Dermatom können Fluxwerte von 4,5 ± 1,6 A.U. gemessen werden, im gesunden Areal betragen die Werte 4,4 ± 1,6 A.U. Das mittlere Verhältnis der Fluxwerte in gesunder Haut zu den Fluxwerten in kranker Haut beträgt 1,0 ± 0,1 A.U. (eigene Daten). Da sich die mittleren Fluxwerte nicht unterscheiden, erscheint eine vaskuläre Genese der unterschiedlichen Erythemflächen unwahrscheinlich. Die Histaminreaktion wird beim Gesunden außerhalb des eigentlichen Applikationsortes zu einem großen Teil via C-Fasern und Axonreflex vermittelt. Eine Verminderung der Reaktion läßt daher auf eine Schädigung der C-Fasern im Rahmen der postzosterischen Neuralgie schließen. Dieses wiederum ist ein Hinweis dafür, daß diese Schädigung der C-Fasern wenigstens für einen Teil der Schmerzsymptomatik verantwortlich sein könnte.

4.2.15
Plastische Chirugie

Schwenklappen (Abb. 20a und 20b).
Neben den subjektiven klinischen Parametern, um die Einheilung eines Hauttransplantates beurteilen zu können, sind objektive Parameter zur postoperativen Beurteilung der Vitalität notwendig. Das Laser Doppler Scanning ist ein elegantes Verfahren zum zweidimensionalen, postoperativen Monitoring von verschieden Lappentechniken und aufgrund des berührungsfreien Meßvorganges besonders zur Kontrolle der Wundheilung geeignet. Im Bild des Laser Doppler Scanners stellt sich Granulationsgewebe als ein gegenüber der gesunden Haut signifikant stärker durchblutetes Gewebe dar. Nekrosen, stärkere Krusten und Nahtmaterial werden als perfusionslose Areale erfaßt. Nach plastischen Operationen sind in der Regel in den ersten postoperativen Tagen die Perfusionswerte an der Lappenbasis niedriger als an der Lappenspitze (Stücker et al. 1995). Die Nähte erscheinen nicht perfundiert (graue Farbe). An der Spitze des Lappens findet sich eine verstärkte Perfusion. Auch das umliegende ortsständige Gewebe zeigt Veränderungen in der Perfusion, indem es zum Wundrand hin eine verstärkte Perfusion als Zeichen der Wundheilung zeigt. Vier Tage nach Operation zeigt sich das gleiche Perfusionsmuster, die verstärkte Perfusion des ortsständigen Gewebes am Wundrand nimmt sogar noch etwas zu. Die hyperämischen Bezirke um die Exzisionsstelle verdoppeln sich in ihrer Breite nahezu. Ab dem 5. postoperativen Tag steigt in der Regel die Perfusion des Lappens so stark an, daß die hier gemessenen Fluxwerte die Werte des ortsständigen gesunden Gewebes übertreffen.

Laser Doppler Scanning

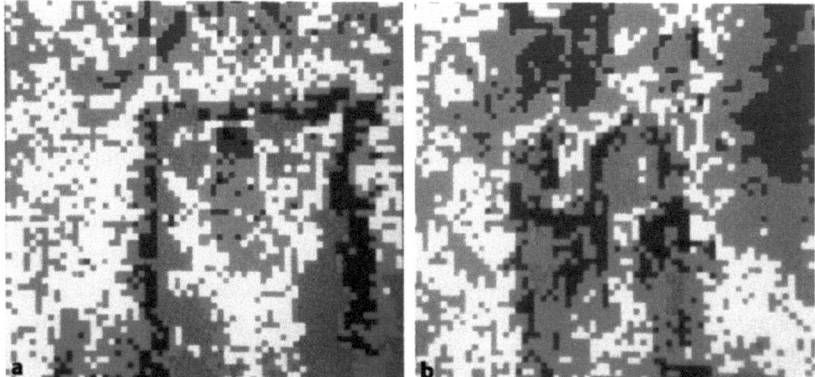

Abb. 20a, b. Wundheilungsverlauf bei Verschiebelappen (s. Text)

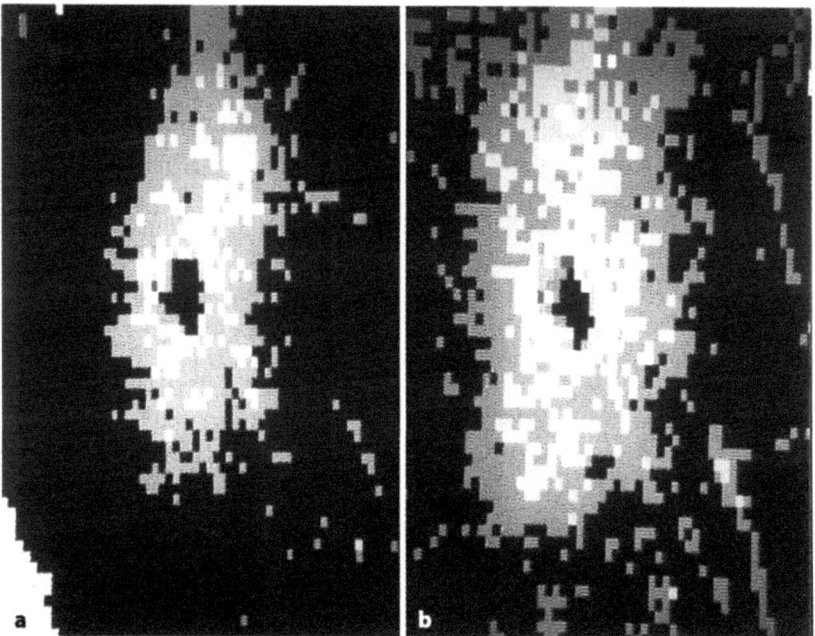

Abb. 21a, b. Perfusionsbild eines Ulkus am Fußrücken bei peripherer arterieller Verschlußkrankheit vor und 45 min nach intravenöser Infusion von Prostaglandin. Der Patient gab subjektiv Wärmegfühl an

4.2.16
Kryochirugie

Die Kryochirurgie ist ein Verfahren, welches alternativ zu den Schnittoperationen bei der Therapie des Basalioms eingesetzt werden kann. Bei der Dosierung des Kryogens, in der Basaliomtherapie - in der Regel flüssiger Stickstoff - ist zu beachten, daß einerseits der Tumor mit hinreichender Sicherheit nekrotisiert wird, andererseits aber nicht ein zu großer Defekt erzeugt wird, um eine protrahierte Wundheilung zu vermeiden. Der Laser Doppler Scanner kann sowohl die Ausdehnung der Nekrose als nicht perfundiertes Areal erfassen als auch die Perfusionsverhältnisse während der Abheilung dokumentieren. Kurz nach der Behandlung kommt es zu einer Revaskularisierung des nekrotischen Areals, die sich als Fluxsteigerung zeigt, bis schließlich das Areal, das zuvor verminderte oder gar Null-Fluxwerte aufwies, höhere Fluxwerte als die umgebende gesunde Haut zeigt (Stücker et al. 1995).

4.2.17
Verlaufskontrolle bei der Therapie mit vasoaktiven Substanzen

Die systemische Applikation von vasoaktiven Substanzen führt auch zu Effekten an den Hautgefäßen. Bei arterieller Verschlußkrankheit im Stadium III und IV können Prostaglandine zur Therapie eingesetzt werden, deren Effekte auf die Perfusion der Haut außer mit der transkutanen Sauerstoffpartialdruckmessung auch mittels der Laser Doppler Fluxmetrie objektiviert werden können. Mittels des zweidimensionalen Laser Doppler Scannings können Effekte auf Ulzerationen direkt visualisiert werden. Nicht nur nach intraarterieller, sondern auch nach venöser Applikation von Prostaglandin E_1 ist eine Anstieg der Fluxwerte am Ulkusrand und der Ulkusumgebung nachweisbar (Abb. 21a und 21b).

Literatur

Amon U, Menz U, Wolff HH. Investigations on plasma levels of mast cell mediators in acute atopic dermatits. J Dermatol Sci 1994; 7: 63-67.

Arbeitsgruppe Sklerodermie der Arbeitsgemeinschaft Dermatologische Forschung (ADF). Klinik der progressiven systemischen Sklerodermie (PSS). Hautarzt 1986; 37: 320-324.

Auer T, Bacharach-Buhles M, el-Gammal S, Stücker M, Panz B, Popp C, Hoffmann K, Happe M, Altmeyer P. The hyperperfusion of the psoriatic plaque correlates histologically with dilatation of vessels. Acta Derm Venereol 1994; 186 (Suppl): 30-32.

Boissevain F, Wittmann H, Hornstein OP. Dopplersonographische Flowmetrie und Infrarotthermographie des Dermographismus bei Atopikern und Gesunden. Zbl Haut 1989; 155: 725-738.

Bornmyr S, Arner M, Svensson H. Laser Doppler imaging of finger skin blood flow in patients after microvascular repair of the ulnar artery at the wrist. J Hand Surg 1994; 19B: 295-300.

Copeman PW, Winkelman RK. Vascular changes accompanying white dermographism in atopic dermatitis. Br J Dermatol 1969; 81: 944-945.

Davis MJ, Lawler JC. Observations on delayed blanch phenomenon in atopic subjects. J Invest Dermatol 1958; 30: 127-130.

Ebbecke U. Die lokale vasomotorische Reaktion der Haut und der inneren Organe. Pflügers Arch 1917; 169: 1-22.

Essex TJH, Byrne PO. A laser Doppler scanner for imaging blood flow in skin. J Biomed Eng 1991; 13: 189-194.

Grosshans E, Selig D, Queuneeville J, Gauthiere M. Physiopathologie de la blancheur cholinergique retardee dans l'atopie dermatits. Ann Dermatol Venereol 1977; 104: 453-457.

Harrison DK, Abbott NC, Swanson Beck J, Mc Collum PT. A preliminary assessment of laser Doppler perfusion imaging in human skin using the tuberculin reaction as a model. Physiol Meas 1993; 14: 241-252.

Haustein UF, Kuntz C. Zur Histaminreaktivität von kranker und unbefallener Haut beim endogenen Ekzem und beim chronisch allergischen Kontaktekzem. Allerg Immunol 1986; 32.2: 193-198.

Heese A. Quantifizierung kutan vaskulärer Reaktivität mittels Laser-Doppler Scaninng am Beispiel der paradoxen Reaktion bei der atopischen Dermatitis. Bochum: Dissertation 1996.

Heyer G, Berg P, Hornstein OP. Verlaufsbeobachtungen der kutanen paradoxen Gefäßreaktionen bei Atopikern während und nach Ekzemschüben. Hautarzt 1995; 46: 22-27.

Heyer G, Hornstein OP, Handwerker HO. Skin reactions and itch sensations induced by epicutaneous histamine application in atopic dermatitis and controls. J Invest Dermatol 1989; 93: 492-496.

Hoffmann K, Auer T, Stücker M, Altmeyer P. Wirkungseintritt eines Antihistaminikums im Histamin-Quaddeltest. Akt Dermatol 1996; 22: 216-220.

Hoffmann K, Auer T, Stücker M, Dirschka T, el-Gammal S, Altmeyer P. Evaluation of the efficacy of H_1 blockers by noninvasive measurement techniques. Dermatology 1994; 189: 146-151.

Illig L. Die Reaktion der Haut des Neurodermitikers auf zwei nikotinsäureesterhaltige Reizstoffe. Dermatol Wochenschr 1952; 126: 755-763.

Johansson K, Jakobsson A, Lindahl K, Lindhagen J, Lundgren O, Nilsson GE. Influence of fibre diameter and probe geometry on the measuring depth of laser Doppler flowmetry in the gastrointestinal application. Int J Microcirc: Clin Exp 1991; 10: 145-153.

Juhlin L. Vascular skin reactions in atopic dermatitis. Acta Derm Venereol 1962; 42: 218-229.

Kaltz F, Fekete Z. Studies on the mechanism of the white response and the delayed blanch phenomenon in atopic subjects by means of coomassie blue. J Invest Dermatol 1960; 35: 251.

Klemp P, Staberg B. Cutaneous blood flow during white dermographism in patients with atopic dermatitis. J Invest Dermatol 1982; 79: 243-245.

Korting GW. Einige Wesenszüge des endogenen Ekzematikers. Dt Med Wochenschr 1960; 85: 417-426.

Korting GW. Zur Pathogenese des endogenen Ekzems. Stuttgart: Thieme 1954.

Lewis T, Grant RT. Vascular reactions of the skin to injury. The liberation of an histamine like substance in injured skin, the underlying cause of factitious urticaria and of wheals produced by burning and observations upon the venous control of certain skin diseases. Heart 1924; 11: 209-265.

Lewis T. The vessels of the human skin and their responses. London: Shaw & Sons 1927.

Lobitz WC, Campbell CJ. Physiologic studies in atopic dermatitis. Arch Derm Syph 1953; 67: 575-589.

Müller LR. Studien über den Dermographismus und dessen diagnostische Bedeutung. Dt Z Nervenheilkd 1913; 47: 413-435.

Murrel TW. The cutaneous reaction to nicotin acid (niacin) furfuryl. Arch Dermatol 1959; 79: 545-555.

Neumann HAM. Mündliche Mitteilung. Arbeitskreis Mikrozirkulation. Bochum 1996.

Noon JP, Evans CE, Haynes WG, Webb DJ, Walker BR. A comparison of techniques to assess skin blanching following the topical application of glucocorticoids. Br J Dermatol 1996; 134: 837-842.

Quinn AG, McLelland J, Essex T, Farr PM. Measurement of cutaneous inflammatory reactions using laser-Doppler velocimeter. Br J Dermatol 1991; 125: 30-37.

Quinn AG, McLelland J, Essex T, Farr PM. Quantification of contact allergic inflammation: a comparison of existing methods with scanning laser Doppler velocimeter. Acta Derm Venerol 1993; 73: 21-25.

Ramsay C. Vascular changes accompanying white dermographism and delayed blanch phenomena in atopic dermatitis. Br J Dermatol 1969; 81: 37-43.

Reed WB, Kierland RR. Vascular reactions in chronically inflamed skin. Action of epinephrine and phentolamine, and the delayed blanch. Arch Dermatol 1958; 77: 333-338.

Ruzicka T, Glück S. Cutaneous histamine levels and histamine releaseability from the skin in atopic dermatitis and hyper-IgE-syndrome. Arch Derm Res 1983; 275: 41-44.

Ryan TJ. Cutaneous circulation. In: Physiology, biochemistry, and molecular biology of the skin Bd.2. Goldsmith LA (Hrsg). Oxford: Oxford university press 1991a.

Ryan TJ. Vascular reactivity in atopic eczema. In: Handbook of atopic eczema. Ruzicka T, Ring J, Przybilla B (Hrsg). Berlin: Springer 1991b.

Schönberger A, Heyer G, Hornstein OP. Lokale Gefäßreaktion auf intrakutane Acetylcholin und Histamininjektionen sowie epikutane Nikotinsäureesterapplikation beim atopischen Ekzem. Akt Dermatol 1987; 13: 111-116.

Schönberger A, Heyer G, Hornstein OP. Lokale Gefäßreaktionen auf intrakutane Acetylcholin und Histamininjektionen sowie epikutane Nikotinsäureesterapplikation beim atopischen Ekzem. Akt Dermatol 1987; 13: 111-116.

Schönberger A, Langestein B, Heyer G, Hornstein OP. Quantifizierte Bestimmung des Dermographismus bei Patienten mit atopischem Ekzem. Hautarzt 1988; 39: 72-76.

Solomon LM, Wentzel HE, Tulsky E. The physiological disposition of C-14-norepinephrine in patients with atopic dermatitis and other dermatoses. J Invest Dermatol 1964; 43: 193-200.

Solomon LM, Wentzel HE. Plasma catecholamines in atopic dermatitis. J Invest Dermatol 1963; 4: 101-109.
Speight EL, Essex TJH, Farr PM. The study of plaques of psoriasis using a scanning laser Doppler velocimeter. Br J Dermatol 1993; 128: 519-524.
Speight EL, Farr PM. Calcipotriol improves the response of psoriasis to PUVA. Br J Dermatol 1994; 130: 79-82.
Stücker M, Auer T, Hoffmann K, Altmeyer P. Spatial pattern of cutaneous perfusion in wound healing. In: Wound healing and skin physiology. Altmeyer P, Hoffmann K, el Gammal S, Hutchinson J (Hrsg). Berlin: Springer 1995; 127-135.
Stücker M, Heese A, Hoffmann K, Röchling A, Altmeyer P. Precision of laser Doppler scanning in clinical use. Clin Exp Dermatol 1995; 20: 371-376.
Stücker M, Jeske M, Hoffmann K, Altmeyer P. Laser-Doppler-Scanning bei progressiver systemischer Sklerodermie. Phlebol 1995; 24: 9-14.
Stücker M, Reuther T, Hoffmann K, Altmeyer P. Quantification of cutaneous pharmacological reactions: comparison of laser Doppler scanning, colorimetry, planimetry and skin temperature measurement. Skin Res Tech 1996; 2: 12-17.
Stücker M, Auer T, Hoffmann K, Altmeyer P. Two-dimensional blood flow determinations in allergic reactions using laser Doppler scanning. Contact Derm 1995; 33: 299-303.
Stüttgen G, Schäfer H. Funktionelle Dermatologie. Berlin: Springer 1974.
Thune P, Rajka G. Small vessel reactivity in atopic dermatits. Acta Derm Venereol 1980; 30: 30-32.
Uehara M, Ofuji S. Delayed blanch reaction in atopic dermatitis. Arch Dermatol 1978; 114; 1098-1099.
Uehara M. Reduced histamine reaction in atopic dermatits. Arch Dermatol 1978; 118: 244-245.
Wahlgren CF. Itch and atopic dermatitis: clinical and experimental studies. Acta Derm Venereol 1991: 165: 1-53.
Wardell K, Braverman IM, Silverman DG, Nilsson GE. Spatial heterogeneity in normal skin perfusion recorded with laser Doppler imaging and flowmetry. Microvasc Res 1994; 48: 26-38.
Wardell K, Jakobsson A, Nilsson GE. Laser Doppler perfusion imaging by dynamic light scattering. IEEE Trans Biomed Eng 1993; 40: 309-316.
Wardell K, Naver HK, Nilsson GE, Wallin BG. The cutaneous vascular axon reflex in humans characterised by laser Doppler perfusion imaging. J Physiol 1993; 460: 185-199.
Wardell K. Laser-Doppler-Perfusion Imaging. Thesis No.308. Department of Biomedical Engineering. Linköping University, 1993, Sweden.
Warren JB. Nitric oxide and human skin blood flow responses to acetylcholine and ultraviolett light. FASEB J 1994; 8: 247-251.
Whitefield A. On the white reaction (white line) in dermatology. Br J Dermatol 1938; 50: 71-82.
Wilkin JK, Fortner G, Reinhardt LA, Flowers OV, Kilpatrick SJ, Streeter C. Prostaglandins and nicotinate-provoked increase in cutaneous blood flow. Clin Pharmacol Ther 1985; 38: 273-277.

4.3
Laser Doppler Anemometrie

Der Laserstrahl in der sogenannten Laser Doppler Fluxmetrie hat in der Regel einen Durchmesser von 250-800 µm. Strahlt man ein derartiges Laserlicht in die Haut, streut es isotrop in alle Richtungen und es resultiert ein halbkugelförmiges Meßvolumen von etwa 1 mm Durchmesser. Mit Hilfe des optischen Dopplereffektes und entsprechender Frequenzverschiebungen ist es möglich, die Verteilung der Blutzellgeschwindigkeiten in diesem Meßvolumen zu bestimmen. Es ist jedoch nicht möglich, die Blutzellgeschwindigkeit in einem einzigen Gefäß zu bestimmen, da der Querschnitt des Laserstrahls zu groß ist und immer mehrere Gefäße gleichzeitig erfaßt werden. Um die Blutzellgeschwindigkeit in einem einzigen Gefäß messen zu können, muß der Durchmesser des Laserstrahls so stark eingegrenzt werden, daß er nur ein Gefäß trifft und alle Dopplerfrequenzen in einem einzigen Gefäß generiert werden. Bei Gefäßdurchmessern im Hautgefäßsystem zwischen 8 µm in den Kapillarschleifen bis zu 35 µm in den Arteriolen (Braverman 1989) muß man den Laserstrahl daher auf weniger als ein Zehntel des Durchmessers eines im herkömmlichen Laser Doppler Fluxmetrie-Gerät verwendeten Laserstrahls reduzieren. Dies ist bei den sogenannten Laser Doppler Anemometern der Fall. Bei ihnen ist der Durchmesser des Laserstrahls im Meßvolumen durch optische Fokussierung stark eingegrenzt und somit sind Messungen der absoluten Geschwindigkeit oder von Geschwindigkeitsprofilen in einem einzigen Gefäß möglich. Zur Messung der Geschwindigkeit im kapillären Strombett und in kleinen Gefäßen wie den Arteriolen werden Laser Doppler Anemometer mit Mikroskopen kombiniert und dann entweder mikroskopische Laser Doppler Anemometer oder Laser Doppler Mikroskope genannt. Laser Doppler Anemometer sind bei weitem nicht so verbreitet wie die herkömmlichen Laser Doppler Fluxmeter. Erst vor kurzem wurde erstmals ein Gerät entwickelt, mit dem Geschwindigkeitsmessungen in Kapillaren der menschlichen Haut auch außerhalb der oberflächenparallel verlaufenden Kapillarschlingen möglich sind.

4.3.1
Geschichte der Laser Doppler Anemometrie

Laser Doppler Anemometer wurden erstmals zur Messung der Geschwindigkeit von sogenannten Erythrozytenghosts (Erythrozytenattrappen) eingesetzt (Kreid und Goldstein 1971). Diese Geräte arbeiteten mit einem stark gespreizten Laserstrahl, wodurch das Meßvolumen deutlich größer als der Gefäßdurchmesser wurde und nur schwer ein einziges Gefäß getroffen werden konnte. Dies führte zur Entwicklung von Laser Doppler Anemometer Mikroskopen, mit denen der Laserstrahl gezielter auf ein Gefäß adjustiert werden kann (Einev et al. 1975, Mishina et al. 1975) und die Blutzellgeschwindigkeiten in Gefäßen mit einem Durchmesser von nur 65–98 µm gemessen werden können. Die Suche nach Laser Doppler Anemometern mit noch besserer Auflösung und damit noch kleinerem Meßvolumen führte zur Entwicklung von sogenannten Interferenz Anemometern. Hierbei wird der Laserstrahl mittels eines optischen Systems aus Spiegeln und Prismen gespalten und im Meßfokus wieder zusammengeführt, so daß ein sogenanntes Interferenzmuster entsteht. Dadurch läßt sich in einem relativ kleinen Meßvolumen auch in waagerecht verlaufenden Gefäßen eine hohe Lichtintensität erzeugen. Passieren Erythrozyten dieses Interferenzmuster, werden entsprechend viele Dopplerfrequenzen generiert. Basierend auf der Interferenztechnik wurden sowohl Transmissionsanemometer entwickelt, bei denen die Dopplerfrequenzen auf der zum Lichteinfall gegenüberliegenden Seite detektiert wurden, als auch Reflexionsanemometer, bei denen das reflektierte Licht an der Seite empfangen wird, an der es eingestrahlt wurde. Auch die Interferenz-Anemometer wurden mit Mikroskopen kombiniert (Einev et al. 1975, Born et al. 1978, Le-Cong und Zweifach 1979), allerdings nur zur tierexperimentellen Bestimmung der kapillären Blutzellgeschwindigkeit und von Geschwindigkeitsprofilen verwendet (z.B. Arteriolen im Mesenterium des Hamsters) (Einev und Berman 1988, Le-Cong und Zweifach 1979, Einev et al. 1988). Ähnlich den kapillarmikroskopischen Systemen waren diese Systeme zur Messung der kapillären Blutzellgeschwindigkeit in Gefäßen, welche waagerecht in der Bildebene liegen, konzipiert. Der Dopplershift erfolgt jedoch nur, wenn die Photonen des Lichtes nicht senkrecht auf die Teilchen treffen, welche sich in den Gefäßen bewegen. Deshalb mußte der Laser Fokus zur Untersuchung parallel zur Bildfläche verlaufender Gefäße so breit gehalten werden, daß genügend Photonen die Teilchen in einem flacheren Winkel als 90° trafen. Dadurch konnte der Fokusdurchmesser des Laserstrahls nicht so stark reduziert werden, daß man wirklich nur eine einzige Kapillare traf. Deshalb wurden über viele Jahre keine anemometrischen Messungen an den Gefäßen der menschlichen Haut durchgeführt. Von manchen Autoren wurde diese Technik bereits als historisch angesehen (Shephard und Öberg 1990). Neuere Entwicklungen haben nun zum Ziel, die Blutzellgeschwindigkeit in Gefäßen zu messen, welche senkrecht zur Hautoberfläche liegen. Bei dieser Meßanordnung treffen die Photonen des Lichtes steil auf die Erythrozyten in den Gefäßen und man kann deshalb den Laser so stark fokussieren, daß das Licht auf eine einzige Kapillare trifft (Stücker et al. 1996). Erste in vivo Messungen an Kapillargefäßen der menschlichen Haut wurden bisher durchgeführt.

4.3.2
Mikroskopische Laser Doppler Anemometer

4.3.2.1
Meßprinzip

Das Meßprinzip des Laser Doppler Anemometers zur Messung der kapillären Blutzellgeschwindigkeit in der Haut unterscheidet sich von der Laser Doppler Fluxmetrie im wesentlichen durch den geringeren Querschnitt des Laserstrahls. Laserlicht wird in das Gefäß gelenkt, in dem die kapilläre Blutzellgeschwindigkeit gemessen werden soll. Ein Teil des Lichtes wird an sich bewegenden Erythrozyten reflektiert, ein Teil an den Gefäßwänden. Während der Teil des Lichtes, der ausschließlich an den Gefäßwänden reflektiert wird, in seiner Frequenz nicht verändert wird, enthält der Teil des reflektierten Lichtes, welcher an den Erythrozyten reflektiert wurde, durch den Doppplershift neu entstandene Frequenzen. Das reflektierte Licht wird mittels eines Photodetektors aufgenommen und in einen Photostrom umgewandelt. Mit Hilfe einer Frequenzanalyse des Photostroms wird dann entsprechend dem Dopplergesetz die Blutzellgeschwindigkeit bestimmt.

4.3.2.2
Meßtechnik

Zur Zeit ist nur ein Laser Doppler Anemometer zur Messung der kapillären Blutzellgeschwindigkeit in den Kapillaren der Haut kommerziell erhältlich (Laser Doppler Anemometer CAM-1, KK-Technology, England) (Abb. 22). Als Lichtquelle dient eine 1,5 mW Laser Diode, welche Licht der Wellenlänge 780 nm emittiert. Dieses Licht wird mit Hilfe eines Objektivs auf einen Fokus von 10 µm Durchmesser fokussiert, wodurch die kapilläre Blutzellgeschwindigkeit in Kapillaren mit einem Durchmesser von 9,8–32,1 µm gemessen werden kann. Über ein Mikroskop mit CCD-Kamera kann unter optischer Kontrolle der Laserstrahl in eine einzelne Kapillare projeziert

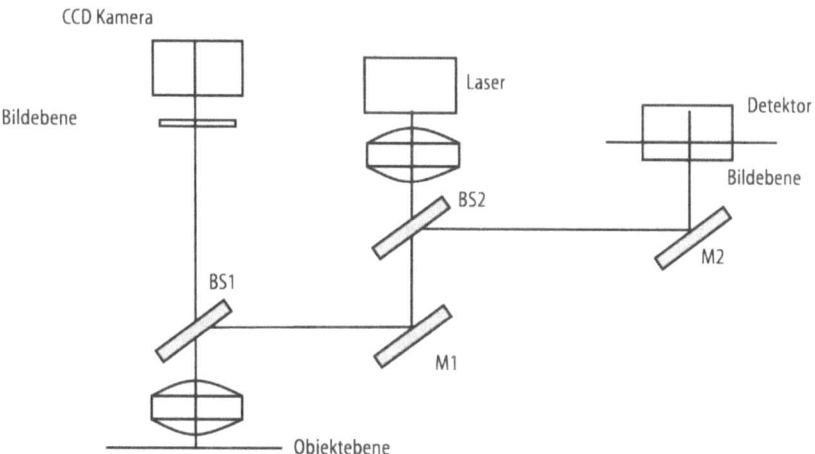

Abb. 22. Schema zum Aufbau des CAM1 Laser Doppler Anemometers. (BS1 und BS2 entsprechen Streuspiegeln, M1 und M2 sind Spiegel)

werden (Abb. 22). Die Objektivlinse sammelt das vom Gewebe reflektierte dopplergeshiftete und nichtgeshiftete Laserlicht, welches mit Hilfe von Spiegeln zum Photodetektor gelenkt wird. Der Photodetektor erfaßt die Vermischung („Heterodyning") dieser optischen Signale. Aus den Differenzen der Frequenzen kann dann nach Signalverarbeitung die Fließgeschwindigkeit berechnet werden.

4.3.3
Klinische Anwendung

4.3.3.1
Untersuchungslokalisation

Die Wahl der Untersuchunglokalisation richtete sich stets nach der Fragestellung. Messungen in allen Körperregionen sind möglich, ein Problem können die Atemexkursionen darstellen.

4.3.3.2
Untersuchungsprozedere

Das Untersuchungsprozedere gleicht sehr dem Prozedere bei einer herkömmlichen kapillarmikroskopischen Untersuchung. Der Patient oder Proband akklimatisiert sich zunächst in der Untersuchungsposition über einen Zeitraum von etwa 20 Minuten. Dann wird die Untersuchungsstelle gut fixiert, so daß einerseits keine Bewegung im Untersuchungsfeld ist, andererseits jedoch die Durchblutung der Kapillaren nicht alteriert wird. Bei Messungen an den Armen oder den Fingern ist eine sitzende Haltung mit Lagerung der Extremität in Herzhöhe sinnvoll.

4.3.3.3
Normalwerte

Ruheflußgeschwindigkeit
Die mittlere kapilläre Ruheflußgeschwindigkeit am dorsalen Grundgelenk des Zeigefingers betrug bei 22° Raumtemperatur 0,47 mm/s (SD ± 0,37 mm/s) (Stücker et al. 1996). Die in diesen Untersuchungen erhaltenen Ergebnisse stimmen damit in der Größenordnung mit den Werten anderer Meßtechniken überein. Die mittlere kapilläre Blutzellgeschwindigkeit war jedoch mit 0,47 mm/s geringfügig niedriger als die Werte, die mit den kapillarmikroskopischen Systemen in den Nagelfalzkapillaren gemessen wurden (Tab. 25) (Bollinger et al. 1974, Butti et al. 1975, Fagrell et al. 1977a). Dies kann auf verschiedenen Ursachen zurückgeführt werden. Ein Grund sind die unterschiedlichen Meßstellen. Die anemometrischen Daten stammen von Kapillaren des Fingergrundgliedes, während die übrigen zitierten Untersuchungen an Nagelfalzkapillaren durchgeführt wurden. Aufgrund der oberflächenparallelen Anordnung können in diesen Kapillaren besonders gut kontrollierbare Messungen durchgeführt werden.

Bei dem mikroskopischen Blick auf den Apex der Kapillaren mit dem Mikroskop des Laser Doppler Anemometers kann die sichere Unterscheidung des arteriellen und venösen Schenkels bisweilen problematisch sein. Dadurch könnten auch niedrigere Blutzellgeschwindigkeiten aus dem venösen Kapillarschenkel Eingang in die Messungen gefunden haben.

Ähnlich den kapillarmikroskopisch gemessenen Geschwindigkeitswerten (Bollinger et al. 1974, Butti et al. 1975, Fagrell et al. 1977 b+c, Östergren 1984, Richardson 1982) zeigen auch die mit Hilfe der Laser Doppler Anemometrie bestimmten Geschwindigkeiten eine recht hohe intra- und inte-

Tabelle 25. Kapilläre Ruheflußgeschwindigkeiten gemessen mit verschiedenen Techniken (nach Bollinger und Fagrell 1990).

Autor	kapilläre Blutzellgeschwindigkeit mm/s	Technik
Basler	0,6 (art.) (0,11–1,2)	mechanisch
Bollinger 1974	0,84 (art.) (0,39–1,74)	frame to frame
Butti et al. 1975	0,8 (0,14–2,36)	frame to frame cross-correlation
Fagrell et al. 1977	0,65 (0,12–2,6)	cross-correlation
Jacobs 1985	0,66 (0,21–0,98)	flying spot
Östergren/Fagrell 1986	0,67 Männer 0,53 Frauen (0,01–2,8)	cross-correlation
Stücker et al. 1996	0,47 (0,14 to 0,93)	Laser Doppler Anemometer (Fingerrücken)

rindividuelle Varianz. So liegen die absoluten Werte bei einer Raumtemperatur von 21 °C in einem Bereich von 0,14 bis 0,93 mm/s bei verschiedenen Individuen. Sogar in Kapillaren, die unmittelbar benachbart liegen, kann ein asynchroner Fluß mit unterschiedlichen kapillären Blutflußgeschwindigkeiten gemessen werden. Mißt man die Geschwindigkeit in fünf benachbarten Kapillaren eines Probanden, so differiert die minimale von der maximalen Geschwindigkeit im Mittel um 0,3 ± 0,18 mm/s. Die maximale Differenz der Fließgeschwindigkeiten benachbarter Kapillaren beträgt bis zu 0,63 mm/s (Stücker et al. 1996) (Abb. 23). Eine Erklärung für die Varianz der Geschwindigkeitswerte ist die hohe räumliche und zeitliche Inhomogenität der kutanen Mikrozirkulation. Kapillaren mit unterschiedlichen Kapillardurchmessern zeigen verschiedene Geschwindigkeitsprofile, wobei die Geschwindigkeit mit zunehmendem Durchmesser abnimmt.

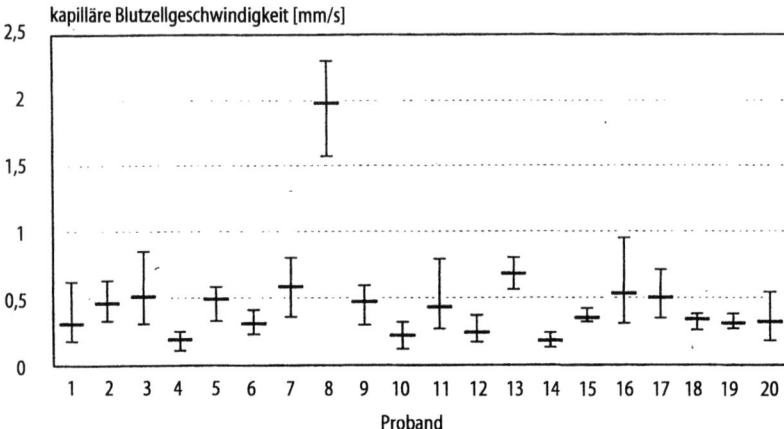

Abb. 23. Laser Doppler Anemometrie: Intraindividuelle Streuung der kapillären Blutzellgeschwindigkeit in den Kapillaren am Fingergrundglied

Kälte- und Wärmeprovokation

Nach einem Eiswasser-Handbad bei 4°C über 2 min zeigt sich bei einer Ruhegeschwindigkeit in den Gefäßen von 0,41 ± 0,25 mm/s ein signifikanter Abfall der kapillären Blutflußgeschwindigkeit auf 0,28 ± 0,11 mm/s ($p \leq 0,003$). Nach einem Warmwasserbad bei 32°C über 4 min ließ sich anemometrisch ein Anstieg der kapillären Blutflußgeschwindigkeit auf 0,78 ± 0,34 mm/s erfassen ($p \leq 0,001$) (Stücker et al. 1996). Dies entspricht den bisher beschriebenen Ergebnissen von den Nagelfalzkapillaren (Gasser und Berger 1990, Mahler et al. 1986, Nilsson et al. 1986). Bis zu einer Hauttemperatur von 32°C steigen die Kapillarfließgeschwindigkeiten nur mäßig an. Erst bei einer Hauttemperatur von über 32 °C steigt die Geschwindigkeit deutlicher an (Fagrell et al. 1977, Fagrell et al. 1980, Mahler et al. 1986, Östergren 1984). Diese Befunde an den Nagelfalzkapillaren konnten anemometrisch für die senkrecht zur Hautoberfläche stehenden Kapillaren bestätigt werden (Abb. 24). Dies spricht für eine zumindest ähnlich hohe Sensitivität der Laser Doppler Anemometrie für kurzzeitige Geschwindigkeitsänderungen des Blutflusses in den Kapillaren im Vergleich zu den anderen kapillarmikroskopischen Techniken. Die Temperaturprovokation mit den Wasserbädern ist jedoch schlecht reproduzierbar ($r = -0,04$ nach Kühlung, $r = -0,28$ nach Erwärmung). So fällt nicht bei allen Probanden nach einem Eiswasserbad die kapilläre Blutflußgeschwin-

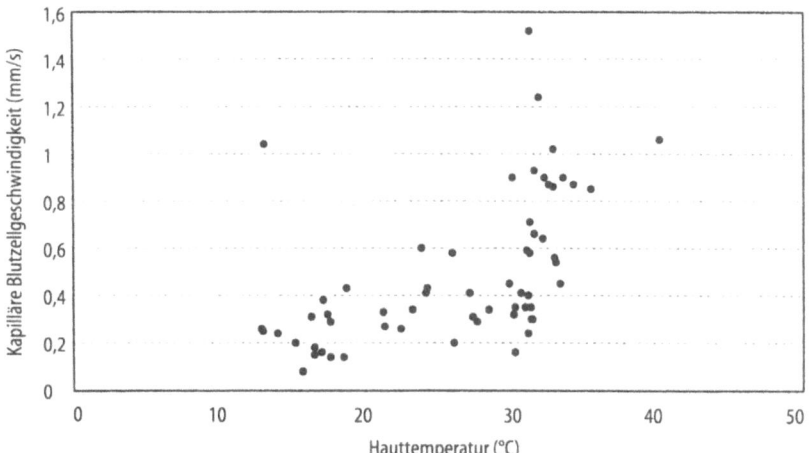

Abb. 24. Laser Doppler Anemometrie: Abhängigkeit der kapillären Blutzellgeschwindigkeit von der Hauttemperatur. Rasanter nicht-linearer Anstieg der kapillären Blutzellgeschwindigkeit bei einer Hauttemperatur von über 32 °C

digkeit ab, sondern bei einigen steigt die kapilläre Blutflußgeschwindigkeit an, was auf den Beginn einer hyperämischen Reaktion hindeuten kann.

Suprasystolische Stauung
Wie in anderen Untersuchungen (Bollinger und Fagrell 1990, Fagrell et al. 1977; Fagrell and Intaglietta 1977) waren auch in den Untersuchungen mit dem Anemometer die maximale postokklusive kapilläre Blutzellgeschwindigkeit (0,90 ± 0,46 mm/s) und das Zeitintervall zwischen dem Öffnen der suprasystolischen Stauung und dem Erreichen der Maximalwerte gut reproduzierbar (24,9 ± 9,2 s). Die Streuung der Ruhewerte (0,47 ± 0,37 mm/s) und des prozentualen Anstiegs der kapillären Blutzellgeschwindigkeit (118%) nach Öffnen der Okklusion ist hingegen größer, was bereits aus Untersuchungen mit der Cross-Correlation Methode bekannt ist (Östergren and Fagrell 1986). Im Vergleich zu den Meßergebnissen, welche nach Kühlung gemessen werden konnten, scheinen die Meßwerte nach suprasystolischer Okklusion besser reproduzierbar. So betrug der Korrelationskoeffizient für die postokklusive Maximalgeschwindigkeit $r = 0,67$ ($p \leq 0,002$) und für die Zeit bis zum Maximalanstieg nach Okklusion sogar $r = 0,97$ ($p \leq 0,0001$) (Stücker et al. 1996).

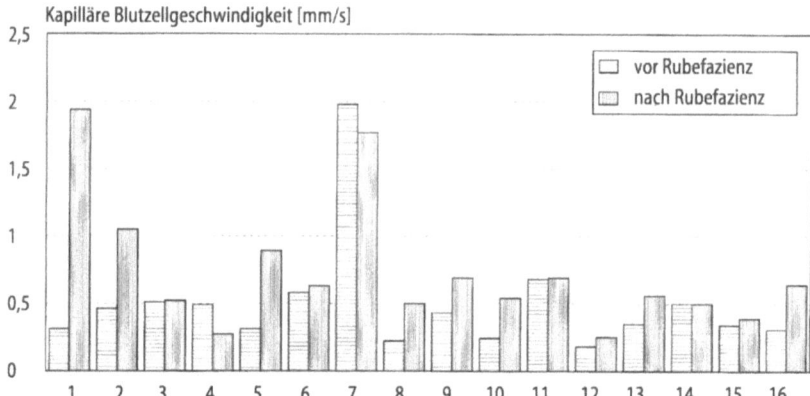

Abb. 25. Laser Doppler Anemometrie: Blutzellgeschwindigkeit am Fingergrundglied vor und nach Applikation eines Rubefazienz (Finalgon®). Bei den meisten Probanden kommt es nach Applikation des Rubefazienz zu einem Anstieg der kapillären Blutzellgechwindigkeit

Hyperämie nach Applikation von Rubefaziens

30 Minuten nach Applikation eines Rubefaziens (Kombination aus Nicoboxil und Nonivamid, Finalgon®) zeigt sich ein signifikanter Anstieg der kapillären Blutflußgeschwindigkeit von 0,47 ± 0,37 mm/s auf 0,74 ± 0,48 mm/s ($p \leq 0{,}04$). Bei wenigen Patienten kann ein Abfall registriert werden (Abb. 25).

4.3.4
Methodenvergleich und Ausblick

Die Laser Doppler Anemometrie ist als einzige Methode zur Quantifizierung der kapillären Blutflußgeschwindigkeit in senkrecht zur Hautoberfläche stehenden Kapillarschlingen konzipiert und eröffnet somit neue Anwendungsgebiete und Fragestellungen. Im folgenden seien die derzeit gängigen Methoden zur Bestimmung der kapillären Blutzellgeschwindigkeit kurz miteinander verglichen.

Bei der frame-to-frame Technik wird die kapilläre Blutzellgeschwindigkeit anhand der von Videobild zu Videobild weiterfließenden Plasmalücken bestimmt (Bollinger et al. 1974, Bollinger et al. 1976). Ein wesentlicher Nachteil dieser ansonsten als Goldstandard anzusehenden Methode ist der große Zeitaufwand, der mit der Bestimmung der kapillären Blutflußgeschwindigkeit verbunden ist. Dadurch ist es fast unmöglich, spontane Fluktuationen der kapillären Blutzellgeschwindigkeit zu erfassen (Bollinger und Fagrell 1990).

Mit der Flying Spot Methode (Brånemark et al. 1963; Gaser and Berger 1992; Jacobs 1985; Tyml and Ellis al. 1982) können insbesondere langsamere Blutzellgeschwindigkeiten quantifiziert werden. Höhere Geschwindigkeiten und spontane Fluktuationen werden hingegen schlechter erfaßt (Bollinger und Fagrell 1990).

Die Cross-Correlation Technik (Fagrell et al. 1977 a, b, c; Intaglietta et al. 1975) zeichnet sich durch eine gute Sensitivität auch für kurzfristige und kurzzeitige Geschwindigkeitsänderungen aus, erfordert aber eine hervorragenden Bildqualität, die in krankhaften Zuständen oftmals nicht erreicht wird (Fagrell et al. 1977 a+b; Intaglietta et al. 1975). Ein großer Vorteil dieses Systems ist die implementierte automatische Bewegungskorrektur. Allerdings sind für die Bewegungskorrektur kontrastreiche unbewegliche Strukturen erforderlich, die sich in vivo oft nicht finden. Ein derartiger Korrekturmechanismus ist für die Anemometrie derzeit nicht möglich, man kann jedoch mit einem akustischen Signal die Lage des Laserstrahls während der Messung kontrollieren.

Man kann drei wesentliche Vorteile der Laser Doppler Anemometrie festhalten:

1) Nur mit der Laser Doppler Anemometrie ist es möglich, die Geschwindigkeit in Kapillaren zu messen, die senkrecht zur Hautoberfläche liegen, was für fast alle Körperregionen zutrifft.
2) Geschwindigkeiten von 0,1 mm/s bis 14 mm/s sind meßbar, so daß alle physiologisch vorkommenden kapillären Blutzellgeschwindigkeiten erfaßt werden können.
3) Alle Messungen werden on-line durchgeführt und können somit leichter im klinischen Alltag eingesetzt werden.

Literatur

Bollinger A, Fagrell B. Clinical Capillaroscopy: A guide to its use in clinical research and practice. Toronto: Hogrefe & Huber Publishers 1990.

Bollinger A, Mahler F, Anliker M. Velocity of red blood cells in human nailfold capillaries. Acta Chir Scand 1976; 465: 7-9.

Born GR, Melling A, Whitelaw JH. Laser Doppler microscope for blood cell measurements. Biorheol 1978; 15: 163-172.

Bowlings A, Mutti P, Barras JP, Trachler H, Siegenthaler W. Red blood cell velocity in nailfold capillaries of man measured by a television microscopy technique. Microvasc Res 1974; 7: 61-72.

Brånemark PI, Jonnson I. Determination of the velocity of corpuscules in blood capillaries. Biorheol 1963; 1: 143-146.

Braverman IM. Ultrastructure and organization of the cutaneous microvasculature in normal and pathologic states. J Invest Dermatol 1989; 93: 2S-9S.

Butti P, Intaglietta M, Reimann H, Holliger CH, Bollinger A, Anliker M. Capillary red blood cell velocity measurements in human nailfold by video densitometric method. Microvasc Res 1975; 10: 1-8.

Fagrell B, Fronek A, Intaglietta M. Capillary blood flow velocity during rest and postocclusive reactive hyperemia in skin areas of the toes and lower leg. Bibl Anat 1977a; 16: 159-161.

Fagrell B, Fronek A, Intaglietta M. A microscope television system for studying flow velocity in human skin capillaries. Am J Physiol 1977b; 233: H318-H321.

Fagrell B, Intaglietta M. The dynamics of skin microcirculation as a tool for the study of systemic diseases. Bibl Anat 1977c; 16: 231-234.

Gasser P, Berger W. Nailfold videomicroscopy and local cold test in type I-diabetics. Angiology 1992; 43: 395-400.

Intaglietta M, Silverman NR, Tompkins WR. Capillary flow velocity measurement in vivo and in situ by television methodes. Microvasc Res 1975; 10: 165-179.

Jacobs MJHM. Capillary microscopy and haemorheology in vasospastic and occlusive vascular diseases. Thesis, Maastrich 1985.

Koyama T, Mishina H, Asakura T. A study of microcirculation in web of frog (Xenopus laevis Daudin) by using laser Doppler microscope. Experientia 1975; 31: 1420-1422.

Kreid D, Goldstein R. Measurement of velocity profiles in simulated blood by the laser Doppler technique. Paper 4-2-95, Symposium on flow-measurement and control in science and industry. Pittsburgh 1971.

Le Cong P, Zweifach BW. In vivo and in vitro velocity measurements in microvasculature with a laser. Microvasc Res 1979; 17: 131-141.

Mahler F, Sanner H, Annaheim M, Linder HR. Capillaroscopic evaluation of erythrocyte flow velocity in patients with Raynaud´s syndrome by means of local cold exposure test. Prog Appl Microcirc 1986; 11: 47-59.

Nilsson AL, Eriksson LE, Nilsson GE. Effects of local convective cooling and rewarming on skin blood flow. Int J Microcirc: Clin Exp 1986; 5: 11-25.

Östergren J. Studies on skin capillary blood cell velocity by video photometric capillaroscopy. Thesis Stockholm 1984.

Östergren J, Fagrell B. Skin capillary blood cell velocity in man. Characteristics and reproducibility of the reactive hyperemia response. Int J Microcirc: Clin Exp 1986; 5: 37-51.

Richardson D. Relationship between digital artery and nailfold capillary flow velocities. Microcirculation. 1982; 3: 283-296.

Riva C, Gilbert F, Eberili B, Benary V. Bidirectional LDV system for absolute measurement of blood speed in retinal vessels. Appl Optics 1979: 18: 2301-2303.

Seki J. Fiber-optic laser-Doppler anemometer microscope developed for the measurement of microvascular red cell velocity. Microvasc Res 1990; 40: 302-316

Shephard AP, Öberg PÅ. Laser Doppler Flowmetry. Norwell: Kluwer Academic Publishers Group 1990.

Stücker M, Baier V, Reuther T, Hoffmann K, Kellam K, Altmeyer P. Capillary blood cell velocity in human skin capillaries located perpendicularly to the skin surface: measured by a new laser Doppler anemometer. Microvasc Res 1996; 52: 188-192.

Tyml K, Ellis CG. Evaluation of the flying spot technique as a television method for measuring red cell velocity in microvessels. Int J Microcirc: Clin Exp 1982; 1: 143-146.

KAPITEL 5   **Thermographische Verfahren**

5.1   Infrarotthermographie   202
5.1.1   Geschichte   202
5.1.2   Meßprinzip   202
5.1.3   Meßtechnik   203
5.1.4   Klinische Anwendung   204
5.1.4.1 Untersuchungsprozedere   204
5.1.4.2 Meßgrößen   204
5.1.5   Normalwerte   205
5.1.6   Suprasystolische Stauung   206
5.1.7   Rauchen   207
5.1.8   Histaminreaktion   208
5.1.9   Raynaud-Syndrom   209
5.1.10 Progressive systemische Sklerodermie   209
5.1.11 Atopische Dermatitis   210
5.1.12 Plastische Chirurgie   211
5.1.13 Typ IV Reaktion auf Recallantigene   211
5.1.14 Kontaktallergie   212
5.1.15 Irritative Hautreaktion   212
5.1.16 Malignes Melanom   212
5.2   Kristall-Kontakt-Thermographie   213
5.2.1   Diabetes mellitus   213
        Literatur   215

Die Hautoberflächentemperatur und die von der Körperoberfläche abgestrahlte Wärme stehen in engem Zusammenhang mit dem Hautgefäßsystem, über das ein großer Teil überschüssiger Wärme aus dem Organismus an die Umwelt abgegeben wird. Unter thermischer Belastung kommt es zu einer zusätzlichen Vasodilatation der Gefäße. Daher ist die Messung der Hautoberflächentemperatur oder der Wärmeabstrahlung ein indirekter Parameter für die Hautdurchblutung. Zur Quantifizierung der Hauttemperatur oder der Wärmeabgabe stehen verschiedene Techniken wie die Infrarotthermographie, Mikrowellenthermographie und die Kristal-Kontakt-Thermographie zu Verfügung.

5.1
Infrarotthermographie

Die Infrarotthermographie ist ein zweidimensionales, berührungsfrei arbeitendes Verfahren zur Messung der Wärmeabstrahlung des menschlichen Körpers. Die Infrarotthermographie kann daher auch als Thermoradiographie bezeichnet werden. Man kann mit ihr nicht-invasiv relativ gut aufgelöste Thermogramme der Haut annähernd in Echtzeit darstellen. Sie wird daher von allen thermographischen Verfahren am häufigsten eingesetzt.

5.1.1
Geschichte

Die Infrarotthermographie wurde ursprünglich zur Materialuntersuchung in der Industrie entwickelt und ist seit einigen Jahrzehnten auch immer wieder in der Medizin eingesetzt worden. Während man zu Beginn ihres Einsatzes in der Medizin große Erwartungen zum Beispiel bei der Diagnostik von knotigen Veränderungen in der weiblichen Brust setzte und glaubte, hier eventuell radiologische Untersuchungen ersetzen zu können, haben sich diese Erwartungen und Hoffnungen nicht bestätigt. Manche Autoren hielten die Thermographie deshalb für medizinische Fragestellungen für unbrauchbar. Bislang kam es nicht zu einem routinemäßigen Einsatz der Thermographie in der Klinik. In den letzten Jahren gelang es nicht zuletzt durch die Computertechnik, die Qualität der Aufnahmen zu verbessern und die Vorraussetzungen zur experimentellen Anwendung, zum Beispiel zur Messung von Mikrozirkulationsveränderungen, zu verbessern.

5.1.2
Meßprinzip

Prinzip der Infrarotthermographie ist es, Infrarotstrahlen zu erfassen, welche von der menschlichen Haut emittiert werden und daraus eine Hautoberflächentemperatur zu ermitteln. Jeder Körper mit einer Temperatur über dem absoluten Nullpunkt (0 Kelvin) strahlt Energie in Form elektromagnetischer Wellen ab. Der menschliche Körper emittiert Strahlung – bei einer Temperatur von durchschnittlich 300 K – im Wellenlängenbereich von 3–14 µm. Der menschliche Körper ist in diesem Bereich mit hinreichender Genauigkeit physikalisch ein schwarzer Körper ($\varepsilon \approx 0{,}98$).

Damit läßt sich die von der Hautoberfläche abgestrahlte Energie mit Hilfe des Stefan-Boltzmann'schen Gesetzes beschreiben:

$$E = e C_1 T^4$$

wobei: e = Emissitivität an der Oberfläche
C_1 = Stefan-Boltzmann Konstante: $5{,}7 \times 10^{-8} W/m^2/T^4$
T = absolute Temperatur in Kelvin.

Die abgestrahlte Energie ist demnach proportional zur vierten Potenz der Temperatur des Körpers. Hierbei ist die Emissitivität des menschlichen Körpers annähernd 1. Aus diesem Gesetz geht also hervor, daß man die Temperatur eines Körpers berechnen kann, wenn man die von ihm abgestrahlte Energie kennt. Die Energie wiederum wird von einem Körper in Form elektromagnetischer Wellen abgestrahlt. Diese haben ein Spektrum an Wellenlängen mit einem Intensitätsmaximum um 10 µm. Treffen diese Wellen auf die Oberfläche eines Photodetektors, so generieren sie einen Photostrom, der in einem festen Verhältnis zur Energie der einfallenden Wellen und damit zur vom Körper abgestrahlten Energie sowie zur Temperatur der Körperoberfläche steht.

5.1.3
Meßtechnik

Ein Gerät zur Messung der Hautoberflächentemperatur mittels der von der Hautoberfläche emittierten Infrarotstrahlung besteht aus einem Photodetektor zur Aufnahme des Infrarotlichtes sowie einem Signalprozessor und einen Monitor, um die Temperaturverteilung über der vermessenen Hautstelle sichtbar zu machen.

Detektor
Der Infrarotdetektor ist das Kernbauteil des Thermographiegerätes. Man spricht auch von thermographischer Kamera. Im Photodetektor wird die Intensität des Lichtes in ein elektrisches Signal, einen Photostrom umgesetzt. Der Detektor einer Infrarotkamera hat daher seine maximale Empfindlichkeit in den Wellenlängenbereichen von 8–14 µm. Dem Detektor vorgeschaltet ist in der Regel ein Linsen-Spiegelsystem, über das die Infrarotstrahlen auf die Detektoroberfläche geleitet werden. Die Ausrichtung der Detektoroberfläche kann so verändert werden, daß die Hauttemperatur scannerartig abgetastet werden kann. In den neueren Geräten sind häufig

Halbleiterphotodetektoren enthalten. Aus dem gewonnenen Photostrom kann mittels eines Oszilloskopes oder eines Monitors ein zweidimensionales Bild der Temperaturverteilung an der Hautoberfläche erstellt werden. Auch die Darstellung der Temperaturverteilung auf einer Photoplatte ist möglich.

Die Errechnung von absoluten Temperturwerten erfolgt mittels Referenzwerten, welche in die Kamera implementiert sind oder mittels eines angeschlossenen Rechnersystems.

5.1.4
Klinische Anwendung

5.1.4.1
Untersuchungsprozedere

Zur thermographischen Messung der Hautoberflächentemperatur lagert man den Patienten in bequemer Position. Die Wahl der Untersuchungsstelle richtet sich nach der Fragestellung. Theoretisch sind Messungen an allen Stellen des menschlichen Körpers möglich. Aufgrund der besonderen thermoregulativen Funktion der arteriovenösen Shunts an den Händen und Füßen und den damit in dieser Region besonders starken Temperaturschwankungen werden an diesen Körperstellen besonders häufig thermographische Untersuchungen durchgeführt.

5.1.4.2
Meßgrößen

Mit Hilfe der Infrarotthermographie ist es möglich, absolute Temperaturwerte punktuell sowie gemittelt über eine ganze Fläche als auch Temperaturverteilungen zu bestimmen.

Absolute Werte
In der Regel lassen sich thermographisch die absoluten Temperturwerte in Grad Celsius angeben. Desweiteren können die mittleren Temperaturen sowie die Maxima und Minima der Hauttemperatur im Untersuchungsgebiet ermittelt werden. Eine mittels Auswerteprogramm zu bestimmende Größe ist die hyperthermische Fläche mit Temperaturwerten, die signifikant über den Normalwerten liegen.

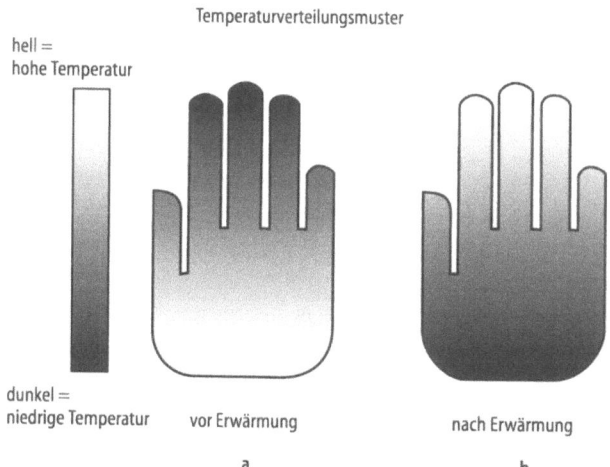

Abb. 26. a Temperaturverteilungsmuster an der Hand: Die höchsten Temperaturen können in der Handfläche gemessen werden (helle Farbtöne), die niedrigsten Temperaturwerte an den Fingerspitzen (dunkle Farbtöne). **b** Wird die Hand künstlich erwärmt kehrt sich dieses Temperaturgefälle um

Temperaturverteilung
Neben den absoluten Werten und hyperthermischen Flächen läßt sich mit Hilfe der meisten Geräte auch die Temperaturverteilung in einem mit 256 Farben kodierten Bild darstellen.

5.1.5
Normalwerte

Temperaturverteilungsmuster der Hand
Die wärmste Region an der Hand ist bei mittleren Temperaturen die Handfläche, die kälteste am kleinen Finger. Wird die Hand erwärmt, steigt die Temperatur an den Akren überproportional, so daß die Fingerspitzen schließlich die wärmsten und die Handflächen die kältesten Areale sind. Die mittlere Temperaturdifferenz über der Hand beträgt beim Gesunden 2,2 °C (Darton und Black 1991) (Abb.26a und b).

Topographie der vasomotorischen Innervation der Haut an den Händen
Die sympathische vasomotorische Innervation ist für die Regulation der Durchblutung in den akral häufiger vorkommenden arteriovenösen Shunts

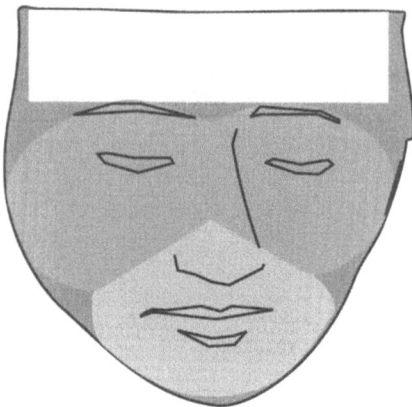

Abb. 27. Temperaturverteilungsmuster im Gesicht. Auch im Gesicht zeigen sich regional unterschiedliche Temperaturen. Höchste Temperaturen im Gesicht an der Stirn (helle Bezirke), niedrigste Temperatur an den Wangen (dunkle Farben)

besonders wichtig. Die Blockade eines Nerven, welcher vasomotorische Fasern enthält, führt zu einer starken Vasodilatation der Gefäße, was im Thermogramm als eine deutliche Temperaturerhöhung zu registrieren ist. Mit Hilfe von Nervenleitungsblockaden und Quantifizierung der folgenden Vasodilation kann man sehen, daß die vasomotorische Innervation der Hautgefäße im Bereich des Nervus ulnaris identisch ist mit dem Areal, welches vom Nervus ulnaris sensibel versorgt wird. Der Nervus medianus führt die vasomotorischen Fasern für die Gefäße seines eigenen sensiblen Versorgungsareals sowie zusätzlich für das des Nervus radialis. Der Nervus radialis hat keinen wesentlichen Anteil an der vasomotorischen Innervation der Hautgefäße (Campero et al. 1993).

Temperaturverteilungsmuster im Gesicht
Das Gesicht zeigt ein symmetrisches Temperaturverteilungsmuster. Zwischen den Regionen einer Gesichtsseite finden sich jedoch signifikante Temperaturunterschiede. Während sich mit 34,4 °C die höchsten Temperaturen an der Stirn messen lassen, ist die Hautoberflächentemperatur mit 32,2 °C in der Wangenregion am niedrigsten (Ariyaratnam und Rood 1990) (Abb. 27).

5.1.6
Suprasystolische Stauung

Neben der Bestimmung absoluter Temperaturwerte können auch bei der Thermographie Provokationstests sinnvoll sein. Bei einer suprasystolischen Stauung am Oberarm mit einer Hauttemperatur von 34,4 ± 1,6 °C

Infrarotthermographie

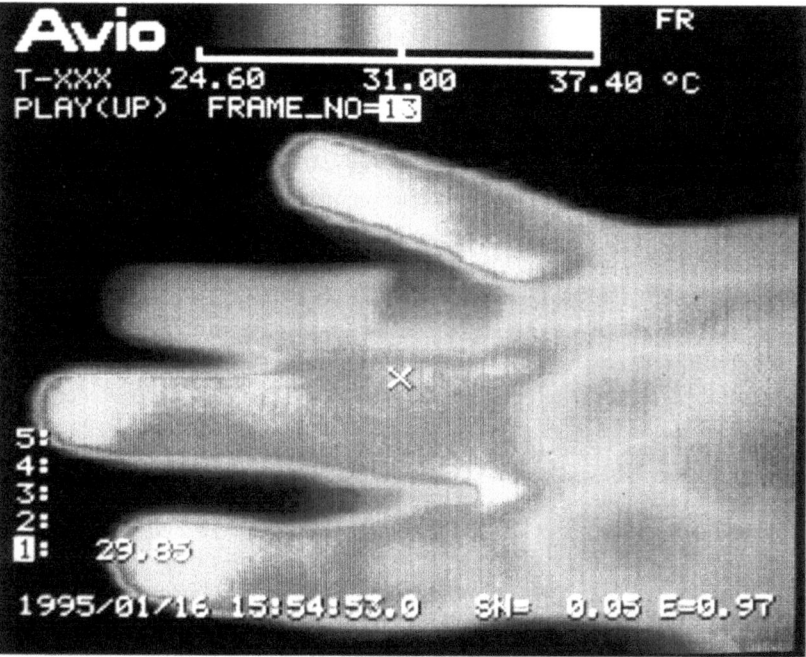

Abb. 28. Bei suprasystolischer Stauung der Gefäße eines Fingers kommt es zu einem deutlichen Abfall der Hauttemperatur (blaue Farbe)

kommt es nach einer zweiminütigen Okklusion zu einem signifikanten Abfall der Hauttemperatur auf 33,5 ± 1,4 °C. Gleiches läßt sich auch am einzelnen Finger zeigen (Abb.28). Nach Öffnen der Okklusion kommt es zu einer überschießenden signifikanten Temperaturerhöhung auf maximal 34,8 ± 1,6 °C mit einem Temperaturunterschied zum Ausgangswert von 0,4 ± 0,4 °C (Hanssler et al. 1995). Das Temperaturmaximum wird in der Regel nach 90 Sekunden erreicht. Bei etwa 80 % der Probanden dauert es länger als 3 Minuten, bis die Normalruhewerte wieder erreicht sind.

5.1.7
Rauchen

Nikotin im Rauch einer Zigarette führt über die Stimulation des autonomen peripheren Nervensystemen zu einer Vasokonstriktion in den Gefäßen der Haut. Bei Rauchern können nach zehnstündiger Nikotinkarenz an den

Fingern Temperaturen von 32,9 ± 2,1 °C gemessen werden. Nach dem Rauchen einer Zigarette mit 1,1 mg Nikotin sinken die Temperaturwerte bereits innerhalb einer Minute nach Aufrauchen der Zigarette signifikant auf zunächst 95,1 ± 3,2 % des Ausgangswertes. Die Temperaturverminderung erreicht nach 30 Minuten ihren niedrigsten Wert und persistiert auch noch nach 45 min, wo sich eine Temperaturverminderung auf 93,1% des Ausgangswertes finden kann (Bornmyr und Svensson 1990). In vergleichenden Untersuchungen sinkt das Laser Doppler Signal bereits nach 15 Minuten auf den niedrigsten Wert ab. Während die Laser Doppler Fluxmetrie direkt den Blutfluß erfaßt, registriert die Thermographie erst die konsekutive Temperaturverminderung, welche als sekundäres Phänomen mit einer bestimmten Verzögerung eintritt. Hierdurch erklärt sich die unterschiedliche zeitliche Charakteristik der Werte (Bornmyr und Svensson 1990).

5.1.8
Histaminreaktion

Die Applikation von Histamin führt zur Quaddelbildung sowie via Axonreflex zu Rötung und Juckreiz der Haut um die Applikationsstelle. Nach intrakutaner Injektion von Histamin oder Applikation mittels Iontophorese kommt es zu einem raschen Anstieg der Hauttemperatur von zwei bis fünf scharf umschriebenen Stellen aus, welche außerhalb der Applikationstelle liegen. Die Erwärmung der Haut ist gewöhnlich innerhalb der ersten 10 Sekunden nach Applikation zu beobachten. Teilweise sind auch isolierte hyperthermische Areale ohne Ausprägung eines Erythems zu registrieren. Die größte Temperaturerhöhung tritt nicht notwendigerweise in dem Areal des klinisch stärksten ausgeprägtesten Erythems auf, so daß zwischen Erythem und der Temperaturerhöhung kein direkter Zusammenhang besteht. Durch eine Lokalanästhesie kann zwar das histamininduzierte Erythem unterdrückt werden, nicht aber die Ausbildung hyperthermer Areale. Die Lokalisation der hyperthermischen Punkte könnte mit den Gefäßen zusammenhängen, die zuerst auf das Histamin reagieren. Da man mit Hilfe eines Lokalanästhetikums die Erythemreaktion unterdrücken kann, während gleichzeitig trotzdem eine Hyperthermie auftritt, ist offenbar die hyperthermische Reaktion durch andere Gefäße bedingt als die Ausbildung des Erythems. Dementsprechend wäre eine unterschiedliche Organisation der neurogenen Axonreflexreaktion in den verschiedenen Gefäßabschnitten denkbar (Forster et al. 1995).

5.1.9
Raynaud-Syndrom

Beim primären Raynaud-Syndrom findet man mit 25,9 °C im Vergleich zu 30,04°C beim Gesunden auch außerhalb der Raynaud-Attacke eine signifikant erniedrigte Hautoberflächentemperatur (O'Reilly et al. 1992). Das Temperaturverteilungsmuster ist dem des Gesunden sehr ähnlich. Man findet ein Temperaturgefälle von den Handflächen zu den Fingerspitzen, wobei die tiefsten Temperaturen an den Fingerspitzen zu finden sind. Die mittlere Temperaturdifferenz über die ganze Hand beträgt 3,8 ± 0,5 °C (Darton und Black 1991).

Bei Kühlung der Hände in einem Wasserbad von 15 °C sinkt die mittlere Hauttemperatur der Hände mit 20,02 °C gegenüber 22,6 °C beim Gesunden signifikant ab (O'Reilly et al. 1992).

Die Phase zwischen Kühlung und Wiederanstieg der Temperatur ist bei Patienten mit einem primären Raynaud-Syndrom signifikant länger als beim Gesunden. Gleiches gilt für den Wiedererhohlungsindex, dem Verhältnis aus initialer Temperatur und dem Temperaturanstieg. Dieser ist mit 66,6 % beim primären Raynaud-Syndrom gegenüber 131,2 % beim Gesunden signifikant vermindert (O'Reilly et al. 1991).

Einer Kälteprovokation mit Abnahme der Hauttemperatur folgt nicht nur ein flacherer Anstieg der Hauttemperatur an den Händen als beim Gesunden, sondern auch eine Veränderung des Temperaturverteilungsmuster. In den bereits schlecht perfundierten Arealen vermindert sich die Durchblutung weiter, in den nicht vom Raynaud Anfall betroffenen physiologisch reagiblen Gefäßen kommt es zu einer eher normalen reaktiven Hyperämie. Entsprechend steigt die mittlere Temperaturdifferenz zwischen den Arealen mit gesunden Gefäßen und den Arealen mit kranken Gefäßen (von 3,8 ± 1,2°C auf 6,0 ± 0,8°C) (Darton und Black 1991).

5.1.10
Progressive systemische Sklerodermie

Bei der progressiven systemischen Sklerodermie finden sich an den Händen signifikant niedrigere Hauttemperaturen als beim Gesunden (30,4 °C beim Gesunden gegenüber 25,6°C bei Patienten mit Raynaud-Syndrom im Rahmen einer progressiven systemischen Sklerodermie). Die Hauttemperatur von Patienten mit einem sekundären Raynaud-Syndrom im Rahmen einer Sklerodermie unterscheidet sich hingegen nicht signifikant von der

Hautoberflächentemperatur eines Patienten mit primärem Raynaud-Syndrom. Nach Baden der Hand in einem Wasserbad mit einer Temperatur von 15 °C sinkt die Hauttemperatur mit einem sekundärem Raynaud-Syndrom auf Werte von 20,1°C gegenüber 22,6 °C beim Gesunden signifikant. Desweiteren ist das Zeitintervall zwischen Kühlung und Beginn des Temperaturwiederanstieges beim sekundären Raynaud-Phänomen gegenüber Gesunden signifikant verlängert. Der Wiedererwärmungsindex ist mit 40,35 % gegenüber 131,2 % beim Gesunden signifikant erniedrigt. Die Amplitude der Temperaturänderung ist beim Gesunden größer als bei Patienten mit einem sekundären Raynaud-Syndrom (O´Reilly et al. 1992). Diese Parameter unterscheiden sich hingegen nicht signifikant zwischen Patienten mit primärem Raynaudsyndrom und Patienten mit einem Raynaudsyndrom bei progressiver systemischer Sklerodermie.

Bei der progressiven systemischen Sklerodermie zeigt sich ein fleckiges Temperaturverteilungsmuster an den Händen. Im Gegensatz zum Gesunden, bei dem alle Finger die gleiche Temperatur haben, sind beim Patienten mit progressiver systemischer Sklerodermie oft einzelne Finger wärmer als die anderen.

Im Bereich der Handflächen sind die höchsten Temperaturen zu messen. Die kälteste Stelle ist nur in 36 % der kleine Finger, häufig werden an anderen Fingern die kältesten Stellen gemessen. Die mittlere Temperaturdifferenz über die ganze Hand liegt bei 3,9 ± 1,2 °C. Kälteexposition führt nach Temperaturabnahme an der Hand zu einem allmählichen prolongierten Temperaturwiederanstieg. Das Temperaturgefälle zwischen den Punkten niedriger Temperatur und den Punkten hoher Temperatur wird akzentuiert. Die mittlere Temperaturdifferenz steigt dann von 3,9 ± 1,1°C auf 6,1 ± 0,4 °C (Darton und Black 1991).

5.1.11
Atopische Dermatitis

Auch thermographisch findet sich beim Patienten mit atopischer Dermatitis eine quantitativ und qualitativ veränderte Dynamik der Gefäßreaktion auf einen mechanischen Reiz hin. Während die Hauttemperatur beim Gesunden nach mechanischer Reizung (Dermographismus) zunächst steiler und nach 10 min etwas flacher ansteigt, fällt sie bei Patienten mit atopischer Dermatitis nach einem initialen Anstieg leicht ab. Nach 20 min werden wieder die Werte erreicht, welche nach dem initialen Anstieg zu messen waren. Die Amplitude des Temperaturanstieges an der Hautoberfläche ist bei den Patienten mit atopischer Dermatitis kleiner als an der Haut Gesunder, d. h. die absoluten Werte, welche erreicht werden, sind bei den Atopikern niedriger (Hornstein et al. 1992). So kommt es beim Gesunden im Vergleich zum Ausgangswert nach 3 Minuten zu einem Anstieg der Hauttemperatur um fast 0,3 °C, nach 10 Minuten um 0,4 °C, nach 20 Minuten um 0,3 °C (Hornstein et al. 1992). Beim Patienten mit atopischer Dermatitis ist die hyperthermische Reaktion deutlich geringer. Hier kommt es zu keinem Zeitpunkt zu einem Anstieg über 0,1°C.

5.1.12
Plastische Chirurgie

Die postoperative Wundheilung geht mit einer verstärkten Perfusion einher, wodurch auch die Hauttemperatur erhöht ist. Komplikationen können mit Minderperfusion und dadurch bedingter Erniedrigung der Hauttemperaturen einhergehen. Monitoring der Perfusion von Hautlappen zur Kontrolle des Wundheilungsverlauf ist daher auch mit Hilfe der Thermographie möglich. Ein Beispiel ist das perioperative Monitoring eines freien, transversen muskulokutanen Rectus abdominis Lappen (TRAM-Lappen) mittels Thermographie.

Intraoperativ beginnt die Hauttemperatur mit der Mobilisation des Lappens zu sinken. Werden die epigastrischen Gefäße ligiert, kommt es zu der stärksten Abkühlung der Haut. So fallen die Temperaturwerte im Mittel ipsilateral um $1,5 \pm 3,0$ °C und kontralateral sogar um $4,5 \pm 1,0$ °C. Der maximale Temperaturabfall beträgt 9,7 °C. Nach Anastomosierung der Gefäße kommt es zu einem prompten Anstieg der Hauttemperatur mit einem initialen Temperaturverteilungsmuster mit wärmeren und kälteren Regionen. Die Gesamttemperatur des Lappens steigt wieder um $1,4 \pm 0,2$ °C an, wenngleich sie immer noch unter den Werten vor Ligatur der Gefäße liegt. Im Aufwachraum setzt sich der Temperaturanstieg fort. Am ersten postoperativen Tag können im Vergleich zu den präoperativen Werten um $0,8 \pm 0,5$°C erhöhte Temperaturen gemessen werden (Salmi et al. 1995).

5.1.13
Typ IV Reaktion auf Recallantigene

Eine Typ IV-Reaktion auf Tuberkulin führt zu einem signifikanten Anstieg der Hauttemperatur, wobei die Temperatursteigerung im Randbereich größer als im Zentrum der Reaktion ist. Beträgt die Hauttemperatur initial

33,5 ± 0,7 °C, so läßt sich bereits nach 24 h mit 35,4 ± 0,9 °C die maximale Hauttemperatur messen. Nach 96 h sinkt die Hauttemperatur mit 33,8 ± 1,3 °C wieder auf den Ausgangwert (Abbot et al. 1993). Bei der vergleichenden Anwendung eines Laser Doppler Imagers und eines Thermographiegerätes korrelieren die Temperaturwerte und die Fluxwerte signifikant (Harrison et al. 1994).

5.1.14
Kontaktallergie

Kontaktallergische Reaktionen in einer Epikutantestung führen, wenn sie klinisch sichtbar sind, auch zu einer Erhöhung der Hauttemperatur, wobei die absoluten Temperaturwerte und auch die Ausdehnung der hyperthermischen Fläche mit der Stärke der klinischen Reaktion zunehmen. Vermißt man die hypertherme Fläche oder betrachtet den Zeitverlauf der Hauttemperatur, so beträgt die Sensitivität für die Erkennung einer allergischen Reaktion 80 % (Baillie et al. 1990).

5.1.15
Irritative Hautreaktion

Die klinische Reaktion auf Applikation von Natrium-Lauryl-Sulfat auf die Haut ist von der Konzentration und der Dauer der Einwirkung abhängig. Konzentrationen von 0,5 % können bereits zu einer Erythembildung führen. Konzentrationen von 5 % führen bei fast jedem Probanden zu einer Erythembildung. Auch bei den irritativen Hautreaktionen läßt sich thermographisch eine Erhöhung der Hauttemperatur messen, wobei die Temperaturerhöhungen in der Regel niedriger als bei allergischen Reaktionen sind. Die Sensitivität der Erkennung einer positiven irritativen Reaktion beträgt 92 % und liegt damit höher als die Sensitivität der Erkennung einer allergischen Reaktion (Baillie et al. 1990).

5.1.16
Malignes Melanom

Im Gegensatz zu Nävuszellnävi, bei denen in 80–90 % der Fälle keine Temperaturerhöhung gegenüber der gesunden Haut in der Umgebung gemessen werden kann, findet sich bei der thermographischen Untersuchung von Melanomen bei 90 % eine Erhöhung der Hauttemperatur (Cristofolini et al. 1976). Bei Melanomen im fortgeschrittenen Stadium mit einer Dicke von ≥ 1,5 mm bzw. mit Clark Level IV finden sich Temperaturerhöhungen von 3–4 °C. Die Diskrepanz zwischen den thermographischen Befunden beim malignen Melanom und den Nävuszellnävi kann daher als Zusatzinformation zur Einschätzung der Dignität einer pigmentierten Hautveränderung herangezogen werden. Melanome ohne eine Temperaturerhöhung werden häufig an den Beinen gefunden. Sie haben oft eine hyperkeratotische Oberfläche und sind selten ulzeriert. Temperaturerhöhung und Tumordicke scheinen schlecht miteinander zu korrelieren (Cristofolini et al. 1976).

5.2
Kristall-Kontakt-Thermographie

Bei der Liquid-Kristall-Kontakt-Thermographie wird eine Detektorplatte, welche Flüssigkeitskristalle enthält, direkt auf die Haut aufgelegt. Je nach Wärme der Haut färben sich die Kristalle in unterschiedlichen Farben von dunkelbraun über gelb, grün und violett. Es entsteht somit ein farbiges Bild, welches das Temperaturverteilungsmuster der Haut wiedergibt. Dieses Bild kann zur Dokumentation fotografiert werden (Hoffmann et al. 1989). Mit Hilfe dieser Methode wird vorwiegend der Blutfluß in den arterio-venösen Shunts gemessen (Hauer et al. 1991). Die Liquid-Kristall-Kontakt-Thermographie wurde besonders häufig bei der Untersuchung von Durchblutungsstörungen des Fußes bei Patienten mit Diabetes mellitus angewendet. Daher seien hier exemplarisch Ergebnisse dieser Untersuchungen aufgeführt.

5.2.1
Diabetes mellitus

Der Diabetes mellitus geht in fortgeschrittenem Stadium nicht selten mit einer Neuropathie einher, in die auch sympathische Fasern einbezogen sind, welche die für die Thermoregulation des Körpers wichtigen arteriovenösen Shunts innervieren. Daher werden bei thermographischen Untersuchungen von Diabetikern häufig die Hände und Füße der Patienten untersucht, da hier die Zahl der arteriovenösen Shunts besonders hoch ist und der Ausfall von sympathischen Fasern besonders stark ins Gewicht fallen kann.

Hände

Bei Patienten mit einem Diabetes mellitus ohne manifeste autonome Neuropathie wird an den Händen eine mittlere Temperatur von 30,4 °C ± 2,1°C gemessen. 25 % zeigen ein anisothermes Bild. Wie beim Gesunden kommt es bei direkter Kühlung der Hand zu einem Temperaturabfall, der nach 10 min zu 90 % wieder kompensiert ist. Auch bei indirekter Kühlung an der kontralateralen Hand kommt es zu einem Temperaturabfall, der bereits nach 5 min wieder kompensiert ist. Auch Diabetiker mit früher Polyneuropathie zeigen diese Ergebnisse. Diabetiker mit länger anhaltender Polyneuropathie zeigen mit 30,6 ± 2,4 °C zwar normale Ruhetemperaturwerte, aber im Vergleich zu Gesunden können häufiger anisotherme Bilder registriert werden (77 % gegenüber 25 %). Bei direkter Kühlung zeigt sich bei manifester Polyneuropathie eine signifikant verminderte Wiedererwärmung gegenüber Gesunden und gegenüber Diabetikern ohne Polyneuropathie. So betragen die Temperaturwerte beim Diabetiker mit manifester Polyneuropathie 5 Minuten nach Kühlung 59 ± 21% des Ausgangswertes gegenüber 83 ± 22 % beim Gesunden (p ≤ 0,02) und 85 ± 20 % beim Diabetiker ohne Polyneuropathie (p ≤ 0,01). Nach zehnminütiger Kühlung zeigt sich das gleiche Bild. Jetzt betragen die Temperaturwerte beim Diabetiker mit Polyneuropathie 71 ± 21% vom Ausgangswert, gegenüber 90 ± 15 % beim Gesunden (p ≤ 0,05) und 95 ± 10 % (p ≤ 0,01) beim Diabetiker ohne Polyneuropathie. Bei indirekter Kühlung der Hand zeigt sich beim Patienten mit manifester diabetischer Polyneuropathie keine signifikant erniedrigte Wiedererwärmungsreaktion. Wie beim Gesunden und beim Diabetiker ohne Polyneuropathie können bereits nach 5 Minuten die Ausgangswerte wieder erreicht werden (Hauer et al. 1991).

Füße

Bei Patienten mit diabetischer Neuropathie ohne arterielle Verschlußkrankheit finden sich mit 28,2 ± 2,9 °C signifikant höhere Temperaturen als bei Diabetikern mit Neuropathie und arterieller Verschlußkrankheit, bei denen eine mittlere Temperatur von 25,6 ± 1,9 °C gemessen werden kann. In beiden Gruppen finden sich jedoch niedrigere Werte als bei Gesunden, bei denen im Mittel 33 °C gemessen werden. Patienten mit diabetischer Neuropathie ohne eine arterielle Verschlußkrankheit weisen über den Köpfen der Metatarsalia und den Fersen Inseln erhöhter Temperatur auf. Auffallend ist, daß diese Inseln an Stellen hoher mechanischer Belastung liegen (Benbow et al. 1994). Man kann analog zu den Händen auch an den Füßen davon ausgehen, daß es durch einen verminderten Einfluß des Sympathikus im Rahmen einer Polyneuropathie zur Dilatation der Shunts mit Mehrdurchblutung und Temperaturerhöhung kommt und gleichzeitig zu einer Verminderung des kapillären Blutflusses, was wiederum zu einer mangelnden Nutrition der Haut mit konsekutiven trophischen Störungen führen könnte. Desweiteren kann man überlegen, ob die Polyneuropathie nicht durch Veränderungen der Sensibilität in den Füßen zu einer verstärkten Belastung der Haut an den hyperthermischen Stellen führt. So ist denkbar, daß es durch eine verstärkte mechanische Belastung zu einem Gewebeschaden kommt, der einen entzündlichen Reiz mit verstärkter Perfusion und Erhöhung der Hauttemperatur bildet. In jedem Falle ist von einem erhöhten Risiko für Ulzerationen in diesen stärker perfundierten Arealen auszugehen.

Literatur

Abbot NC, Swanson Beck J, Harrison DK, Wilson SB. Dynamic thermographic imaging for estimation of regional perfusion in the tuberculin reaction in healthy adults. J Immun Meth 1993; 162: 976-107.

Ariyaratnam S, Rood JP. Measurement of facial skin temperature. J Dent 1990; 18: 250-253.

Baillie AJ, Biagioni PA, Forsyth A, Garioch JJ, McPherson D. Thermographic assessment of patch-test responses. Br J Dermatol 1990; 122: 351-360.

Benbow SJ, Chan AW, Bowsher DR, Williams G, MacFarlane IA. The prediction of diabetic neuropathic plantar foot ulceration by liquid-crystal contact thermography. Diabetes Care 1994; 17: 835-839.

Campero M, Verdugo RJ, Ochoa JL. Vasomotor innervation of the skin of the hand: a contribution to the study of human anatomy. J Anat 1993; 128: 361-368.

Chan AW, MacFarlane IA, Bowsher DR. Contact thermography of painful diabetic neuropathic foot. Diabetes Care 1991; 14: 918-922.

Cristofolini M, Piscioli F, Valdagni C, Della Selva A. Correlations between thermography and morphology of primary cutaneous malignant melanomas. Tribun Veron 1976; 359: 3-11.

Darton K, Black CM. Pyelectric vidicon thermography and cold challenge quantify the severity of Raynaud´s phenomenon. Br J Rheum 1991; 30: 190-195.

Forster C, Greiner T, Nischik M, Schmelz M, Handwerker HO. Neurogenic flare responses are heterogeneous in superficial and deep layers of human skin. Neuroscience Letters 1995; 185: 33-36.

Hanssler L, Hendricks O, Ranft J, Blank M. Reaktive Hyperämie nach arterieller Okklusion: Vergleich der Infrarot-Telethermographie und der Laser-Doppler Fluxmetrie. VASA 1995; 24: 148-154.

Harrison DK, Abbot NC, Beck JS, McCollum PT. Laser Doppler perfusion imaging compared with lightguide laser Doppler flowmetry, dynamic thermographic imaging and tissue spectrophotometry for investigating blood flow in human skin. In:

Oxygen transport in tissue XV. Vaupel P (Hrsg). New York: Plenum Press 1994; 853-859.

Hauer JL, Boland OM, Ewing DJ, Clarke BF. Hand skin blood flow in diabetic patients with autonomic neuropathy and microangiopathy. Diabetes Care 1991; 14: 897-902.

Herstel W. Fundamental physical aspects of thermography. In: Medical thermography. Proc. of a Boerhaave Course for Postgrad Med Education, Leiden 1968. Bibl Radiol Basel: Karger 1969; 5: 22-28.

Hoffmann R, Brütsch HP, Largiadèr F, Tittel R. Die „Liquid-Crystal-Contact-Thermography" (LCCT) - ein neues diagnostisches Verfahren zur Bestimmung der Hautdurchblutung. Helv Chir Acta 1989; 56: 263-266.

Hornstein OP, Keller J, Boissevain F. Abnormalitis of cutaneous microcirculation in atopic eczematics. Acta Derm Venereol 1992; 176 (Suppl): 86-89.

Hovius SER, Adrichem LNA, Mulder HD, van Strik R, van der Meulen JC. Comparison of laser Doppler flowmetry and thermometry in the postoperative monitoring of replantations. J Hand Surg 1995; 20A: 88-93.

Misra R, Darton K, Jewkes RF, Black CM, Maini RN. Arthritis in scleroderma. Br J Rheumatol 1995; 34: 831-837.

O'Reilly D, Taylor L, El-Hadidy K, Jayson MIV. Measurement of cold challenge responses in primary Raynaud´s phenomenon and Raynaud´s phenomenon associated with systemic sclerosis. Ann Rheum Dis 1992; 51: 1193-1196.

Salmi AM, Tukiainen E, Asko-Seljavaara S. Thermographic mapping of perforators and skin blood flow in the free transverse rectus abdominis musculocutaneous flap. Ann Plast Surg 1995; 35: 159-164.

KAPITEL 6   **Spektroskopische Oximetrie**

6.1   Quantitative Sauerstoffreflexionspektroskopie   217
6.1.1   Geschichte   217
6.1.2   Untersuchungsziel   218
6.1.3   Klinische Anwendung   221
        Literatur   225

Der Gehalt an oxygeniertem Hämoglobin in der menschlichen Haut bzw. das Verhältnis von oxygeniertem zu desoxgeniertem Hämoglobin ist ein wichtiger Parameter für die Hautdurchblutung. Er läßt sich mit Hilfe von Spektrophotometern bestimmen. Im Unterschied zur vielgebräuchlicheren Pulsoxymetrie, welche Daten zum arteriellen Sauerstoffgehalt liefert, ist die Zielgröße bei der Untersuchung der kutanen Mikrozirkulation der Sauerstoffgehalt pro Gewebeeinheit Haut. Dementsprechend wird hier auf die Pulsoxymetrie nicht eingegangen.

6.1
Quantitative Sauerstoffreflexionspektroskopie

6.1.1
Geschichte

Spektrophotometrische Methoden zur Bestimmung der Oxygenierung des Hämoglobins als Transmissionsspektroskopie in vitro in arteriellen Gefäßen ist schon mehrere Jahrzehnte alt. Die Entwicklung von Modellen wie zum Beispiel der Zweiflußtheorie (Kubelka 1954) ermöglichte es, die Streu- und Reflexionsphänomene beim Auftreten von Licht auf die Haut zu berechnen und somit die Oxygenierung des Blutes in vivo mit Hilfe einer Reflexionsspektroskopie zu bestimmen (Kubelka 1954, Hoffmann et al. 1984, Lübbers und Hoffmann 1981, Jungmann et al. 1996). Die Entwicklung von digitalen Rechnern erlaubte es dann, die gewonnenen Spektren quantitativ-mathematisch auszuwerten.

6.1.2
Untersuchungsziel

Ziel der spektroskopischen Oxymetrie in der Mikrozirkulationsforschung ist es, mittels einer Spektralanalyse von reflektiertem Licht die Oxygenierung des Hämoglobins als das Verhältnis von oxygeniertem zu nichtoxygeniertem Hämoglobin

$HbO_2 = c_1 / (c_1 + c_2)$

als Zahl von 0 bis 1 oder als Prozentwert von 0 bis 100 % anzugeben, wobei c_1 für die Konzentration des oxygenierten Hämoglobins und c_2 für die Konzentration des nichtoxygenierten Hämoglobins steht.

6.1.2.1
Theoretische Grundlagen

Strahlt man Licht durch eine Lösung, welche ausschließlich oxygeniertes oder nur desoxygeniertes Hämoglobin enthält und empfängt es nach Passage der Lösung, so zeigt das empfangene Licht eine Intensitätsminderung, die für verschiedene Wellenlängen unterschiedlich stark ist. Dieses Phänomen ist auf die Absorption von Licht bestimmter Wellenlängen durch das Hämoglobin zurückzuführen, welches, wie jeder andere Farbstoff, Licht wellenlängenabhängig unterschiedlich stark absorbiert.

Das nach Transmission der Lösung zu empfangende Spektrum wird Extinktionsspektrum genannt. Quantitativ läßt sich der Absorptionsvorgang mit Hilfe des Lambert-Beer´schen Gesetzes beschreiben. Strahlt man Licht in eine dünne Schicht der Dicke s einer Lösung, die n Moleküle enthält, und angenommen, jedes Molekül verfügt über einen Absorptionswirkungsquerschnitt von σ (cm^2), so erhält man eine Intensitätsänderung dI des Lichtes pro Wegänderung

$dI/ds = -I * \sigma * n$,

wofür die Absorption von Licht, welche für bestimmte Wellenlängen unterschiedlich stark ist, verantwortlich ist. Durch Integration zwischen den Weggrenzen s=0 bis s=d und damit $I(s=d) = I_t$ erhält man für die transmittierte Intensität:

$\ln(I_t/I_0) = - (\sigma * n * d)$

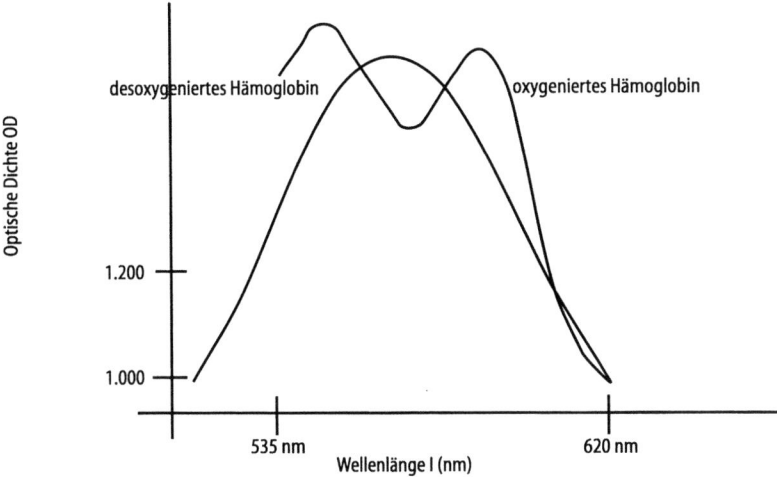

Abb. 29. Absorptionsspektrum von oxygeniertem und nicht-oxygeniertem Hämoglobin (a) Absorptionsspektrum oxygeniertes Hämoglobin, (b) Absorptionsspektrum desoxygeniertes Hämoglobin

D. h. die transmittierte Intensität entspricht der einfallenden Intensität, verringert um einen Faktor, der dem durchstrahlten Material und dessen Dicke Rechnung trägt.

Dies ist die allgemeine Formulierung des Lambert-Beer'schen Gesetzes, das in der Praxis meist in einer alternativen Form benutzt wird:

$\ln (I_t/I_t) = -(\varepsilon * c * d)$ dekadischer Logarithmus

Als Extinktionskoeffizient, der von der Wellenlänge abhängt, ergibt sich weiter:

$A = \varepsilon * c * d$ bzw. $A(\lambda) = \varepsilon(\lambda) * c\, d$.

Nach diesen Gesetzen ergibt sich sowohl für rein oxygeniertes als auch für rein desoxygeniertes Hämoglobin, wenn man für die spektroskopische Untersuchung sichtbares Licht wählt, ein typisches Absorptionsspektrum, welches für die Substanzen hochcharakteristisch ist (Abb. 29). Während das Absorptionsspektrum für oxygeniertes Hämoglobin einen zweigipfligen Verlauf zeigt, hat das Absorptionsspektrum für desoxygeniertes Hämoglobin einen eingipfligen Verlauf. Für Oxygenisierungsgrade zwischen rein oxygeniertem und rein desoxygeniertem Licht ergeben sich Spektren, die zwischen den Spektren der Reinsubstanzen liegen. Mit Hilfe der Referenzspektren für Hämoglobinlösungen, welche nur oxygeniertes bzw. nur desoxygeniertes Hämoglobin enthalten und den aus Einzelmessungen bekannten Emissionsfaktoren läßt sich die Gesamthämoglobinkonzentration und die Konzentration des oxygenierten Hämoglobins bestimmen. Während nun das Licht bei der Messung der Hämoglobinkonzentration in einer Küvette nur mit dem Hämoglobin und mit keinem anderen Element wechselwirkt, sind die Verhältnisse zur Messung der Hämoglobinkonzentration in der Haut deutlich komplizierter.

Strahlt man Licht in die menschliche Haut, so kommt es nämlich nicht nur zur Absorption des Lichtes an oxygeniertem und nicht-oxygeniertem Hämoglobin, sondern auch zur Absorption und Reflexion des Lichtes an anderen Bestandteilen des Blutes und des Gewebes. Man kann daher nicht direkt, wie es mit Hilfe eines Transmissionsspektrums einer reinen Hämoglobinlösung möglich ist, mit Hilfe der gemessenen Extinktionswerte die Konzentration der Substanzen errechnen. Vielmehr muß man zunächst dieses Reflexionsspektrum von Störgrößen bereinigen, um ein reines Absorptionspektrum zu erhalten. Hierbei muß man vor allem die Streuung des Lichtes in der Haut berücksichtigen. Dies geschieht je nach Meßverfahren mit unterschiedlichen Rechenalgorithmen.

6.1.2.2
Meßtechnik

Die Hauptbauteile eines modernen Spektrophotometers sind eine Lichtquelle, ein optisches System, welches das Licht auf Haut leitet und von der Haut heraus auf die Oberfläche eines Photodetektors lenkt, das Dispersionselement (Rotationsfilter) sowie ein PC zur Berechnung der Konzentrationen aus den Extinktionswerten (Abb. 30). Als Lichtquelle kann eine Lampe dienen, welche Licht von ultravioletter Strahlung bis hin zu Infrarotlicht emittiert. Für die Bestimmung der Oxygenierung von Hämoglobin ist der Bereich von 535–620 nm wichtig. Das emittierte Licht wird dann mittels flexibler Lichtleiter auf die Haut gelenkt und von der Haut nach Reflexion wieder aufgenommen.

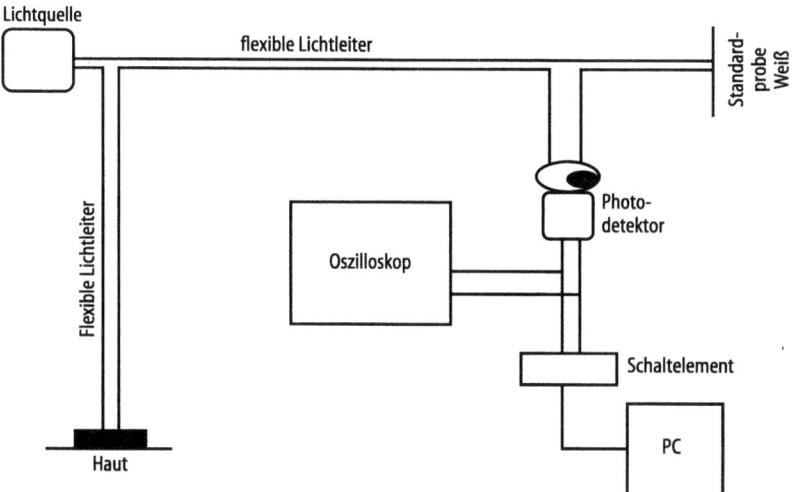

Abb. 30. Schema zum Aufbau eines spektroskopischen Oximeters

6.1.3
Klinische Anwendung

6.1.3.1
Untersuchungsprozedere

Zu Beginn der Messungen sollte sich der Proband über eine Zeit von etwa 20 Minuten in liegender Position akklimatisieren. Vor den Messungen empfiehlt es sich unter Umständen, ein Referenzspektrum an hämoglobinfreier Haut zu bestimmen. Ein solches Spektrum kann man erhalten, indem man die Haut über Knochen, etwa dem Condylus medialis, durch Druck anämisiert und in der somit praktisch hämoglobinfreien Haut eine Messung durchführt.

6.1.3.2
Normalruhewerte

Die Sauerstoffsättigung in der Haut zeigt topographische Unterschiede. So konnten nach akral zunehmende Werte gemessen werden, wobei die höchsten Werte an der oberen Extremität am Zeigefinger gemessen wurden

Tabelle 26. Sauerstoffsättigung und Hämoglobingehalt an acht verschiedenen Meßpositionen (nach Caspary et al. 1995)

Meßstelle	S_{Hb}, %	C_{Hb}, AU
Stirn	67 ± 12,1	0,81 ± 0,15
Unterarm volar	65 ± 11,9	0,77 ± 0,14
Handrücken	67 ± 9,3	0,92 ± 0,2
Zeigefinger	90 ± 3,9*	2,13 ± 0,19**
Abdomen	52 ± 11,1	0,56 ± 0,12
Unterschenkel	58 ± 10,2	0,83 ± 0,23
Vorfuß	66 ± 12,4	0,95 ± 0,28
Zeh	92 ± 4,2*	2,04 ± 0,14**

* $p < 0,001$; ** $p < 0,0001$ (signifikant im Vergleich zu den proximal gelegenen Körperpartien); S_{Hb}, (%) Oxygenierung des Hämoglobins; C_{Hb}, (AU), Hämoglobinkonzentration

sowie an der unteren Extremität am großen Zeh. Diese Werte waren signifikant größer als am übrigen Körper wie zum Beispiel an der Stirn, dem Oberarm, dem Rumpf oder der Wade (eigene nicht publizierte Ergebnisse, Caspary et al.1995) (Tab. 26). Neben unterschiedlich starker Durchblutung könnten auch unterschiedliche optische Eigenschaften der Haut für diese unterschiedlichen Werte verantwortlich sein. Desweiteren zeigt die Sauerstoffsättigung bisweilen oszillierende Schwankungen mit einer Periodendauer von 6 bis 9 Sekunden. Die Konzentration des Hämoglobins zeigt hingegen weniger Schwankungen. Diese Schwankungen haben eine ähnliche Frequenz wie die im Laser Doppler zu registrierenden rhythmischen Fluxmotionen (Abb. 31). Dies deutet darauf hin, daß auch die periodischen Schwankungen in der Sauerstoffsättigung Ausdruck der Vasomotion der Gefäße sind.

6.1.3.3
Erwärmung der Haut

Nach Erwärmen der Haut auf 44 °C zeigt sich ein zweiphasiger Anstieg der Sauerstoffsättigung. Zunächst kommt es bereits nach 4–10 Sekunden zu einem leichten Anstieg der Sauerstoffsättigung, die dann stufenförmig innerhalb der nächsten 16–24 Sekunden ansteigt und nach etwa nach 30–40 Sekunden ein Plateau erreicht. Nach einer zweiminütigen Erwärmung stei-

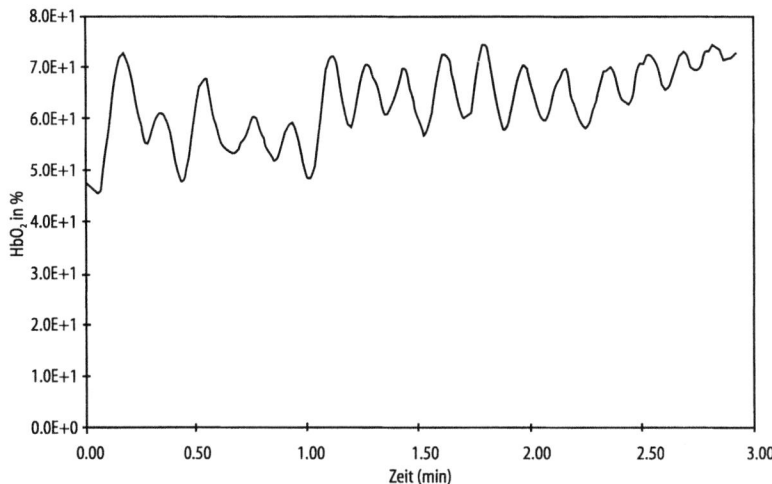

Abb. 31. Messung der Sauerstoffsättigung in Ruhe. Es zeigt sich eine ausgeprägte zeitliche Fluktuation der Sauerstoffsättigung

gen die Sauerstoffsättigungswerte an allen Meßstellen auf Werte von 85–100 % an. Die räumliche Variabilität der Werte sinkt beträchtlich und die Unterschiede zwischen den akralen, distalen und proximalen Regionen in Ruhe nehmen ab. Ebenso scheinen die periodischen Schwankungen mit zunehmender Temperatur zu verschwinden (eigene nicht publizierte Ergebnisse, Caspary et al. 1995). Der Unterarm zeigt eine besonders große räumliche Variabilität der Sauerstoffsättigung. An eng benachbarten Meßstellen können die Werte zwischen 16–38 % variieren. Die intraindividuelle Variabilität beträgt zwischen 4,9–13 %. Nach Erhitzen nimmt die Variabilität der Werte signifikant auf 0,6–2,12% ab (Abb. 32).

6.1.3.4
Pharmakologisch induzierte Hyperämie

Bei Hyperämisierung der Haut durch die Kombination aus Nicoboxil und Nonivamid (Finalgon®) scheint es analog zu der Durchblutungszunahme zu einer Steigerung der Konzentration des oxygenierten Hämoglobins zu kommen. So steigen die Werte 10 Minuten nach Applikation auf 97,9 ± 4,6 % an. Die gleichen Werte ließen sich nach Inhalation von 100 % Sauerstoff

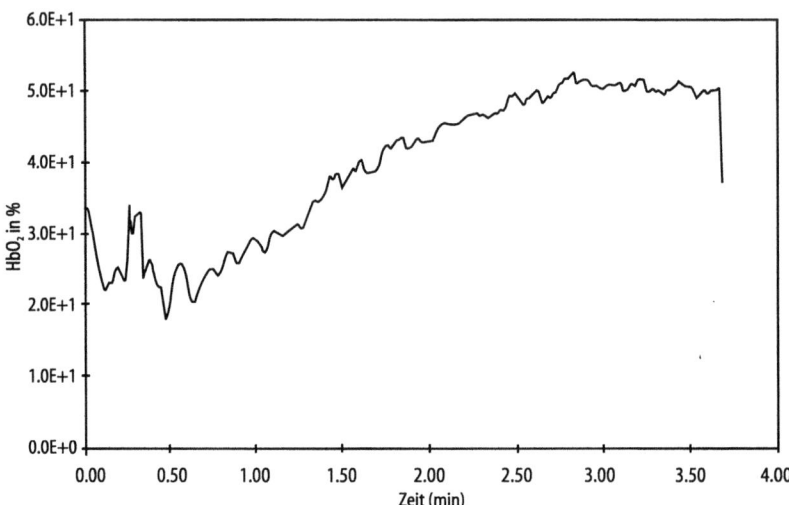

Abb. 32. Verlauf der Oxygenierung des Hämoglobins bei Erwärmung der Haut. Es kommt zu einem Anstieg der Oxygenierung, der später in eine Sättigung übergeht. Die periodischen Schwankungen werden mit zunehmender Temperatur geringer

über eine Maske erzielen. Die Werte konnten mit simultan invasiv entnommenen Sauerstoffsättigungswerten verifiziert werden (Merschbrock et al. 1994).

6.1.3.6
Suprasystolische Stauung

Suprasystolische Stauung führt zu einer deutlichen Abnahme der Sauerstoffsättigung. Bei einer Okklusion von 5-12 Minuten fallen die Werte um 30% auf 14,5 ± 7,8 % (Merschbrock et al. 1994).

6.1.3.7
Reaktion auf Recallantigene

Während der Tuberkulinreaktion kommt es im Zentrum der Reaktion zu einem deutlichen Anstieg der Oxygenation, schwächer ausgeprägt auch in der Umgebung der Reaktion. So steigt der Anteil oxygenierten Hämoglobins von 42,8 ±12,3 % vor Tuberkulinapplikation auf etwa 95 % 20 h nach

Applikation. Dieser Oxygenisationsgrad bleibt für 96 h bestehen (Harrison et al. 1992).

6.1.3.8
Venöse Stauung

Analog zum Abfall des Laser Doppler Flux und des transkutanen Sauerstoffpartialdruckes kommt es auch in der spektroskopischen Untersuchung bei venöser Okklusion (40 mmHg) zu einer signifikanten Abnahme der Sauerstoffsättigung. Dieses Ergebnis unterstreicht die große Relevanz auch eines geringen Anstieges des venösen Druckes für die Sauerstoffverfügbarkeit in der Haut (Hanna et al. 1995). Derartige Verhältnisse können etwa bei der chronischen venösen Insuffizienz vorkommen.

Literatur

Caspary L, Thum J, Creutzig A, Lübbers DW, Alexander K. Quantitative reflection spectrophotometry: spatial and temporal variation of Hb oxygenation in human skin. Int J Microcirc 1995; 15: 131-136.
Hanna GB, Newton DJ, Harrison DK, Belch JJ, McCollum PT. Use of lightguide spectrophotometry to quantify skin oxygenation in a variable model of venous hypertension. Br J Surg 1995; 82: 1352-1356.
Harrison DK, Evans SD, Abbot NC, Swanson Beck J, McCollum PT. Spectrophotometric measurements of haemoglobin saturation and concentration in skin during the tuberkulin reaction in normal human subjects. Clin Phys Physiol Mes 1992; 13: 349-363.
Hoffmann J, Heinrich U, Ahmad HR, Lübbers DW. Analysis of tissue reflection spectra obtained from brain or heart, using the two-flux theory for non-constant light scattering. Adv Exp Med Biol 1984; 180: 555-563.
Hoffmann J, Wodick R, Hannebauer F, Lübbers DW. Quantitative analysis of reflection spectra of the surface of the guinea pig brain. Adv Exp Med Biol 1983; 169: 831-839.
Jungmann H, Heinrich U, Wiebusch M, Tronnier H. Der Einsatz der Reflektionsspektroskopie in der Dermatologie am Beispiel des β-Carotins. Kosmetische Medizin 1996; 1: 50-57.
Lübbers DW, Hoffmann J. Absolute reflection photometry at organ surfaces. Adv Physiol Sci 1981; 8: 353-361.
Kelleher JF. Pulse oximetry. J Clin Monit 1989; 5: 37-62.
Kubelka P. New contributions to the optics of intensely light scattering materials. J Opt Soc 1954; 44: 330-335.
Merschbrock U, Hoffmann J, Caspary L, Huber J, Schmickaly U, Lübbers DW. Fast wavelength scanning reflectance spectrophotometer for noninvasive determination of hemoglobin oxygenation in human skin. Int J Microcirc 1994; 14: 274-281.

KAPITEL 7 Sauerstoff-Fluxmetrie

7.1 Geschichte 227
7.2 Theoretische Grundlagen 227
7.3 Meßprinzip 229
7.4 Meßtechnik 231
7.4.1 Aufbau des Sensors 231
7.4.2 Fluxoptode 232
7.5 Untersuchungsprozedere 233
7.6 Anwendungsbeispiel/Experimentelle Ergebnisse 234
7.7 Diskussion 235
Literatur 235

7.1 Geschichte

Spätestens seit 1851 ist bekannt, daß die Haut atmosphärischen Sauerstoff per diffusionem aufnehmen kann. Gerlach klebte sich damals für 24 Stunden eine mit „reiner Luft" gefüllte Pferdeblase auf die Brust und entdeckte die Änderungen des Sauerstoff- und Kohlendioxidgehaltes (Gerlach 1851). Seitdem wird dieses Phänomen in Anlehnung an die „Lungenatmung" als „Hautatmung" bezeichnet.

7.2 Theoretische Grundlagen

Mit Hilfe polarographischer Meßmethoden konnte man zeigen, daß der Sauerstoffdruckverlauf in der menschlichen Haut ausgehend von einem mittels Wasserfilm eingestellten Sauerstoffpartialdruck von 78 Torr an der Hautoberfläche zur Tiefe hin sinkt und kontinuierlich bis in eine Tiefe von ca. 100 µm abnimmt, um dann gegen größere Einstichtiefen wieder anzusteigen (Abb. 33) (Baumgärtl et al. 1984). Daraus ergibt sich, daß die Epidermis nicht nur vom subepidermalen Gefäßplexus mit Sauerstoff versorgt wird, sondern zusätzlich von außen per diffusionem entlang eines pO_2-Gradienten. Diese kutane Aufnahme atmosphärischen Sauerstoffs bezeichnet man als Sauerstoff-Flux $J(O_2)$, dessen Größe von Faktoren wie den regionalen Perfusionsverhältnissen, dem Sauerstoffverbrauch, den Diffusi-

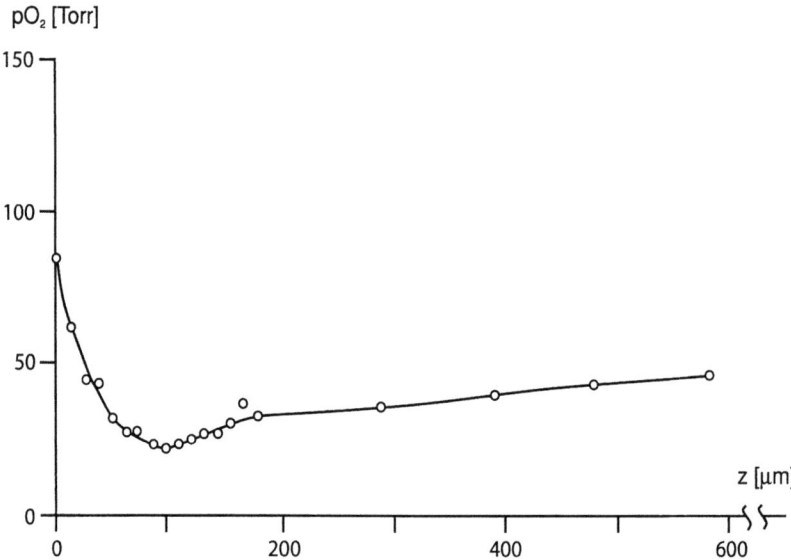

Abb. 33. Sauerstoffdruckverlauf in der menschlichen Haut. Der P_{O_2} wurde mit Hilfe einer Nadel polarographisch senkrecht zur Hautoberfläche gemessen. Auf der Hautoberfläche (z = O), die mit einem Wasserfilm bedeckt ist, beträgt der P_{O_2} 78 mmHg. Dargestellt ist der gemessene Sauerstoffpartialdruck in Abhängigkeit von der Meßtiefe (nach Baumgärtl 1984)

onseigenschaften der Haut sowie dem pO_2 des arteriellen Blutes einerseits und dem pO_2 der Atmosphäre bzw. unmittelbar an der Hautoberfläche andererseits abhängt (Lübbers 1992, 1993 und 1995).

Unter Ruhebedingungen nimmt der Mensch ca. 1–2 % seines Sauerstoffbedarfs durch die Haut auf; das entspricht etwa 1,3–5,0 ml O_2/min. Während dies für den Gesamtorganismus quantitativ zu vernachlässigen ist, erlangt es für die Versorgung der Epidermis größere Bedeutung (Fitzgerald und Laurence 1957). Es scheint so zu sein, daß der Organismus innerhalb physiologischer Grenzen in der Lage ist, eine mangelnde Sauerstoffversorgung der Haut über die Blutgefäße durch vermehrte Aufnahme von außen aus der Atmosphäre ausgleichen zu können (persönliche Mitteilung Lübbers und eigene Messungen). Dies läßt sich erstmals mit einem Prototypen zur Erfassung des Sauerstoff-Fluxes quantifizieren (Holst et al. 1993, Holst und Lübbers 1994, Holst et al. 1995), der damit indirekt auch die Beurteilung der Mikrozirkulation der Haut zuläßt.

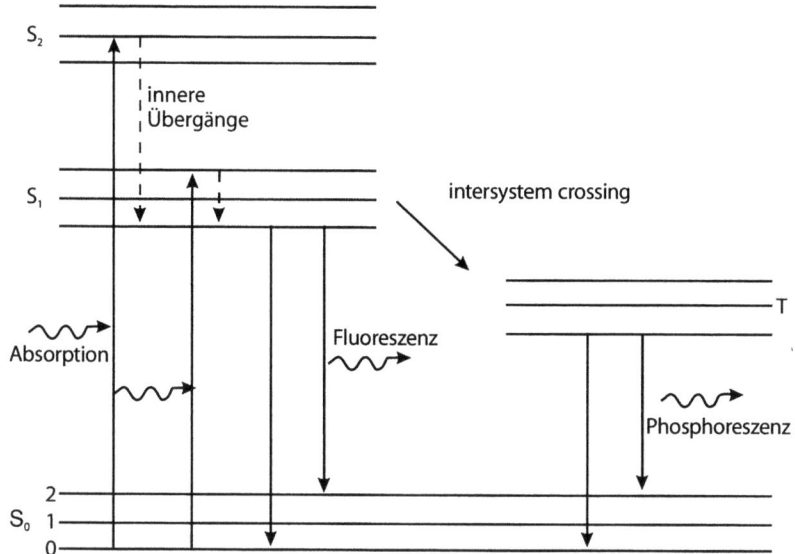

Abb. 34. Jablonski-Diagramm, welches schematisch die Energieniveaus und mögliche vertikale Übergänge der Elektronen eines Farbstoffmoleküls zeigt (nach Holst 1994)

7.3
Meßprinzip

Bei der Sauerstoff-Flux-Optode wird der Sauerstoffpartialdruck nach dem Prinzip der sogenannten dynamischen Lumineszenzlöschung bestimmt. Lumineszenz ist ein Oberbegriff für Fluoreszenz und Phosphoreszenz und bezeichnet die Emission von Photonen aus angeregten Elektronenzuständen von Farbstoffmolekülen, den sogenannten Luminophoren.

Die Basisphänomene lassen sich im Jablonski-Diagramm (Abb. 34), einem Energieniveau-Schema, veranschaulichen. Trifft ein Photon der Energie $E=h\upsilon_A$ (h- Planck'sches Wirkungsquantum, υ_A-Frequenz der absorbierten Strahlung) auf ein Farbstoff-Molekül, gelangen seine Elektronen vom Grundzustand S_0 in einen der angeregten Zustände S_1 oder S_2, welche energetisch ungünstig sind. Deshalb sind die Elektronen bestrebt, in die Ausgangslage zurückzukehren. Dies ist auf folgenden Wegen möglich:

1. Nichtstrahlender Übergang durch Energieumwandlung bei Kollision mit einem anderen Molekül (Collisional Quenching).
2. Nichtstrahlender Übergang durch einen quantenmechanisch „verbotenen" Übergang (intersystem crossing) in einen angeregten Triplett-Zustand T_1, der eine geringere Energie als S_1 hat und von welchem eine Rückkehr in den Singlett-Zustand möglich ist.
3. Emission eines Photons der Energie $E=h\upsilon_F$ (Fluoreszenz).
4. Emission eines Photons der Energie $E=h\upsilon_P$ (Phosphoreszenz).

Für das von uns verwendete Meßprinzip ist die dynamische oder Kollisionslöschung (Collisional Quenching) der Fluoreszenz von Bedeutung. Dabei erhöht sich der Anteil strahlungsloser Übergänge vom angeregten in den Grundzustand durch Kollision von Molekülen des Fluorophors und der Löschsubstanz (Quencher). Molekularer Sauerstoff ist z.B. ein guter Löscher von Fluoreszenz und Phosphoreszenz (Kautsky und de Bruijn 1931, Kautsky 1939).

Schon 1919 wurde das Phänomen der Fluoreszenzlöschung und der resultierenden Abklingzeit beschrieben (Stern und Volmer 1919). Die Intensität des Fluoreszenzlichtes wird in der Stern-Volmer-Gleichung beschrieben:

$$\frac{I}{I_0} = \frac{1}{1 + k_q \tau_0 [Q]} = \frac{1}{1 + K_D[Q]}$$

(I – Intensität des Fluoreszenzlichtes bei Anwesenheit einer quenchenden Substanz, I_O – Intensität des Fluoreszenzlichtes unter Abwesenheit einer löschenden Substanz, k_q – molekulare Löschkonstante, τ_0 - Lebensdauer des Fluorophors im angeregten Zustand bei Abwesenheit einer löschenden Substanz, [Q] – Konzentration der löschenden Substanz, K_D – Stern-Volmer – oder bimolekulare Löschkonstante).

Analog dazu verhält sich die Abklingzeit bzw. Lebensdauer:

$$\frac{\tau}{\tau_0} = \frac{1}{1 + k_q \tau_0 [Q]} = \frac{1}{1 + K_D[Q]}$$

(τ-Lebensdauer oder Abklingzeit bei Anwesenheit einer löschenden Substanz).

Ausgenutzt wird die Eigenschaft bestimmter Luminophore, in Anwesenheit von „löschenden" (= quenchenden) Substanzen, hier Sauerstoff, die Intensität ihrer Lumineszenz und deren Dauer (=Abklingzeit) reversibel zu verringern (Hartmann et al. 1995). Da die Abklingzeit das stabilere Signal

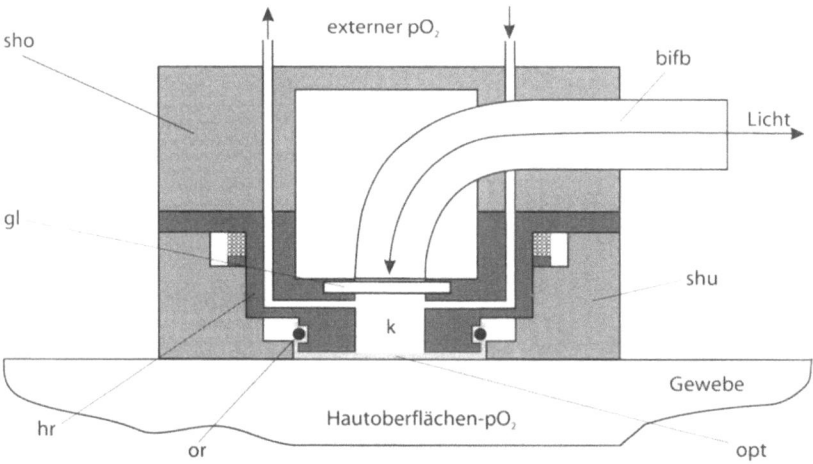

Abb. 35. Schematische Darstellung des Sensorkopfes (nach Holst 1994): (opt) O2-Flux-Optode, (hr) Heizring, (gl) Glasscheibe, (sho) Sensorgehäuse, (shu) Sensorgehäuse, (k) Testkammer, (bifb) zweiarmige Lichtwellenleiterbündel, (or) O-Ring.

darstellt, wird eine durch sie verursachte Phasenverschiebung als Meßgröße verwendet.

Die jeweiligen Farbstoffe werden mit cosinusförmig moduliertem Licht einer „blauen" Leuchtdiode angeregt; die emmitierte Fluoreszenz erfährt eine Phasenverschiebung durch Änderung der Abklingzeit proportional zur Sauerstoff-Konzentration. Dieser Phasenwinkel kann nach Kalibrierung zur Berechnung des Sauerstoffgehaltes genutzt werden (Holst et al. 1993, Holst 1994, Holst et al. 1995).

7.4
Meßtechnik

7.4.1
Aufbau des Sensors (Abb. 35)

In einem zylindrischen Kunststoffgehäuse mit einem Durchmesser von 25 mm und einer Höhe von 18 mm sind die Optodenaufnahme (Sensormembran), ein Heizring zur Thermostatisierung, eine Gaskammer mit Zuleitungen sowie der Pol eines zweiarmigen Lichtwellenleiterbündels untergebracht.

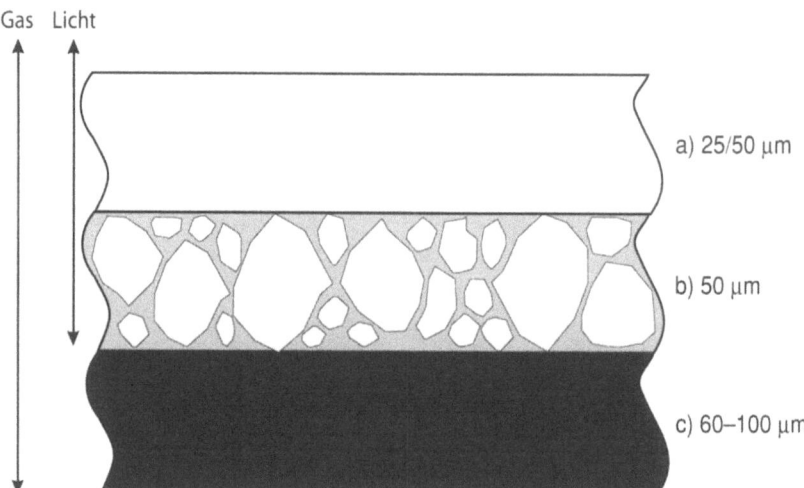

Abb. 36. Sensorfolie: Querschnitt durch die Sensorfolie der O_2-Flux-Optode (nach Holst 1994): (a) Diffusionsmembran 25–65 µm dick, (b) Silikonschicht mit Kieselgel-Partikeln, auf denen Farbstoff adsorbiert ist, (c) Silikonschicht mit Rußpartikeln als optische Isolierung

Die Lichtwellenleiterbündel sind 2 m lang und führen zum eigentlichen Meßgerä welches über einen PC angesteuert wird. Das Meßsystem besteht aus mehreren Komponenten. Auf die einzelnen elektronischen Bauteile und die Signalerfassung sowie -verarbeitung (Holst 1994) kann hier nicht näher eingegangen werden.

7.4.2
Flux-Optode

Die Sauerstoff-Flux-Optode besteht aus einer Diffusionstestmembran (a: Teflon oder Polypropylen), der Lumineszenzschicht (b: Ruthenium-Verbindung) und einer optischen Isolierung (c), um den Einfluß von Stör- und Umgebungslicht zu vermeiden (Abb. 36). Alle drei Schichten sind permeabel für Sauerstoff; die beiden erstgenannten außerdem für Licht. Ein pO_2-Gradient zu beiden Seiten einer Membran verursacht einen O_2-Flux durch sie hindurch. Ist der Sauerstoffpartialdruck zu beiden Seiten der Testmembran bekannt, ergibt sich der Sauerstoff-Flux JO_2 wie folgt:

$JO_2 = C\,\Delta pO_2$ mit $C=K/d$ und $K=D\,\alpha$.

Dabei beschreibt C die Materialeigenschaften der Membran als Quotient der Konstante K (als Produkt des Diffusionskoeffizienten D und des Löslichkeitskoeffizienten α) und der Dicke d. Auch wenn C nicht bekannt ist stellt die Sauerstoffpartialdruckdifferenz eine aussagekräftige Meßgröße dar, da C während der Messung als konstant anzunehmen ist. Die Vergleichbarkeit mehrerer Meßreihen ist dann gegeben, wenn jeweils der gleiche Farbstoff mit der gleichen Trägermembran verwendet wird, da das Herstellungsverfahren der Optoden im eigenen Labor standardisiert ist.

Beim Auflegen der Optode auf die Hautoberfläche entsteht ein Gradient zwischen dem Sauerstoffpartialdruck der Luft und dem der Hautoberfläche unter der Testmembran. Mit Hilfe eines Kapillarschlingenmodells läßt sich durch Simulationsrechnungen zeigen, daß aus diesem Sauerstoffpartialdruckgradient in der Meßmembran direkt der Gradient in der Epidermis (und damit der Sauerstoff-Flux in die Haut) resultiert (Lübbers und Grossmann 1983, Lübbers 1992).

7.5
Untersuchungsprozedere

Vor Beginn einer Messung muß zum einen sichergestellt sein, daß das Flux-Meßgerät genügend lange warmgelaufen ist. Dies ist insbesondere wegen der initialen Drift der elektronischen Bauteile (vor allem der Photomultiplier) erforderlich. Zum anderen sollten der Hydratationszustand der Meßmembranen und ihre Temperatur während der jeweiligen Meßphasen konstant gehalten werden.

Gemessen werden verschiedene Zyklen, wobei sich deren Zahl und der Ort des Aufsetzens der Meßköpfe auf die Haut nach der experimentellen respektive klinischen Fragestellung ergeben. Am Anfang steht immer eine mindestens fünfminütige Messung des pO_2 der Umgebungsluft. Dabei lagern die Meßköpfe in der temperierten Kalibrierkammer, um die Optoden vor Störeinflüssen (Temperaturschwankungen, Streulicht) zu schützen. Dies wird zugleich als Qualitätskontrolle benutzt, da die Sauerstoffkonzentration auch in Räumen als weitestgehend konstant anzusehen ist und der Luftdruck kontinuierlich gemessen wird.

Zur Herabsetzung der Diffusionsbarriere wird die Haut dann mit einem Tropfen physiologischer Kochsalzlösung angefeuchtet, der Meßkopf aufgesetzt und so fixiert, daß er luftdicht abschließt, ohne die Durchblutung zu alterieren. Das entsprechende Hautareal bezieht nun durch die Optode hinper Sauerstoff durch Diffusion. Mit einem steady state nach Aufsetzen

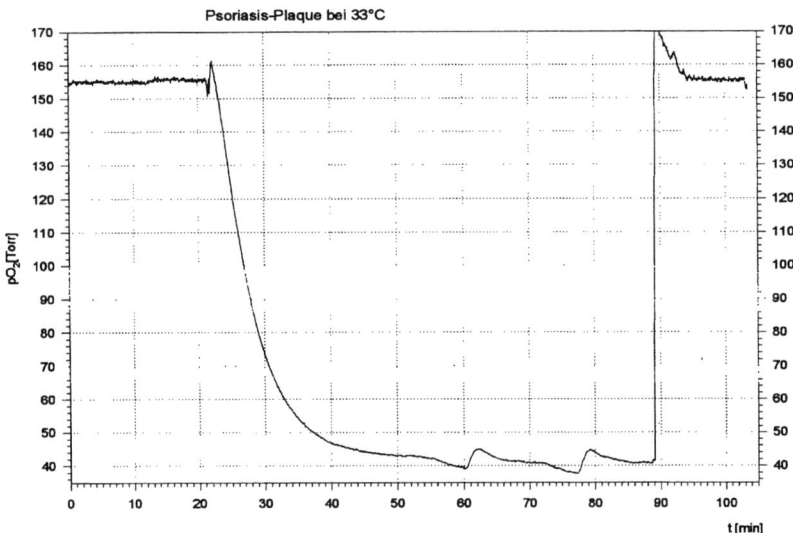

Abb. 37. Darstellung des Sauerstoffpartialdruckverlaufes gegen die Zeit. Während der Messung wurden zwei suprasystolische Okklusionen durchgeführt, siehe auch Text

des Sensors bei äußerlich konstanten Bedingungen ist innerhalb von etwa 20–30 Minuten zu rechnen. Optionell läßt sich anschließend durch eine z. B. 3–5 Minuten während suprasystolische arterielle Okklusion eine Zunahme des O_2-Fluxes erreichen, gefolgt von einer Abnahme desselben bei eintretender Hyperämie.

7.6
Anwendungsbeispiel/ Experimentelle Ergebnisse

Nach Aufsetzen der Optode fällt der gemessene Sauerstoffpartialdruck rasch ab (Abb. 37). 25 min nach Aufsetzen der Sonde hat sich ein Gleichgewicht eingestellt mit einer Sauerstoffpartialdruckdifferenz (ΔpO_2) zwischen Luft und Hautoberfläche von 112 mmHg. Während einer suprasystolischen Stauung von 5 min sinkt die kapilläre Sauerstoffversorgung der Epidermis und die Sauerstoffaufnahme aus der Atmosphäre steigt. Dies zeigt sich in einem um 6 mmHg bis auf 118 mmHg zunehmenden ΔpO_2. Im Rahmen der postokklusiven reaktiven Hyperämie steigt die kapilläre Sauerstoffversorgung überschießend an und die Sauerstoffaufnahme der

Epidermis aus der Atmosphäre sinkt wieder ab. Dementsprechend sinkt die Sauerstoffpartialdruckdifferenz (ΔpO_2) zwischen Luft und Hautoberfläche auf 109 mmHg ab. Nach einer Ruhepause von 10 min läßt sich dies erneut provozieren.

7.7
Diskussion

Die vorgestellte Methode muß sich unter anderem dem Vergleich mit der seit langem bekannten tcpO$_2$-Messung stellen. Dort werden für Sauerstoff impermeable Membranen (z. B. Mylar) benutzt; der Meßvorgang selbst verbraucht zum Teil den zu messenden Sauerstoff. Je nach Fragestellung ist oft eine Erwärmung der Sonden und des Meßareals auf bis zu 43 °C nötig. In jedem Falle aber muß die Haut so weit erwärmt werden, daß es statt zu der physiologischen Sauerstoff-Aufnahme aus der Atmosphäre zu einer Abgabe von Sauerstoff an die Umgebungsluft kommt.

Beim Einsatz der Sauerstoff-Flux-Optode kommt es während der Interaktion Luminophor/Sauerstoff nicht zur Abnahme des Sauerstoffgehaltes. Die unphysiologische Erwärmung zur Erzeugung einer Hyperämie und damit Umkehr des Sauerstoffstromes in der Epidermis ist nicht nötig, wohl aber eine Temperierung zur Wahrung konstanter Versuchsbedingungen.

Literatur

Baumgärtl H, Ehrly AM, Saeger-Lorenz K, Lübbers DW. Initial results of intracutaneous measurements of pO$_2$ pofiles. In: Clinical oxygen pressure measurement. Ehrly AM, Hauss J, Huch R (Hrsg). Berlin: Springer 1987, 121-128.
Fitzgerald, L R. Cutaneous respiration in man. Physiology Revue 1957; 37: 325-345.
Gerlach, V. Über das Hautathmen. Arch Anat Physiol 1851, 431-479.
Hartmann P, Leiner MJP, Lippitsch ME. Response characteristics of luminescent oxygen sensors. Sensors and Actuators 1995; B 29: 251-257.
Holst GA, Köster T, Voges E, Lübbers DW. FLOX-an oxygen-flux-measuring system using a phase-modulation method to evaluate the oxygen-dependent fluorescence lifetime. Sensors and Actuators 1995; B 29: 231-239.
Holst GA, Lübbers DW, Voges E. O$_2$-flux-Optode for medical application. In: Advances in fluorescence sensing technology SPIE Vol.1885. 1993, 216-227.
Holst GA. Entwicklung und Erprobung einer Sauerstoff-Flux-Optode mit einem Sauerstoff-Sensor nach dem Prinzip der dynamischen Fluoreszenz-Löschung. Fortschr Ber VDI Reihe 17 Nr. 111. Düsseldorf: VDI Verlag 1994, 1-107.
Kautsky H, de Bruijn H. Die Aufklärung der Photoluminescenztilgung fluorescierender Systeme durch Sauerstoff. Die Bildung aktiver, diffusionsfähiger Sauerstoffmoleküle durch Sensibilisierung. Naturwissenschaft 1931; 19: 1043.

Kautsky H. Quenching of luminescence by oxygen. Transactions of the Faraday Society. 1939; 35: 216-219.

Lübbers DW, Grossmann U. Gas exchange through the human epidermis as a basis of tcPo$_2$ and tcPco$_2$ measurements. In: Continuous transcutaneous blood gas monitoring. New York: Marcel Dekker 1983, 1-34.

Lübbers DW. Chemical in vivo monitoring by optical sensors in medicine. Sensors and Actuators 1993; B11: 253-262.

Lübbers DW. Fluorescence based chemical sensors. Advanc Biosens 1992; 2: 215-260.

Lübbers DW. Optical monitoring of oxygen. In: Clinical oxygen pressure Measurement III. AM Ehrly, W Fleckenstein, M Landgraf (Hrsg). Berlin: Blackwell Wissenschaft 1992, 1-14.

Lübbers DW. Optical sensors for clinical monitoring. Acta Anaesthesiologica Scandinavica 1995; 104 (Suppl): 37-54.

Lübbers DW. Transcutaneous measurement of skin O$_2$ supply and blood gases. Bd. XIII: Oxygen transport to tissue. Goldstick, TK (Hrsg). New York: Plenum Press 1992, 49-60.

Stern O, Volmer M. Über die Abklingungszeit der Fluoreszenz. Physikalische Zeitschrift 1919; 20: 183-188.

Schlußwort

Bei der großen Anzahl von Methoden zur Quantifizierung der Hautdurchblutung stellt sich die Frage, wann man welche Techniken sinnvoll zum Einsatz bringen kann. Hierbei ist zu bedenken, daß sich der Blutfluß in der Haut aus einem nutritiven Blutfluß in den Kapillargefäßen der Haut und dem eher thermoregulativen Blutfluß vor allem im subpapillären Plexus zusammensetzt. Zur Messung des nutritiven Blutflusses sind die Techniken geeignet, die ihr Signal ausschließlich von dem Blutfluß in den papillären Kapillaren der Haut enthalten. Die wichtigsten Techniken zur Erfassung des nutritiven Blutflusses sind die qualitative und quantitative Kapillarmikroskopie sowie die transkutane Sauerstoffpartialdruckmessung. Ebenfalls ausschließlich den nutritiven Blutfluß mißt die noch sehr junge Laser Doppler Anemometrie. Demgegenüber wird bei der Laser Doppler Fluxmetrie und dem Laser Doppler Scanning je nach Lokalisation bis zu 80 % des Signals durch den Blutfluß im subpapillären Plexus generiert. Diese Methoden machen daher eine Aussage über den Blutfluß im thermoregulativen Gefäßsystem der Haut. Bei den meisten Fragestellungen wie dem Raynaud-Syndrom, der peripheren arteriellen Verschlußkrankheit, der chronischen venösen Insuffizienz und beim Diabetes mellitus ist es sinnvoll, sowohl den nutritiven als auch den thermoregulativen Blutfluß zu beurteilen, so daß mehrere Techniken kombiniert werden müssen. Nur in wenigen Fällen kann man sich auf einzelne Techniken beschränken, z. B. um die morphologischen Änderungen der Kapillaren bei Kollagenosen zu untersuchen.

Insgesamt sind die qualitative Kapillarmikroskopie, die transkutane Sauerstoffpartialdruckmessung und die eindimensionale Laser Doppler Fluxmetrie die am häufigsten eingesetzten Methoden zur Quantifizierung der kutanen Mikrozirkulation. Diese Methoden können als die Basis der klinischen und experimentellen Mikrozirkulationsdiagnostik angesehen werden und sie dienen als Referenz bzw. Vergleich bei der Erprobung neuer Untersuchungstechniken.

Zu diesen neueren Methoden, deren Stellenwert noch nicht abschließend evaluiert ist, gehören die spektroskopische Oximetrie und die Sauerstoff-Fluxmetrie ebenso die Laser Doppler Anemometrie. Die schon seit längerem bekannte Thermographie ist stetig fortentwickelt worden, für die Untersuchung der Hautdurchblutung hat sie jedoch bisher eine vergleichsweise geringe Bedeutung erlangt.

Sachverzeichnis

Absorptionsspektrum 219
Acetylcholin 168, 175
Akral 136
Akren 14
Alkohol 134
Allodynie 181
Amputation 94, 95
Anästhetika 11
Anemometer 188
Angioplastie, perkutane transluminale 97
Antihistaminika 170
Arterio-venöse Anastomosen 5, 7
Arterio-venöse Einheit 5
Arteriolen 3
Atopische Dermatitis 107, 156, 170, 211
ATP 9
– Spiegel 11
Atrophie blanche 36
Axonreflex 9, 182, 208

Basalmembran 3
Biological zero 129
Blutdruck 17
Blutflußvolumen 8
Blutzellgeschwindigkeit 55, 192

C-Fasern 182
Capsaicin 170
Claudicatio intermittens 90, 141
CREST-Syndrom 49
Cross-Correlation 58

Dekompression 21
Delayed-blanching 175
Dermatitis, atopische 107, 156, 170, 211
Dermatoliposklerose 36, 145
Dermatomyositis 52
Dermographismus 171
– weißer 156
Diabetes mellitus 39, 62, 100, 146, 214
Diabetische Neuropathie 103
Diabetischer Fuß 104

Doppel-Fenster-Technik 58
Doppelsonde 78
Dopplereffekte 123
Dual-window-technique 58

Effloreszenz 83
Elevation des Beines 146
Endothel 4
Epidermis, Sauerstoffversorgung 16
Ergometer 92
Erysipel 108
Erythromelalgie 40
Erythrozytensäule 31
Extinktionsspektrum 218

Fasziitis, eosinophile 53
Fibrinmanschetten 146
Flow 122
Fluoreszensvideomikroskopie 66
Flux 122
Flux-Optode 232
Fluxmotion 131
Flying-Spot 57
Fontaine 32
Frame-to-frame 57

Gefäßdurchmesser 6
Geistige Aktivität 133
Geschwindigkeitswert 60
Gesicht 135
Granulationsgewebe 182

Halos 37
Hämatokinese 90
Hämoglobin 217
Hämorrhagien 31
Hautatmung 16, 227
Hautexpander 153
Hautreaktion, irritative 155
Hauttemperatur 195
Hauttransplantate 111, 152
He-Ne Gaslaser 125

Henderson-Hasselbalch 113
Heterodyning 191
Histamin 9, 168, 174, 208
Histaminreaktion 156
Histogramm 83
Hyperämie
– reaktive 11
– Typen der reaktiven 137
Hyperglykämie 39
Hypothalamus 12
hypotoxisch 89

Indocyan-Grün 65
Infrarotthermographie 202
Innervation, vasomotorische 205
Insuffizienz, chronische venöse 35, 145
Insulin 62
Ischämie, kritische 141

Jablonski-Diagramm 229

Kälteprovokation 20
Kältereiz 14
Kältevasodilatation 14
Kältezittern 13
Kapillarbüschel 51
Kapillardichte 4
Kapillardurchmesser 31
Kapilläre Ruheflußgeschwindigkeiten 193
Kapillarmaße 32
Kapillarmikroskopie 25
Kapillarschleife 3, 4, 29
Kapillarthrombose 47
Knöchelarteriendruck 34, 92
Kohlendioxid 20
Kohlendioxidpartialdruckmessung 112
Kohlensäure 112
Kollagenose 64
Kombinationssonde 78
Konduktion 15
Kontaktallergie 212
Konvektion 15
Kristal-Kontakt-Thermographie 215
Kryochirurgie 184
Kühlmedien 20

Laktat 113
Lambert-Beer 218

Lappenplastiken 109
Laser Doppler 121, 162
– Anemometrie 188
– Scanning 162
Laserdiode 126
Lichtmikroskop 27
Lippen 48
Lumineszenzlöschung 229
Lupus erythematodes 65
– systemischer 51

Malignes Melanom 213
Maricq 46
Megakapillaren 45
Membrana elastica interna 4
Meßtiefe 127
Mikroembolien 97
Morbus Raynaud 42
Morphea 50, 64, 107

Nagelfalz 27
Nagelfalzkapillaren 29
Narben 154
Natrium Lauryl Sulfat 181, 212
Natrium-Fluoreszin 65
Nekrosen 34
Neonatologie 74
Neuralgie, postherpetische 181
Neuropathie 214
– diabetische 103
Nikotin 208
Nikotinsäureester 170, 175
Noradrenalin 171
Norepinephrin 150
Nozizeptoren 169
Nutritive Einflüsse 133
Nutritiver Blutfluß 237

Okklusion 18
– suprasystolische 85
Orthostasereaktion 87
Oxymetrie 217

Pankreas-Nierentransplantation 103
Pankreastransplantation 63
Patch-Test Reaktionen 107
pAVK 32
Peltier-Elemente 20, 21

Sachverzeichnis 241

Perfusion 122
Perfusion Imager 162
Perfusionsindex 92
Perfusionsmuster, zweidimensionales 162
Perfusionsstörungen, akrale 178
Periphere arterielle Verschlußkrankheit 32, 61, 88, 141
Photodetektoren 126
Photonen 123
Plasmalücke 57
Plasmasaum 31
Plexus, subpapillärer 2
- superfizieller 2
Poiseuille'sches Gesetz 11
Polarographisches Prinzip 79
Polyneuropathie 148
Power Spektren 129
Prostaglandin 9, 96, 184
Prostaglandinstoffwechsel 156
Prostanoide 96
Prothese 95
Provokationsmanöver 18
Psoriasis 176
Psoriasis vulgaris 53, 155
Purpura jaune d'ocre 35

Rauchen 133, 208
Raucherindex 81
Raynaud Phänomen 42, 149
Raynaud Syndrom 63, 104, 209
Reaktive Hyperämie, Typen 137
Recall-Antigene 180, 212
Reflex, venoarteriolärer 88
Reflexion 123
Reflexionsspektroskopie 217
Reproduzierbarkeit 83
Retinopathie 41
Rheologische Veränderungen 101
Rhythmik 10
Rubefaziens 196
Rubeosis diabetica 40
Ruheflußgeschwindigkeiten, kapilläre 193

Sauerstoff-Fluxmetrie 227
Sauerstoffbarriere 105
Sauerstoffelektrode 78
Sauerstoffflux 16
Sauerstoffinhalation 88

Sauerstoffpartialdruck 17
- arterieller 75
Sauerstoffpartialdruckmessung, transkutane 73
Sauerstoffspannung, kutane 79
Sauerstoffverbrauch 75
Sauerstoffversorgung der Epidermis 16
Säure-Basen-Haushalt 113
Schwenklappen 182
Serienhämorrhagien 31, 47
Sharp-Syndrom 50
Shunt, arterio-venöser 130
Sklerodermie 176
- progressive systemische 44, 64, 105, 150, 210
- zirkumskripte 107, 151
ssP_{O_2} 79
Stealphänomen 91
Stefan-Boltzmann Konstante 203
Substanz P 9, 170
Subtraktionsangiographie 178
Suprasystolisch 18
Sympathikus 9, 150

Tagesrhythmik 12
Temperaturverteilungsmuster 205
Thermographie 202
Thermoradiographie 202
Thermoregulation 7, 12
Thermoregulativer Blutfluß 237
Tripelsonde 78
Tuberkulin 180
Typ IV Reaktion 180

Ulcus cruris venosum 36
Ulkus 183
Umgebungstemperatur 81, 135
UVB 179

Vaskulitis 5
Vasodilatation 8
Vasokonstriktion, reflektorische 18
Vasomotion 10, 61, 131
Vasomotorische Inervation 205
Veneninsuffizienz 99
Venoarterioläre Reflexe 140
Venolen 5
Verbrennungen 154

Verschiebelappen 183
Videobilder 58
Videodensitometrisch 65
Videofluoreszenzkapillarmikroskopie 65
Videophotometrisch 58

Wärmeeinwirkung 14
Wärmeprovokation 19, 20

Wärmereaktion 139
Wärmestrahlung 15
Wärmetransfer 12
Wärmeverlust 12
Wundheilung 94, 182, 211

Zweiflußtheorie 217

Springer und Umwelt

Als internationaler wissenschaftlicher Verlag sind wir uns unserer besonderen Verpflichtung der Umwelt gegenüber bewußt und beziehen umweltorientierte Grundsätze in Unternehmensentscheidungen mit ein. Von unseren Geschäftspartnern (Druckereien, Papierfabriken, Verpackungsherstellern usw.) verlangen wir, daß sie sowohl beim Herstellungsprozess selbst als auch beim Einsatz der zur Verwendung kommenden Materialien ökologische Gesichtspunkte berücksichtigen.
Das für dieses Buch verwendete Papier ist aus chlorfrei bzw. chlorarm hergestelltem Zellstoff gefertigt und im pH-Wert neutral.

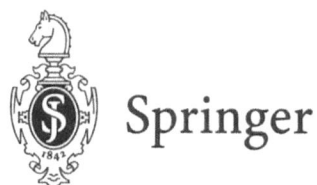

MIX
Papier aus verantwortungsvollen Quellen
Paper from responsible sources
FSC® C105338

If you have any concerns about our products,
you can contact us on
ProductSafety@springernature.com
In case Publisher is established outside the EU,
the EU authorized representative is:
**Springer Nature Customer Service Center GmbH
Europaplatz 3, 69115 Heidelberg, Germany**

Printed by Libri Plureos GmbH
in Hamburg, Germany